JN016977

第36回

臨床工学技士国家試験問題解説集

編集／一般社団法人 日本臨床工学技士教育施設協議会

へるす出版

刊行にあたって

　臨床工学技士国家試験問題解説集は、一般社団法人日本臨床工学技士教育施設協議会監修の書籍として、平成 16 年以降、継続して頒布して参りました。第 24 回臨床工学技士国家試験問題解説集からは、へるす出版から刊行する運びとなりました。

　昨今のコロナ禍で「エクモ（体外式膜型人工肺）」が一般常識となり、タスク・シフト／シェアに係る臨床工学技士法改正からみても、医療現場における臨床工学技士の役割はますます高まっています。したがって、学術的専門性に裏付けられた臨床工学技士養成の新カリキュラムにおける教育課程の質の向上は、本協議会の責務であります。また、医師・看護師をはじめ他の医療職の国家試験問題解説集が多くの出版社より刊行されていますが、本協議会監修の臨床工学技士関連の書籍を上梓することが臨床工学技士の認知度向上に欠かせません。学生や医師・看護師などの医療職はもちろん、大学の研究者や国家試験出題委員の皆さまのお役に立つことも、出版社による刊行の目的の一つです。

　第 36 回臨床工学技士国家試験問題解説集は、本協議会に参画されている全国の臨床工学技士養成校で実際に学生の教育を担当されている先生方に、それぞれの専門分野の解説を分担していただき、国家試験問題を 1 問ずつ授業で解説することを念頭において記述されています。その特徴を以下に挙げさせていただきます。

1. 問題 1 問につき、1 ページの解説を基本とすることにより、コンパクトにまとめられた解説を集中して学習することが可能である。
2. 問題内容の概説と、各々の選択肢記述内容について解説がまとめられているため、学生の習熟度に合わせた学習が可能である。
3. 各問題のキーワードを令和 3 年版臨床工学技士国家試験出題基準より引用することにより、問題の重要事項を把握し、出題意図の理解につながる。
4. 既出問題番号を明記することにより、類似問題の学習が可能となり、思考力の向上につながる。
5. 国家試験出題基準に基づいた問題分類表の提示により、出題傾向を考慮して学習することができる。
6. 令和 3 年版臨床工学技士国家試験出題基準および臨床工学技士標準テキスト第 4 版に準拠している。

　臨床工学技士は、コメディカルとして欠かすことのできない重要な医療職であり医療

技術者であります。今後のさらなる活躍と社会的責務の全うのために、本協議会監修の臨床工学技士国家試験問題解説集の出版社による刊行がその基盤の一つであると確信いたします。

　これまでも、それぞれの分野をご専門とする先生方にはやや物足りない解説内容も見受けられると認識しております。引き続き書籍の質を高めてまいりたく存じますので、変わらずご支援賜りますようどうぞよろしくお願いいたします。

2023 年 10 月

　　　　　　　　　　　　　　　一般社団法人　日本臨床工学技士教育施設協議会
　　　　　　　　　　　　　　代表理事　　　　　　　　　　中島　章夫
　　　　　　　　　　　　　　教科書委員会　担当理事　　片岡　則之
　　　　　　　　　　　　　　教科書委員会　委員長　　　福田　誠
　　　　　　　　　　　　　　教科書委員会　副委員長　　龍　　則道

目　　次

◆解説文中にあります「正答率」は、協議会会員校の受験生 1,319 名の解答状
　況に基づきます。

執筆者一覧 （五十音順）

伊東 朋子	大阪医専
稲岡 秀橡	北里大学
稲田 慎	森ノ宮医療大学
遠藤 宏和	神戸総合医療専門学校
片岡 則之	日本大学
加藤 伸彦	北海道情報大学
河原 敏男	中部大学
工藤 哲	徳島文理大学
齋藤 三郎	太田医療技術専門学校
斉藤 孝之	国際医療看護福祉大学校
佐藤 秀隆	東北文化学園大学
沢田 雄太	読売理工医療福祉専門学校
島崎 直也	群馬パース大学
鈴木 崇洋	東京医薬看護専門学校
高橋 良光	新潟医療福祉大学
遠山 範康	日本医療科学大学
中井 滋	藤田医科大学
中野 広基	北里大学保健衛生専門学院
中村 新一	東海医療科学専門学校
西川 博昭	近畿大学
真茅 孝志	純真学園大学
八城 正知	姫路獨協大学
山内 芳子	吉田学園医療歯科専門学校
山城 翼	国際医療福祉大学
山中 昭広	東京電子専門学校
利光 美和	大分臨床工学技士専門学校
渡邉 翔太郎	北海道科学大学

（令和3年版）国家試験出題基準による分類【午前】

問題番号	試験科目	大項目	中項目	小項目	
午前01	専門基礎科目I．医学概論	(1)臨床工学に必要な医学的基礎	1. 医学概論	(5)医療事故の発生と再発の防止	②医療事故の発生要因、内容 ③インシデント、アクシデント
午前02	専門基礎科目I．医学概論	(1)臨床工学に必要な医学的基礎	2. 公衆衛生	(2)疫学と衛生統計	③疾病・障害統計
午前03	専門基礎科目I．医学概論	(1)臨床工学に必要な医学的基礎	4. 生化学の基礎	(1)生体物質	⑤酵素・補酵素 （参考）ビタミン
午前04	専門基礎科目I．医学概論	(1)臨床工学に必要な医学的基礎	5. 薬理学の基礎	(1)薬物の投与・吸収・排泄	①投与経路 ②吸収
午前05	専門基礎科目I．医学概論	(1)臨床工学に必要な医学的基礎	6. 病理学概論	(1)病気の種類	③新生物
午前06	専門基礎科目I．医学概論	(2)人体の構造及び機能	1. 生物学的基礎	(1)細胞の構造と機能	②細胞膜と電位 ③核、細胞内小器官、細胞骨格
午前07	専門基礎科目I．医学概論	(2)人体の構造及び機能	5. 血液	(1)血液の組成と機能 (2)止血と血液凝固	①血漿成分 ②血球成分 ②血液凝固
午前08	専門基礎科目I．医学概論	(2)人体の構造及び機能	6. 腎・泌尿器	(3)体液・電解質バランス	③腎に関連するホルモン・血管作動性物質
午前09	専門基礎科目I．医学概論	(2)人体の構造及び機能	9. 情報の受容と処理	(1)神経系の構造と機能 (2)感覚機能	①中枢神経系の構造と機能 ②末梢神経系の構造と機能 ②耳の構造と聴覚、平衡覚
午前10	専門基礎科目I．医学概論	(2)人体の構造及び機能	12. 生殖、発生、老化	(1)生殖器の構造と機能	①女性生殖器 ④月経周期と調節
午前11	専門科目V．臨床医学総論	(2)外科学概論	2. 創傷治療	(1)創傷治癒の過程	（参考）創傷治癒を遅らせる因子
午前12	専門科目V．臨床医学総論	(3)呼吸器系	1. 呼吸器系	(5)呼吸不全	①慢性呼吸不全 d. 睡眠時無呼吸症候群
午前13	専門科目V．臨床医学総論	(4)循環器系	1. 血管学	(1)血圧異常	①本態性高血圧症 ②二次性高血圧症
午前14	専門科目V．臨床医学総論	(4)循環器系	2. 心臓病学	(2)弁膜症	③大動脈弁狭窄症
午前15	専門科目V．臨床医学総論	(5)内分泌・代謝系	1. 内分泌疾患	(2)甲状腺疾患 —	②甲状腺機能低下症 （参考）ネガティブフィードバック —
午前16	専門基礎科目I．医学概論	(2)人体の構造及び機能	8. 内臓機能の調節	(1)自律神経の種類と機能	①交感神経
午前17	専門科目V．臨床医学総論	(7)感染症	2. 感染症	(1)院内感染	③院内肺炎
午前18	専門科目V．臨床医学総論	(8)腎臓・泌尿器・生殖器系	1. 腎臓の疾患	(1)慢性腎臓病（CKD）	①糸球体腎炎 ③糖尿病性腎症
午前19	専門科目V．臨床医学総論	(8)腎臓・泌尿器・生殖器系	2. 尿路の疾患	(2)結石症	（参考）尿路結石
午前20	専門科目V．臨床医学総論	(9)消化器系	1. 消化器系疾患と治療	(4)肝疾患	①劇症肝炎
午前21	専門科目V．臨床医学総論	(10)血液系	3. 凝固・線溶系疾患・その他の疾患	(1)血小板の量的・質的の異常 (2)凝固因子の異常 (4)血管障害による出血傾向	④ヘパリン起因性血小板減少症（HIT） ①血友病A ②血友病B ④von Willebrand病 ⑤ビタミンK欠乏症 ①血管性紫斑病

番号	分類	分野	大項目	中項目	詳細
午前22	専門科目Ⅴ. 臨床医学総論	(11) 麻酔科学	1. 全身麻酔	(6) 麻酔とモニタリング	①麻酔中のモニタ　(参考)カプノメータ
午前23	専門科目Ⅴ. 臨床医学総論	(11) 麻酔科学	3. 手術室内での安全管理	(1) 患者確認	①手術部位確認
午前24	専門科目Ⅴ. 臨床医学総論	(12) 救急・集中治療医学	1. 救急医療	(1) 救急医療体制	③トリアージ
午前25	専門科目Ⅴ. 臨床医学総論	(14) 免疫・移植	1. 免疫に関係する疾患	—	—
	専門基礎科目Ⅰ. 医学概論	(2) 人体の構造及び機能	11. 免疫・アレルギー	(1) 生体の防御機能	①液性免疫　③細胞性免疫　⑤食細胞　好中球とマクロファージ
午前26	専門科目Ⅲ. 生体計測装置学	(1) 計測工学	1. 計測論	(1) 計測誤差	①誤差の種類　②誤差の評価　絶対誤差・相対誤差　③誤差の伝搬
午前27	専門科目Ⅲ. 生体計測装置学	(1) 計測工学	2. 生体情報の計測	(4) 計測器の構成	②変換器(トランスデューサ)
午前28	専門科目Ⅲ. 生体計測装置学	(2) 生体電気・磁気計測	1. 生体電気・磁気計測	(4) 筋電計	①筋電図　b.神経伝導速度
午前29	専門科目Ⅲ. 生体計測装置学	(3) 生体の物理・化学現象の計測	2. 呼吸系の計測	(3) 呼吸モニタ	②パルスオキシメータ
午前30	専門科目Ⅲ. 生体計測装置学	(3) 生体の物理・化学現象の計測	3. ガス分析計測	(1) 血液ガスの計測	②経皮的血液ガス分析装置
午前31	専門科目Ⅲ. 生体計測装置学	(4) 医用画像計測	1. 超音波画像計測	(1) 超音波診断装置	①エコー法、②カラードプラ法
午前32	専門科目Ⅲ. 生体計測装置学	(4) 医用画像計測	4. 医用画像計測	(2) X線CT	①CTの原理と撮像法
午前33	専門科目Ⅱ. 医用治療機器学	(2) 各種治療機器	1. 電気的治療機器	(1) 電気メス	①原理、構造、②種類、③取扱いと安全管理
午前34	専門科目Ⅱ. 医用治療機器学	(2) 各種治療機器	1. 電気的治療機器	(3) 除細動器	①原理、構造、②種類、③取扱いと安全管理　(参考)AED、ICDを含む
午前35	専門科目Ⅱ. 医用治療機器学	(2) 各種治療機器	2. 機械的治療機器	(1) 吸引器	①原理、構造、②種類、③取扱いと安全管理
午前36	専門科目Ⅱ. 医用治療機器学	(2) 各種治療機器	2. 機械的治療機器	(2) 輸液ポンプ、シリンジポンプ	①原理、構造、②種類、③取扱いと安全管理　(参考)低圧持続吸引器
午前37	専門科目Ⅱ. 医用治療機器学	(2) 各種治療機器	5. 内視鏡的治療機器	(2) 内視鏡外科手術機器	①原理、構造、②種類、③治療の概要と使用機器、④取扱いと安全管理
午前38	専門科目Ⅱ. 医用治療機器学	(2) 各種治療機器	7. 熱治療装置	(2) ハイパーサーミア装置	①原理、構造、②種類、③適応、④取扱いと安全管理
午前39	専門科目Ⅳ. 医用機器安全管理学	(1) 医用機器の安全管理	2. 各種エネルギーの人体への危険性	(2) 人体の電撃反応	②最小感知電流
午前40	専門科目Ⅳ. 医用機器安全管理学	(1) 医用機器の安全管理	4. 電気的安全性の測定	(2) 漏れ電流と患者測定電流	①正常状態(NC)と単一故障状態(SFC)　(参考)医用電気機器の安全基準(JIS T 0601-1)
午前41	専門科目Ⅳ. 医用機器安全管理学	(1) 医用機器の安全管理	4. 電気的安全性の測定	(1) 測定用器具(MD)	①回路構成と高周波特性、②測定用電圧計
午前42	専門科目Ⅳ. 医用機器安全管理学	(1) 医用機器の安全管理	4. 電気的安全性の測定	(3) 保護接地線抵抗	①規定値、②測定方法
午前43	専門科目Ⅳ. 医用機器安全管理学	(1) 医用機器の安全管理	6. 医療ガス	(4) 医療ガスの配管設備(JIS T 7101)	②送気配管設備、吸引設備　a.構造、b.圧力および流量
午前44	専門科目Ⅳ. 医用機器安全管理学	(1) 医用機器の安全管理	7. システム安全	(4) 人間工学と安全	①フールプルーフ　③フェイルセーフ　④多重系
午前45	専門科目Ⅳ. 医用機器安全管理学	(1) 医用機器の安全管理	9. 関係法規等	(1) 臨床工学技士法	①臨床工学技士基本業務指針
午前46	専門基礎科目Ⅳ. 医用電気電子工学	(1) 電気工学	1. 電磁気学	(1) 電荷と電界	②クーロンの法則
午前47	専門基礎科目Ⅳ. 医用電気電子工学	(1) 電気工学	1. 電磁気学	(2) 磁気と磁界	⑤電流と磁気、⑦電磁誘導
午前48	専門基礎科目Ⅳ. 医用電気電子工学	(1) 電気工学	2. 電気回路	(1) 受動回路素子	②コンデンサ(キャパシタ)　(参考)静電容量
	専門基礎科目Ⅳ. 医用電気電子工学	(1) 電気工学	2. 電気回路	(3) 直流回路	③キルヒホッフの法則

問題番号	科目	中分類	小分類	項目	細項目・内容
午前49	専門基礎科目Ⅱ. 医用電気電子工学	(1)電気工学	2. 電気回路	(2)電圧・電流・電力	⑥電池(起電力、内部抵抗) ⑧電力と電力量
午前50	専門基礎科目Ⅱ. 医用電気電子工学	(1)電気工学	2. 電気回路	(3)直流回路	⑨オームの法則
午前51	専門基礎科目Ⅱ. 医用電気電子工学	(1)電気工学	2. 電気回路	(4)交流回路	④キャパシタとインダクタ ⑤インピーダンスとアドミタンス ⑧RLC直列・並列回路 ⑨共振回路
午前52	専門基礎科目Ⅱ. 医用電気電子工学	(1)電気工学	3. 電力装置	(1)変換器	①変圧器(トランス) ②相互誘導
午前53	専門基礎科目Ⅱ. 医用電気電子工学	(2)電子工学	1. 電子回路	(1)回路素子	①半導体 a.真性半導体 b.p型半導体、n型半導体 c.キャリア
午前54	専門基礎科目Ⅱ. 医用電気電子工学	(2)電子工学	1. 電子回路	(3)アナログ回路	②演算増幅器回路 b.反転増幅回路
午前55	専門基礎科目Ⅱ. 医用電気電子工学	(2)電子工学	1. 電子回路	(3)アナログ回路	③応用電子回路 b.微分回路
午前56	専門基礎科目Ⅱ. 医用電気電子工学	(2)電子工学	1. 電子回路	(4)ディジタル回路	①組合せ論理回路
午前57	専門基礎科目Ⅱ. 医用電気電子工学	(2)電子工学	2. 通信工学	(2)通信方式	⑥アンテナ
午前58	専門基礎科目Ⅱ. 医用電気電子工学	(3)情報処理工学	1. コンピュータ	(1)情報の表現	①2進数、16進数、②2進数の演算、基数の変換
午前59	専門基礎科目Ⅱ. 医用電気電子工学	(3)情報処理工学	1. コンピュータ	(2)ハードウェア	③入出力装置 (参考)USB Type-Cのポート形状
午前60	専門基礎科目Ⅱ. 医用電気電子工学	(3)情報処理工学	1. コンピュータ	(3)ソフトウェア	①アルゴリズム ②プログラミング言語 ③OS(オペレーティングシステム) ④応用ソフトウェア ⑤データベース
午前61	専門基礎科目Ⅱ. 医用電気電子工学	(3)情報処理工学	1. コンピュータ	(4)システム構成	②クライアントサーバシステム
午前62	専門基礎科目Ⅱ. 医用電気電子工学	(3)情報処理工学	2. ネットワークと情報セキュリティ	(2)情報セキュリティ	①脅威と脆弱性 ウィルス、マルウェア、不正アクセス、Dos攻撃など
午前63	専門基礎科目Ⅱ. 医用電気電子工学	(3)情報処理工学	3. 医療における情報技術	(1)医療情報システム	①病院情報システム Hospital information system:HIS 電子カルテ・オーダエントリシステム (参考)部門システム
午前64	専門基礎科目Ⅱ. 医用電気電子工学	(4)システム工学	1. システム工学	(1)システム理論	③システムの入出力関係 c.伝達関数
午前65	専門科目Ⅰ. 生体機能代行装置学	(1)呼吸療法装置	3. 人工呼吸装置	(3)人工呼吸装置	①換気設定とアラーム設定
午前66	専門科目Ⅰ. 生体機能代行装置学	(1)呼吸療法装置	1. 原理と構造	(7)周辺医用機器	④加温加湿器(人工鼻を含む)
午前67	専門科目Ⅰ. 生体機能代行装置学	(1)呼吸療法装置	1. 原理と構造	(5)高気圧治療装置	①治療原理および適応と禁忌および指導 (参考)減圧症
午前68	専門科目Ⅰ. 生体機能代行装置学	(1)呼吸療法装置	2. 呼吸療法技術	(4)患者状態の把握	①患者アセスメント ②有害事象・合併症 (参考)気道管理
午前69	専門科目Ⅰ. 生体機能代行装置学	(1)呼吸療法装置	2. 呼吸療法技術	(2)酸素療法	①酸素療法の目的 (参考)ハイフローシステム
午前70	専門科目Ⅰ. 生体機能代行装置学	(1)呼吸療法装置	4. 安全管理	(4)災害対策	①医療ガス ②電源 ③用手換気器具
午前70	専門科目Ⅰ. 生体機能代行装置学	(2)体外循環装置・補助循環装置	1. 原理と構成	(2)人工肺	①模型 ③構造・漏血方式 ④膜の材質・コーティング

番号	科目	大分類	中分類	項目	内容
午前71	専門科目 I. 生体機能代行装置学	(2) 体外循環装置・補助循環装置	2. 体外循環の病態生理	(1) 体外循環と血液	③血液成分の変動 ⑤抗凝固 ⑥内分泌系の変動 ⑦免疫系の変動
午前72	専門科目 I. 生体機能代行装置学	(2) 体外循環装置・補助循環装置	3. 体外循環技術	(2) 適正灌流	①至適灌流量 ②血液希釈の程度 ③体温コントロール ④ガス交換のコントロール
午前73	専門科目 I. 生体機能代行装置学	(2) 体外循環装置・補助循環装置	3. 体外循環技術	(1) 体外循環と血液	⑤抗凝固
			3. 体外循環技術	(2) 適正灌流	①至適灌流量 ②血液希釈の程度 ③体温コントロール
午前74	専門科目 I. 生体機能代行装置学	(2) 体外循環装置・補助循環装置	3. 体外循環技術	(4) 心筋保護	①心筋保護の目的と意義 ②心筋保護液の種類 ③心筋保護液の注入
午前75	専門科目 I. 生体機能代行装置学	(3) 血液浄化療法装置	1. 血液透析療法	(1) 目的	①体内不要物質・過剰水分の除去
午前76	専門科目 I. 生体機能代行装置学	(3) 血液浄化療法装置	1. 血液透析療法	(3) 分類	①血液透析 ②血液濾過・血液透析濾過 (参考)オンラインHDFの特徴
			1. 血液透析療法	(4) 構成	②希釈法と置換液量
午前77	専門科目 I. 生体機能代行装置学	(3) 血液浄化療法装置	1. 血液透析療法	(5) 透析器、濾過器	(1) 種類 … ①種類 ／ 膜 … ②膜
午前78	専門科目 I. 生体機能代行装置学	(3) 血液浄化療法装置	1. 血液透析療法	(10) 患者管理	(1) 治療中の管理 … ①治療中の管理
午前79	専門科目 I. 生体機能代行装置学	(3) 血液浄化療法装置	2. 腹膜透析療法	(4) 特徴と合併症	腹膜炎と被嚢性腹膜硬化症を含む (参考)HDFに比べたCAPDの特徴
午前80	専門基礎科目 III. 医用機械工学	(1) 医用機械工学	1. 力学の基礎	(2) 力と運動	①位置、速度、加速度 ②運動方程式
午前81	専門基礎科目 III. 医用機械工学	(1) 医用機械工学	3. 流体力学	(1) 流体の運動	②乱流、層流、レイノルズ数
午前82	専門基礎科目 III. 医用機械工学	(1) 医用機械工学	4. 生体の流体現象	(1) 非ニュートン性	②連銭形成
			4. 生体の流体現象	(2) 拍動流	②脈波伝搬速度
			3. 流体力学	(2) 粘性流体	③ハーゲン・ポアズイユの法則
午前83	専門基礎科目 III. 医用機械工学	(1) 医用機械工学	5. 波動現象	(2) 音速、超音波	①音の三要素
午前84	専門基礎科目 III. 医用機械工学	(1) 医用機械工学	6. 熱現象	(4) ボイル・シャルルの法則	④ボイル・シャルルの法則
午前85	専門基礎科目 IV. 生体物性材料工学	(1) 生体物性	1. 生体の電気的特性	(4) 受動的電気特性	①誘電率 ②導電率
午前86	専門基礎科目 IV. 生体物性材料工学	(1) 生体物性	2. 生体の機械的特性	(1) 動特性	①粘弾性特性 (参考)組織を構成する線維
午前87	専門基礎科目 IV. 生体物性材料工学	(1) 生体物性	5. 生体の熱特性	(5) 熱放散	①放射 ②伝導 ③対流 ④発汗 (参考)ステファン・ボルツマンの法則
午前88	専門基礎科目 IV. 生体物性材料工学	(1) 生体物性	7. 生体における輸送現象	(1) 輸送現象のメカニズム	②拡散 ③濾過 ④膜輸送・浸透圧
午前89	専門基礎科目 IV. 生体物性材料工学	(2) 医用材料	4. 医用材料の種類	(1) 金属材料	①構造と特性 ②ステンレス鋼 不動態 ③チタン
午前90	専門基礎科目 IV. 生体物性材料工学	(2) 医用材料	5. 材料化学	(1) 結合	①分子間力 ファンデルワールス力、水素結合 ②金属結合 ③イオン結合 ④共有結合

（令和3年版）国家試験出題基準による分類【午後】

問題番号	試験科目		大項目	中項目	小項目
午後01	専門基礎科目Ⅰ．医学概論	(1)臨床工学に必要な医学的基礎	2.公衆衛生	(2)疫学と衛生統計	②人口統計（参考）従属人口指数、生産年齢人口
午後02	専門基礎科目Ⅰ．医学概論	(1)臨床工学に必要な医学的基礎	3.関係法規	(1)医事	①臨床工学技士法（参考）施行令、施行規則
午後03	専門基礎科目Ⅰ．医学概論	(1)臨床工学に必要な医学的基礎	4.生化学の基礎	(1)生体物質	⑤酵素・補酵素
午後04	専門基礎科目Ⅰ．医学概論	(1)臨床工学に必要な医学的基礎	5.薬理学の基礎	(2)薬物の効果	（参考）医薬品情報の入手方法
午後04			3.関係法規	(2)薬事、保健	①医薬品、医療機器等の品質、有効性及び安全性の確保等に関する法律（医薬品医療機器等法）（参考）添付文書
午後05	専門基礎科目Ⅰ．医学概論	(1)臨床工学に必要な機能	6.病理学概論	(2)細胞組織の変化	②肥大、過形成、萎縮、化生、再生
午後06	専門基礎科目Ⅰ．医学概論	(2)人体の構造及び機能	3.呼吸	(2)呼吸機能	③肺気量分画
午後07	専門基礎科目Ⅰ．医学概論	(2)人体の構造及び機能	4.循環	(3)血液の循環	①血圧とその調節（参考）自律神経、脈圧
午後08	専門基礎科目Ⅰ．医学概論	(2)人体の構造及び機能	6.腎・泌尿器	(1)腎・泌尿器の構造と機能	①腎臓 ②尿管、膀胱、尿道、前立腺（参考）ネフロン
午後09	専門基礎科目Ⅰ．医学概論	(2)人体の構造及び機能	7.消化と吸収	(2)消化管の機能	（参考）消化酵素 消化液
午後10	専門基礎科目Ⅰ．医学概論	(2)人体の構造及び機能	13.エネルギー代謝	—	（参考）熱産生産
午後11	専門科目Ⅴ．臨床医学総論	(1)内科学概論	2.症候と病態生理	(1)病態と病態生理	①病態 ②疾患
午後12	専門科目Ⅴ．臨床医学総論	(2)外科学概論	1.手術概論	(1)外科的侵襲に対する反応	①内分泌反応、③免疫反応
午後13	専門科目Ⅴ．臨床医学総論	(3)呼吸器系	1.呼吸器系	(7)その他の呼吸器疾患	⑥無気肺
午後14	専門科目Ⅴ．臨床医学総論	(3)呼吸器系	1.呼吸器系	(5)呼吸不全	⑤慢性呼吸不全 a. CO_2ナルコーシス
午後15	専門科目Ⅴ．臨床医学総論	(4)循環器系	1.血管病学	(8)肺血栓塞栓症・深部静脈血栓症	⑧肺動脈血栓塞栓症・深部静脈血栓症
午後16	専門科目Ⅴ．臨床医学総論	(4)循環器系	1.血管病学	(1)血圧異常	②二次性高血圧症
午後17	専門科目Ⅴ．臨床医学総論	(4)循環器系	1.心臓病学	(5)不整脈	④心房粗・細動、⑤WPW症候群、⑥心室頻拍、⑧洞不全症候群（sick sinus syndrome）、⑨房室ブロック
午後18	専門科目Ⅴ．臨床医学総論	(5)内分泌・代謝系	2.代謝性疾患	(7)先天性代謝異常症	①アミノ酸代謝異常症
午後19	専門科目Ⅴ．臨床医学総論	(7)感染症	2.感染症	(7)日和見感染症	⑥ニューモシスチス肺炎
午後20	専門科目Ⅴ．臨床医学総論	(8)腎臓・泌尿器・生殖器系	3.生殖器系の疾患	(2)女性生殖器の疾患	①子宮頸癌・子宮体癌
午後21	専門科目Ⅴ．臨床医学総論	(9)消化器系	2.消化器系疾患と治療	(2)胃・十二指腸疾患	①胃潰瘍・十二指腸潰瘍
午後22	専門科目Ⅴ．臨床医学総論	(10)血液系	1.赤血球系疾患	(1)貧血症	①骨髄機能の異常による貧血 a.再生不良性貧血、b.腎性貧血 ②ヘモグロビン代謝の異常による貧血 a.鉄欠乏性貧血 ③巨赤芽球性貧血（参考）ビタミンB12欠乏、正球性貧血
午後23	専門科目Ⅴ．臨床医学総論	(12)救急・集中治療医学	1.救急医療	(5)脳死	①脳死判定
午後24	専門科目Ⅴ．臨床医学総論	(13)臨床生理学検査	1.機能検査	(1)呼吸機能	（参考）%肺活量、1秒率

番号	科目	大分類	中分類	小分類	詳細
午後25	専門科目Ⅲ 生体計測装置学	1. 生体情報の計測	(1)計測工学	(6)雑音と対策	②雑音対策 a.差動増幅器 b.フィルタ c.シールド d.ディジタル信号処理 移動平均、加算平均など　商用交流雑音対策
午後26	専門科目Ⅲ 生体計測装置学	(2)生体電気・磁気計測		(3)脳波計	③誘発脳波計測 視覚・体性感覚・聴性脳幹反応誘発電位
午後27	専門科目Ⅲ 生体計測装置学	(2)生体電気・磁気計測		(2)心電計	①誘導法 標準12誘導法
午後28	専門科目Ⅲ 生体計測装置学	(3)生体の物理・化学現象の計測	1. 循環系の計測	(3)心拍出量計	②指示薬希釈法 a.熱希釈法 連続COモニタリングを含む
午後29	専門科目Ⅲ 生体計測装置学	(3)生体の物理・化学現象の計測	4. 体温計測	(2)深部体温計	①鼓膜体温計（耳用赤外線体温計）
午後30	専門科目Ⅲ 生体計測装置学	(3)生体の物理・化学現象の計測	5. 光学的測定	(1)血液Hb酸素飽和度	①血液Hb酸素飽和度 （参考）ランバート・ベールの法則
午後31	専門科目Ⅲ 生体計測装置学	(4)医用画像計測	5. 内視鏡画像計測	(1)ファイバスコープ	—
				(2)電子内視鏡	①構成
				(3)その他	①カプセル内視鏡、②超音波内視鏡、③特殊光内視鏡
				(1)超音波診断装置	①エコー法、②カラードプラ法
			2. X線画像計測	(2)X線CT	①CTの原理と撮像法 a.CTの種類
午後32	専門科目Ⅲ 生体計測装置学	(4)医用画像計測	4. ラジオアイソトープ(RI)による画像計測	(1)単光子断層法(SPECT)	①SPECTの原理
				(2)陽電子断層法(PET)	①陽電子と対消滅
			6. 光トポグラフィ	(1)光トポグラフィ	①原理 近赤外線
午後33	専門科目Ⅱ 医用治療機器学	(1)治療の基礎		(1)治療の意義と目標	①作用（治療効果）、②副作用（危険性）治療の安全性と信頼性
				(2)治療に用いる物理エネルギーの種類と特性	②熱
午後34	専門科目Ⅱ 医用治療機器学	(2)各種治療機器	1. 電気的治療機器	(1)電気メス	①原理、構造、②種類、③取扱いと安全管理
午後35	専門科目Ⅱ 医用治療機器学	(2)各種治療機器	1. 電気的治療機器	(3)除細動器	①原理、構造、②種類、③適応、③取扱いと安全管理
午後36	専門科目Ⅱ 医用治療機器学	(2)各種治療機器	2. 機械的治療機器	(5)血管内治療装置・その他のインターベンション装置	①原理、構造、②種類、③適応、④取扱いと安全管理
午後37	専門科目Ⅱ 医用治療機器学	(2)各種治療機器	3. 光治療機器	(1)レーザ手術装置	①原理、構造、②種類、③適応、④取扱いと安全管理 光凝固装置を含む
午後38	専門科目Ⅳ 医用機器安全管理学	(1)医用機器の安全管理	3. 安全基準	(2)医用電気機器の安全基準(JIS T0601-1)	⑥機器の表示光の色
午後39	専門科目Ⅳ 医用機器安全管理学	(1)医用機器の安全管理	3. 安全基準	(3)病院内電気設備の安全基準(JIS T 1022)	①医用接地方式、③非常電源 （参考）医用室の分類と設備、医用コンセントの識別
午後40	専門科目Ⅳ 医用機器安全管理学	(1)医用機器の安全管理	4. 電気的安全性の測定	(2)漏れ電流と患者測定電流	①正常状態(NC)と単一故障状態(SFC)、②許容値
午後41	専門科目Ⅳ 医用機器安全管理学	(1)医用機器の安全管理	5. 安全管理技術	(2)保守点検管理業務	②保守点検の種類と実例
午後42	専門科目Ⅳ 医用機器安全管理学	(1)医用機器の安全管理	6. 医療ガス	(3)高圧ガス保安法	③ボンベの塗色
午後43	専門科目Ⅳ 医用機器安全管理学	(1)医用機器の安全管理	7. システム安全	(3)信頼度	④信頼度の時間的評価 MTBF、MTTR
午後44	専門科目Ⅳ 医用機器安全管理学	(1)医用機器の安全管理	8. 電磁環境	(1)電磁妨害とEMC	①電磁妨害(EMD、EMI) ②EMC a.エミッション、b.イミュニティ
				(4)電波管理	②携帯電話の使用指針
午後45	専門科目Ⅳ 医用機器安全管理学	(1)医用機器の安全管理	9. 関係法規等	(3)医薬品、医療機器等の品質、有効性及び安全性の確保等に関する法律（医薬品医療機器等法）	②医薬品、医療機器等の危険性による分類

番号	分類	科目	大項目	中項目	小項目	内容
午後46	専門基礎科目Ⅱ	医用電気電子工学	(1)電気工学	1.電磁気学	(1)電荷と電界	(参考)平行電極間の静電容量
午後47	専門基礎科目Ⅱ	医用電気電子工学	(1)電気工学	1.電気磁気学	(1)電荷と電界	②透磁率と比透磁率 ③磁束と磁束密度
午後48	専門基礎科目Ⅱ	医用電気電子工学	(1)電気工学	2.電気回路	(5)過渡現象	①時定数と遮断周波数 ②充放電
午後49	専門基礎科目Ⅱ	医用電気電子工学	(1)電気工学	2.電気回路	(2)電圧・電流・電力	⑧電力と電力量
午後50	専門基礎科目Ⅱ	医用電気電子工学	(1)電気工学	2.電気回路	(4)交流回路	⑧RLC直列・並列回路 ②共振回路
午後51	専門基礎科目Ⅱ	医用電気電子工学	(2)電子工学	1.電子回路素子	(1)回路素子	②ダイオード、③トランジスタ b.電界効果トランジスタ(FET)、⑤光デバイス c.イメージング素子 CMOSイメージセンサ
午後52	専門基礎科目Ⅱ	医用電気電子工学	(2)電子工学	2.電子回路素子	(2)電子回路素子	②電源装置 a.整流・平滑回路
午後53	専門基礎科目Ⅱ	医用電気電子工学	(2)電子工学	2.電子回路	(3)アナログ回路	①差動増幅器 c.理想演算増幅器 ②演算増幅器回路 a.非反転増幅回路
午後54	専門基礎科目Ⅱ	医用電気電子工学	(2)電子工学	1.電子回路	(3)アナログ回路	③応用電子回路 クランプ回路 c.波形整形回路
午後55	専門基礎科目Ⅱ	医用電気電子工学	(3)情報処理工学	1.コンピュータ	(1)情報の表現	④AD変換、DA変換 サンプリング定理、量子化誤差
午後56	専門基礎科目Ⅱ	医用電気電子工学	(3)情報処理工学	1.コンピュータ	(1)情報の表現	⑤画像表現、⑥データ量、⑦データの圧縮法
午後57	専門基礎科目Ⅱ	医用電気電子工学	(3)情報処理工学	1.コンピュータ	(1)情報の表現	⑧論理演算
午後58	専門基礎科目Ⅱ	医用電気電子工学	(3)情報処理工学	1.コンピュータ	(3)ソフトウェア	①アルゴリズム フローチャート
午後59	専門基礎科目Ⅱ	医用電気電子工学	(3)情報処理工学	1.コンピュータ	(4)システム構成	③クラウド
午後60	専門基礎科目Ⅱ	医用電気電子工学	(3)情報処理工学	2.ネットワークと情報セキュリティ	(2)情報セキュリティ	③ファイアウォール
午後61	専門基礎科目Ⅱ	医用電気電子工学	(3)情報処理工学	3.医療における情報技術	(1)医療情報システム	①医療情報と規格 HL7、DICOM
午後62	専門基礎科目Ⅱ	医用電気電子工学	(4)システム工学	1.システム理論	(2)システムの特性	①静特性 ②動特性 a.インパルス応答 b.ステップ応答 c.周波数応答
午後63	専門科目Ⅰ	生体機能代行装置学	(1)呼吸療法装置	1.原理と構造	(6)モニタリング	⑤パルスオキシメトリ
午後64	専門科目Ⅰ	生体機能代行装置学	(1)呼吸療法装置	1.原理と構造	(7)周辺医療機器	⑥NO(一酸化窒素)治療機器
午後65	専門科目Ⅰ	生体機能代行装置学	(1)呼吸療法装置	2.呼吸療法技術	(4)患者状態の把握	②有害事象・合併症 人工呼吸器関連肺炎(VAP)
午後66	専門科目Ⅰ	生体機能代行装置学	(1)呼吸療法装置	2.呼吸療法技術	(6)人工呼吸器からの離脱	①ウィーニングと抜管 自発覚醒トライアル(SAT)と自発呼吸トライアル(SBT)を含む
午後67	専門科目Ⅰ	生体機能代行装置学	(1)呼吸療法装置	1.原理と構造	(5)高気圧治療装置	①治療原理および適応と禁忌および指導
午後68	専門科目Ⅰ	生体機能代行装置学	(2)体外循環装置	3.人工心肺装置	(1)人工心肺装置	—
午後69	専門科目Ⅰ	生体機能代行装置学	(2)体外循環装置	1.体外循環の病態生理	(1)体外循環と血液	⑤抗凝固 (参考)ヘパリン起因性血小板減少症(HIT)
午後70	専門科目Ⅰ	生体機能代行装置学	(2)体外循環装置	3.体外循環技術	(4)心筋保護	③心筋保護液の注入
午後71	専門科目Ⅰ	生体機能代行装置学	(2)体外循環装置	3.体外循環技術	(2)適正灌流	①至適灌流量 ④血液希釈の程度 ②ガス交換のコントロール
午後72	専門科目Ⅰ	生体機能代行装置学	(2)補助循環法	4.補助循環装置	(1)循環補助	②PCPS

問題番号	科目	中項目	小項目	細項目	内容例示
午後73	専門科目 I. 生体機能代行装置学	(2)体外循環装置・補助循環装置	5. 安全管理	(2)原理	①拡散 ②限外濾過 (参考)浸透、吸着
午後74	専門科目 I. 生体機能代行装置学	(3)血液浄化療法装置	1. 血液透析療法	(6)透析装置と関連システム	②透析装置、監視項目を含む
午後75	専門科目 I. 生体機能代行装置学	(3)血液浄化療法装置	1. 血液透析療法	(9)バスキュラーアクセス	①急性期(緊急用)
午後76	専門科目 I. 生体機能代行装置学	(3)血液浄化療法装置	1. 血液透析療法	(10)患者管理	④食事制限・食事療法
午後77	専門科目 I. 生体機能代行装置学	(3)血液浄化療法装置	1. 血液透析療法	(11)適正透析	①治療指標 Kt/Vを含む
午後78	専門科目 I. 生体機能代行装置学	(3)血液浄化療法装置	3. アフェレシス療法	(3)種類と方法	③血漿吸着 ④血漿交換
午後79	専門基礎科目 III. 医用機械工学	(1)医用機械工学	1. 力学の基礎	(3)機械的振動	①単振動
午後80	専門基礎科目 III. 医用機械工学	(1)医用機械工学	2. 材料力学	(1)機械的特性	①応力と歪み ⑤ポアソン比
午後81	専門基礎科目 III. 医用機械工学	(1)医用機械工学	3. 流体力学	(1)流体の運動	⑥表面張力、ラプラスの式
午後82	専門基礎科目 III. 医用機械工学	(1)医用機械工学	3. 流体力学	(3)ベルヌーイの定理	—
午後83	専門基礎科目 III. 医用機械工学	(1)医用機械工学	5. 波動現象	(2)音波、超音波	⑥ドプラ効果
午後84	専門基礎科目 III. 医用機械工学	(1)医用機械工学	4. 生体の流体現象	(1)非ニュートン流体	①粘性特性 ②軸流効果、シグマ効果
午後85	専門基礎科目 IV. 生体物性材料工学	(1)生体物性	4. 生体と放射線	(3)放射線の測定	①照射線量 ②吸収線量 ③放射能 (参考)放射線量
午後86	専門基礎科目 IV. 生体物性材料工学	(1)生体物性	6. 生体の光特性	(1)電磁波の波長	①可視光 ②紫外線 ③赤外線 ④レーザ光
午後87	専門基礎科目 IV. 生体物性材料工学	(1)生体物性	6. 生体の光特性	(2)生体組織の光学特性	①吸収 ②反射 ③散乱
午後88	専門基礎科目 IV. 生体物性材料工学	(2)医用材料	2. 安全性試験	(3)生物学的試験	①生物学的安全性評価 細胞毒性、感作性、血液適合性など
午後89	専門基礎科目 IV. 生体物性材料工学	(2)医用材料	3. 相互作用	(6)血液適合性	(参考)タンパク質吸着
午後90	専門基礎科目 IV. 生体物性材料工学	(2)医用材料	4. 医用材料の種類	(3)有機材料	②合成高分子 (参考)ポリカーボネート

第 36 回臨床工学技士国家試験

午前問題解説

　　1. 医療事故調査の目的は責任の追及である。
　　2. 疲労・ストレスや作業中断はエラーの発生要因である。
　　3. 感染予防にスタンダードプリコーションが重要である。
　　4. 医療事故に該当する事例は日本医療安全調査機構に報告する。
　　5. 事故や障害につながったかもしれない事例をインシデントと呼ぶ。

◆キーワード

医療事故　医療事故の発生要因　インシデント

◆正答率

　100%

◆解　説

　医療事故とは、「病院、診療所、助産所に勤務する医療従事者が提供した医療に起因し、または起因すると疑われる死亡または死産で、その死亡または死産を予期しなかったもの」をいう。医療現場では事故を未然に防ぐことが求められるが、万一医療事故が発生した場合、医療機関は速やかにその原因を明らかにするために必要な調査を行う。医療事故に係る調査の仕組みとして、医療事故が発生した医療機関において院内調査を行い、その調査報告を民間の第三者機関が収集・分析することで再発防止につなげる制度（医療事故調査制度）が2014年の医療法改正により開始された。

1. 医療事故が発生した場合、医療機関は医療事故調査制度に基づいて事故の発生原因の調査を行い、再発防止に役立てる。
2. 事故につながるエラーは必ず起こる。エラーの発生しやすい要因には、①疲労・ストレス、②中断、③複雑さ、④交替などが挙げられる。
3. 院内感染の予防策として、感染症の有無にかかわらず全ての患者のケアに対して普遍的に適用される標準予防策（スタンダードプリコーション）を実施する。患者の血液、体液、分泌物（汗は除く）、排泄物、傷のある皮膚や粘膜を感染の可能性のある物質とみなし対応することで、患者と医療従事者双方における病院感染の危険性を減少させる予防策である。
4. 医療事故が起こった場合、院内調査が行われ、その結果を日本医療安全調査機構（医療事故調査・支援センター）に報告する。調査結果は集積・分析され、再発防止策の普及啓発に用いられる。
5. 医療行為の過失はあったが結果として事故には至らなかった事例をインシデントという。重大事故の背景には多くのインシデントが隠れており、これらの報告を収集・分析し事故の原因究明を行い、事故を防止するシステムを作ることが重要である。

【正解　1】

＜文　献＞

小野哲章ほか　編：臨床工学技士標準テキスト　第4版. 金原出版. 2022. P23〜P25
医療情報科学研究所　編：公衆衛生がみえる 2022-2023. メディックメディア. 2022. P119〜P121

◆過去5年間に出題された関連問題

　　［３２回－午後－問題２４］　　［３３回－午後－問題２３］　　［３４回－午後－問題２３］

[３６回－午前－問題2]　図は、厚生労働省令和元年人口動態月報年計による「主な死因別にみた死亡率（人口10万対）の年次推移」である。

矢印のグラフはどれか。（医学概論）

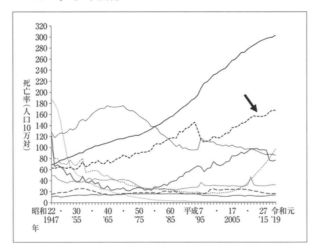

1. 悪性新生物
2. 脳血管疾患
3. 心疾患
4. 老　衰
5. 肺　炎

◆キーワード

疾病・障害統計　人口動態調査　死亡率

◆正答率

80%

◆解　説

死因順位は高齢化の影響から悪性新生物、心疾患、肺炎といった疾患の粗死亡率が増加している。ただし、年齢調整死亡率をみるといずれも減少傾向となっており、衛生環境が改善していることを示している。

1. 悪性新生物：第1位。総死亡の約30%を占めている。
2. 脳血管疾患：第4位。死因の約8%を占める。平成7年以降は減少傾向にある。
3. 心疾患：第2位。死因の約15%を占める。虚血性心疾患、慢性リウマチ性心疾患、心不全などが含まれる。
4. 老衰：第3位。平成13年以降上昇しており、平成30年に脳血管疾患にかわり第3位となった。
5. 肺炎：第5位。平成23年に第3位になったが、平成29年から死因順位に用いる分類項目に誤嚥性肺炎が追加されたため、第5位に後退している。

【正解　3】

<文　献>

医療情報科学研究所　編：公衆衛生がみえる 2022-2023．メディックメディア．2022．P54～P59

◆過去5年間に出題された関連問題

該当なし

　　a．ビタミンＡは体内でカロテンを合成する材料になる。

　　b．脚気はビタミンB₂の欠乏により生じる。

　　c．ビタミンB₁₂の吸収には胃から分泌される内因子が必要である。

　　d．ビタミンＣは抗酸化作用をもつ。

　　e．ビタミンＤの生成には赤外線が必要である。

　　1．a、b　　　2．a、e　　　3．b、c　　　4．c、d　　　5．d、e

◆キーワード

ビタミン　欠乏症

◆正答率

75%

◆解　説

　ビタミンはそのほとんどが体内でまったく、またはわずかにしか合成できないため、通常は食物から摂取する必要がある。ビタミンは補酵素として代謝にかかわるなど多くの生理機能に関与しており、ビタミンの欠乏はさまざまな疾患を引き起こす。

1. ビタミンＡは脂溶性ビタミンであり、レチノール、レチナール、レチノイン酸が含まれる。プロビタミンであるカロテンから体内で合成される。レチナールは視物質のロドプシンの構成成分として視覚機能に重要である。欠乏症には夜盲症、免疫力低下などがある。

2. ビタミンB₂はフラビンモノヌクレオチド（FMN）やフラビンアデニンジヌクレオチド（FAD）に変化して、酸化還元反応や酸素添加反応の補酵素として、糖質、脂質、アミノ酸代謝に関与する。欠乏症は皮膚炎、口角炎などである。脚気はビタミンB₁の欠乏症である。

3. ビタミンB₁₂は核酸合成に重要な物質であり、ビタミンB₁₂欠乏の結果、悪性貧血が出現する。小腸からの吸収には、胃から分泌される内因子とよばれる糖タンパク質が必要である。

4. ビタミンＣ（アスコルビン酸）はコラーゲン生合成、胆汁酸合成、カテコールアミンの生成などに関与する重要な物質であり、抗酸化作用で過酸化脂質形成を防ぎ、動脈硬化を防止するといわれている。代表的な欠乏症は壊血病である。他に抗酸化作用を持つのはビタミンＥである。

5. ビタミンＤはプロビタミンＤが皮膚で紫外線によって変化し、生成される。ビタミンＤはその後腎臓で活性化され、小腸におけるカルシウム吸収や腎尿細管でのカルシウム再吸収を促進する。欠乏症はくる病（乳幼児・小児）、骨軟化症、骨粗しょう症（成人・老人）である。

【正解　4】

＜文　献＞

小野哲章ほか　編：臨床工学技士標準テキスト　第４版．金原出版．2022．P45～P50

宮澤恵二　編：ナーシング・グラフィカ　臨床生化学．メディカ出版．2023．P46～P53

◆過去５年間に出題された関連問題

　　［31回－午後－問題23］　　［34回－午前－問題20］

［３６回－午前－問題４］　投与後に最高薬物血中濃度に達するのが最も速い投与経路はどれか。（医学概論）
1. 静脈内注射
2. 筋肉内注射
3. 皮下注射
4. 直腸内投与
5. 経口投与

◆キーワード

薬物投与経路　吸収　血中濃度

◆正答率

95%

◆解　説

　体内における薬の動きを薬物動態という。薬物がどのように生体内に入り（吸収）、各組織に分布し、小腸や肝臓中の酵素により代謝を受け、体外に排泄されるかという一連の過程である。投与された薬物が投与部位から毛細血管やリンパ管などを介して全身を循環する血液に入るまでの過程を吸収という。吸収の過程は薬物の投与方法により異なる。投与経路・投与法の違いによる血中濃度変化は下図のようになる。

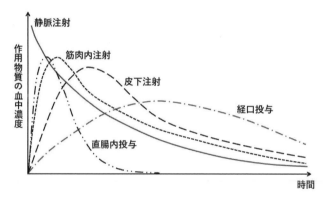

(小野哲章ほか　編：臨床工学技士標準テキスト　第4版. 金原出版. 2022. P72 図3より引用・改変)

1. 静脈内注射：静脈内に直接薬液を注入するため速効性がある。
2. 筋肉内注射：筋肉内に注射された薬液は筋内に豊富にある毛細血管を経て吸収されるため吸収が早い。
3. 皮下注射：皮下組織に注入され、リンパ管、毛細血管を経て吸収される。
4. 直腸内投与：直腸粘膜から吸収され全身循環に入るため効果発現は早い。
5. 経口投与：消化管を通り小腸で吸収された後、肝臓で代謝されて（初回通過効果）から体循環に入るため時間がかかる。

【正解　1】

<文　献>
小野哲章ほか　編：臨床工学技士標準テキスト　第4版. 金原出版. 2022. P69〜P72

◆過去5年間に出題された関連問題
　［３１回－午前－問題４］　　［３３回－午前－問題５］

［３６回－午前－問題５］　悪性腫瘍の特徴として**適切でない**のはどれか。（医学概論）
1. 多段階遺伝子異常
2. 細胞異型性
3. 非浸潤性増殖
4. リンパ行性転移
5. 血行性転移

◆キーワード

新生物　腫瘍　増殖　異型性　浸潤

◆正答率

79%

◆解　説

　腫瘍とは自己の組織から発生した単クローン細胞の自律性増殖によって生じる病変である。良性腫瘍と悪性腫瘍の違いは、細胞増殖の差と周囲組織または遠隔組織への浸潤の有無である。

1. 腫瘍は遺伝子の異常によって生じ、進展する。最初の遺伝子異常の変化から生体内で腫瘍としての形質が現れるまでにいくつかの段階を経る。これを多段階遺伝子異常という。
2. 細胞異型性とは細胞の形が不揃いで、核の大小不同や核と細胞質の分裂がしばしば認められることであり、悪性腫瘍の特徴である。
3. 悪性腫瘍は既存の組織に浸潤性に増殖する。
4. リンパ行性転移は悪性腫瘍で最も高頻度にみられる転移の方式である。腫瘍細胞が病巣内や周辺部のリンパ管内に侵入するとリンパの流れに沿って近傍のリンパ節に流れ着き、そこで転移巣を形成する。
5. 腫瘍が浸潤増殖する過程で周囲組織の静脈内に侵入すると、血流によって遠隔臓器に運ばれて転移巣が形成されることを血行性転移という。

【正解　3】

＜文　献＞

小野哲章ほか　編：臨床工学技士標準テキスト　第４版．金原出版．2022．P100～P101
渡部照男　編：カラーで学べる病理学　第５版．ヌーヴェルヒロカワ．2019．P158～P166

◆過去５年間に出題された関連問題

　該当なし

　　a. リボソームはタンパク質を合成する。

　　b. 細胞膜は電位勾配を形成する。

　　c. ゴルジ体は ATP を産生する。

　　d. リソソームは分泌を行う。

　　e. 染色体は核内にある。

　　1. a、b、c　　　2. a、b、e　　　3. a、d、e　　　4. b、c、d　　　5. c、d、e

◆キーワード

細胞膜と電位　細胞内小器官　染色体

◆正答率

　90%

◆解　説

　　細胞内部は核をはじめ多くの構造物で埋め尽くされている。これらの構造物を細胞小器官といい、それぞれの細胞小器官は細胞の活動に必要な特定の機能を持っている。

a. リボソームは RNA とタンパク質の複合体であり、大小２つの顆粒が重なった構造をしている。mRNA に結合し、タンパク質を合成する。

b. 細胞膜はリン脂質二重層の構造をしている。そのためイオンや電荷をもった物質は通過できず、細胞内外に濃度差ができるため電位勾配が形成される。

c. ゴルジ体は平たい袋状の構造が積み重なったような構造をしている。粗面小胞体で合成されて輸送小胞の形で送り出されたタンパク質は、ゴルジ体へ取り込まれ加工されて細胞外へ分泌される。

d. リソソームにはゴルジ体で作られた各種の加水分解酵素が含まれる。不要になった細胞小器官や食作用・飲作用により細胞内に取り込まれた異物などを分解する。

e. DNA は、通常は染色質（クロマチン）の形で核内に広がって存在する。細胞分裂が始まると、染色質は凝集されて染色体の構造をとる。

【正解　2】

＜文　献＞

　小野哲章ほか　編：臨床工学技士標準テキスト　第４版. 金原出版. 2022. P107～P108

　和田　勝：基礎から学ぶ生物学・細胞生物学　第４版. 羊土社. 2022. P66～P73

◆過去５年間に出題された関連問題

　　［３１回－午前－問題６］　　［３４回－午後－問題５］

1. マクロファージは貪食能をもつ。
2. 赤血球の寿命は約 120 日である。
3. 第 7 凝固因子は外因系凝固に関与する。
4. 血漿タンパク質で最も多いのはアルブミンである。
5. 全血液に対する血漿の容積比をヘマトクリットという。

◆キーワード

血漿成分　血球成分　血液凝固

◆正答率

90%

◆解　説

　血液は液体成分の血漿と細胞成分に分けられる。血漿中にはタンパク質、糖質、脂質、電解質、老廃物などが含まれる。

1. マクロファージは白血球の一種で、単球が血管から組織中に遊走してマクロファージとなる。マクロファージは比較的大きな異物を取り込んで分解する。肺や肝臓、リンパ節などに多く分布する。
2. 赤血球は赤色骨髄内で造血幹細胞から分化・成熟する。血中に放出された赤血球は無核で増殖能はなく、寿命は約 120 日である。老化赤血球は脾臓で破壊される。
3. 血液には出血を止めるための止血機構が備わっている。このうち二次止血はさまざまな凝固因子がかかわり血液凝固を起こす。血液凝固過程には内皮細胞の損傷による外因系経路と異物との接触による内因系経路があり、それぞれ第 7 因子、第 12 因子の活性化をきっかけに進んでいく。
4. 血漿中に含まれるタンパク質（血漿タンパク）は凝固因子、アルブミン、グロブリンに分類される。そのなかでアルブミンが約 60%と最も量が多い。
5. 血液中の細胞成分（主に赤血球）容積の割合をヘマトクリットという。基準値は成人男性で 40～50%、成人女性で 35～45%である。

【正解　5】

<文　献>

　小野哲章ほか　編：臨床工学技士標準テキスト　第4版. 金原出版. 2022. P128～P131
　内田さえほか　編：人体の構造と機能　第5版. 医歯薬出版. 2022. P188～P201
　医療情報科学研究所　編：からだがみえる　人体の構造と機能. メディックメディア. 2023. P324～P395

◆過去５年間に出題された関連問題

　［３１回－午前－問題２１］　　［３３回－午後－問題６］

腎臓の集合管に作用するホルモンはどれか。（医学概論）

  a. レニン

  b. アンジオテンシンⅡ

  c. アルドステロン

  d. バソプレシン

  e. エリスロポエチン

  1. a、b   2. a、e   3. b、c   4. c、d   5. d、e

◆キーワード

腎に関連するホルモン・血管作動性物質　集合管

◆正答率

88%

◆解　説

　腎臓は尿を生成し、血漿成分を調節・浄化する。尿量を調節することで体液の浸透圧や体液量を調節している。尿量の調節は主にホルモンを介して行われる。血圧低下や循環血漿量の減少が起こると、レニン・アンジオテンシン・アルドステロン（RAA）系が働いて循環血液量が調節される。

a. 血圧低下などにより腎動脈圧が低下すると、腎臓の輸入細動脈に存在する傍糸球体細胞からレニンが分泌される。レニンは血中のアンジオテンシノゲンをアンジオテンシンⅠに活性化することでRAA系を作動させる。

b. レニンによって活性化されたアンジオテンシンⅠは、アンジオテンシン変換酵素（ACE）の作用によりアンジオテンシンⅡとなる。アンジオテンシンⅡは副腎皮質に作用してアルドステロンの分泌を促進するほか、血管平滑筋を収縮させて血圧を上昇させる働きを持つ。

c. アルドステロンは腎臓の集合管に作用してNa^+の再吸収と二次的な水の再吸収、およびK^+の排泄を促進する。

d. 右心房にある低圧受容器が働くと、その情報が視床下部に伝えられる。その結果、下垂体後葉からバソプレシンが分泌され、バソプレシンが集合管に作用して水の再吸収を促進する。

e. 腎臓の尿細管間質細胞が血中の酸素分圧低下を感受するとエリスロポエチンを分泌する。エリスロポエチンは骨髄の造血幹細胞から前赤芽球への分化・増殖や成熟を促進する。

【正解　4】

<文　献>

小野哲章ほか　編：臨床工学技士標準テキスト　第4版. 金原出版. 2022. P132～P135

医療情報科学研究所　編：からだがみえる　人体の構造と機能. メディックメディア. 2023. P531～P532

本間研一　監：標準生理学. 医学書院. 2019. P546～P547、P981～P984

◆過去5年間に出題された関連問題

　［３１回－午前－問題8］　　［３４回－午前－問題8］　　［３５回－午前－問題8］

[３６回－午前－問題９] **誤っている**のはどれか。（医学概論）

1. 蝸牛は内耳にある。
2. 大脳皮質は白質からできている。
3. 中脳、橋および延髄をまとめて脳幹という。
4. 脊髄神経のうち、胸神経は 12 対からなる。
5. 脳、脊髄では灰白質に神経細胞が密集している。

◆キーワード

中枢神経系の構造と機能　末梢神経系の構造と機能　脊髄神経　耳の構造と聴覚、平衡覚

◆正答率

36%

◆解　説

　神経系は中枢神経系と末梢神経系に分けられる。中枢神経系は大脳、間脳（視床、視床下部）、小脳、脳幹（中脳、橋、延髄）、脊髄からなり、末梢神経系は解剖学的には脳神経と脊髄神経に分けられる。

1. 耳は鼓膜により外耳と中耳に分かれ、外耳を伝わった音（空気の振動）が鼓膜を振動させる。この振動は中耳の耳小骨を動かし、卵円窓により内耳にある蝸牛に伝えられる。
2. 大脳は外側に灰白質、内側に白質があり、灰白質部分を大脳皮質という。
3. 脳幹は間脳の尾側にあり、吻側から中脳、橋、延髄と並び脊髄につながる。
4. 脊髄神経は全部で 31 対ある。起始部により頸神経 8 対、胸神経 12 対、腰神経 5 対、仙骨神経 5 対、尾骨神経 1 対に分けられる。
5. 脳・脊髄は神経細胞の細胞体が集まる灰白質と神経線維が集まる白質に分かれる。

【正解　2】

<文　献>

小野哲章ほか　編：臨床工学技士標準テキスト　第４版. 金原出版. 2022. P141〜P147

内田さえほか　編：人体の構造と機能　第５版. 医歯薬出版. 2022. P72〜P114

◆過去５年間に出題された関連問題

［３４回－午前－問題９］

［３６回－午前－問題１０］　月経周期の調節に関わるホルモンを分泌する器官はどれか。（医学概論）

a. 卵　巣
b. 下垂体前葉
c. 下垂体後葉
d. 子　宮
e. 視床下部

1. a、b、c　　　2. a、b、e　　　3. a、d、e　　　4. b、c、d　　　5. c、d、e

◆キーワード

女性生殖器　月経周期と調節

◆正答率

56%

◆解　説

　女性生殖器のうち、子宮は排卵後の受精・妊娠に備えて子宮内膜を肥厚させる。受精卵の着床がなければ肥厚した子宮内膜は剥離し、出血を伴って排出される（月経）。子宮内膜の肥厚・脱落は、妊娠がなければ約28日ごとに繰り返される。このサイクルを月経周期という。月経周期はホルモンにより調節される。月経周期にかかわるホルモンは、視床下部、下垂体前葉、卵巣から分泌される。

a. 卵巣では、下垂体前葉ホルモン（卵胞刺激ホルモン、黄体形成ホルモン）の働きにより、卵胞ホルモン（エストロゲン）と黄体ホルモン（プロゲステロン）が分泌される。エストロゲンは子宮内膜の増殖、子宮筋層の増殖・肥大などに働く。プロゲステロンは受精卵の着床、妊娠の維持に働くほか、体温を上昇させる。
b. 下垂体前葉からは卵胞刺激ホルモン（FSH）と黄体形成ホルモン（LH）が分泌される。それぞれ卵胞発育の促進、排卵・黄体形成の促進に働くと同時に、エストロゲン合成促進にも働く。
c. 下垂体後葉からはバゾプレッシンとオキシトシンが分泌されるが、月経周期にはかかわらない。
d. 卵巣ホルモン（エストロゲン、プロゲステロン）は子宮内膜増殖や妊娠の維持など子宮に作用する。
e. 視床下部から分泌される性腺刺激ホルモン放出ホルモン（GnRH）は、下垂体前葉を刺激して卵胞刺激ホルモン（FSH）と黄体形成ホルモン（LH）の分泌を促進する。

【正解　2】

<文　献>

小野哲章ほか　編：臨床工学技士標準テキスト　第4版．金原出版．2022．P152～P153
本間研一ほか　編：標準生理学　第9版．医学書院．2019．P987～P991、P1049～P1052

◆過去5年間に出題された関連問題

該当なし

　a. 糖尿病
　b. 低タンパク血症
　c. 妊　娠
　d. 高血圧
　e. 副腎皮質ステロイド薬の投与

　1. a、b、c　　　2. a、b、e　　　3. a、d、e　　　4. b、c、d　　　5. c、d、e

◆キーワード

創傷治癒　糖尿病　低タンパク血症　副腎皮質ホルモン

◆正答率

　83%

◆解　説

　生体が組織障害を受けると、それを治癒させようとする生体反応である創傷治癒 (組織修復反応) が生じる。創傷治癒は、受傷直後から約3日間の炎症期、受傷後4日から2～3週間までの増殖期、受傷後数週から数ヶ月にわたる成熟期に分類される。創傷治癒は受傷の重症度に加えて、全身性創傷治癒阻害因子や局所性創傷阻害因子の影響を受ける。

a. 糖尿病ではインスリン作用不足による異化亢進状態にあるため、組織修復に必要なタンパク合成が障害される。
b. 低タンパク血症では、肉芽組織、毛細血管、表皮などすべての細胞や組織修復に必要な素材であるタンパク質不足をきたす。
c. 妊娠中にビタミンCやミネラル不足になれば創傷治癒が遅延しうるが、通常の妊娠では遅延しない。
d. 高血圧でも末梢の血流が保たれていれば創傷治癒が遅延することはない。動脈硬化症で末梢循環が悪い場合は遅延する可能性がある。
e. 副腎皮質ステロイドはタンパク質異化を進め、コラーゲン合成、肉芽組織形成を阻害し創傷治癒遅延を引き起こす。

【正解　2】

＜文　献＞

篠原一彦ほか　編：臨床工学講座　臨床医学総論　第2版. 医歯薬出版. 2020. P31～P32
小野哲章ほか　編：臨床工学技士標準テキスト　第4版. 金原出版. 2022. P91～P92、P649～P650

◆過去5年間に出題された関連問題

　［３１回－午後－問題１０］　　［３２回－午後－問題１０］　　［３３回－午前－問題１０］
　［３４回－午後－問題１０］　　［３５回－午後－問題５］

［３６回－午前－問題１２］ 睡眠時無呼吸症候群の治療法はどれか。（臨床医学総論）
 1. CPAP
 2. NPPV
 3. TPPV
 4. 在宅酸素療法
 5. 高流量鼻カニューレ酸素療法（ハイフローセラピー）

◆キーワード

睡眠時無呼吸症候群（SAS）　CPAP　NPPV

◆正答率
49%

◆解　説
　睡眠時無呼吸症候群（SAS）は睡眠中に無呼吸（10秒以上の気流停止）をきたす疾患で、その結果、睡眠障害を引き起こし、日中の強い眠気や作業能力低下などの精神活動低下をきたす。夜間に引き起こされる低酸素血症が反復するため、心血管系障害をきたしやすく生命予後にも悪影響を及ぼす疾患である。その原因としては、呼吸中枢からの呼吸刺激が出ないことによる中枢型睡眠時無呼吸症候群と、肥満や頭蓋顔面形態の違いによる閉塞型睡眠時無呼吸症候群、および両者の混合型がある。

1. CPAP（持続陽圧呼吸）はCPAP装置からエアチューブ、鼻マスクを介して気道内に一定の陽圧をかけて気道閉塞を防いで無呼吸を取り除く治療法で、SASに使用される。
2. NPPVは人工呼吸器装置を介して吸気陽圧と呼気陽圧を設定し（この圧較差で換気をサポート）、エアチューブ、鼻マスクや顔マスクを用いて、気管挿管や気管切開することなく肺胞換気を促す非侵襲的陽圧呼吸で、SASに使用される。
3. TPPVは気管切開を行い、気管カニューレを通して人工呼吸を行う方法で、SASに使用されることはない。
4. 在宅酸素療法（HOT）は、慢性閉塞性肺疾患などの呼吸器疾患や慢性心不全などの心疾患などで常時低酸素血症状態にある場合に酸素濃縮装置を使って濃縮された酸素を鼻カニューラなどを通して供給するもので、SASに使われることはない。
5. 高流量鼻カニューレ酸素療法は高流量（30〜60L/min）の酸素を加湿加温し鼻のチューブを通して肺に送る方法で、自発呼吸がある患者に使用される。したがって、SASには使われない。

【正解　1　または　2】

＜文　献＞
　浅野嘉延　編：なるほどなっとく内科学．改訂第3版．南山堂．2023．P86〜88
　小野哲章ほか　編：臨床工学技士標準テキスト　第4版．金原出版．2022．P681〜P682

◆過去５年間に出題された関連問題
　該当なし（［２５回－午前－問題２４］）

［３６回－午前－問題１３］　血圧上昇の原因となるのはどれか。（臨床医学総論）

1. BMI（body mass index）減少
2. 尿中ナトリウム排泄低下
3. カテコラミン産生低下
4. アンジオテンシンⅡ産生低下
5. 血管壁/管腔径比低下

◆キーワード

本態性高血圧症　二次性高血圧症

◆正答率

77%

◆解　説

　血圧は動脈内腔の圧で、血圧＝心拍出量×全末梢血管抵抗で決まる。心拍出量は１回拍出量×心拍数、全末梢血管抵抗は血管床の面積、動脈壁の弾性、血液の粘性で決まるので、血圧を決める５大要素は心拍出量、末梢血管抵抗、循環血液量、血液粘度、大動脈の弾性である。

1. 一般に血圧と BMI は正の相関をすることが疫学的に証明されている。したがって、BMI が減少すると血圧は下降する。
2. 尿中 Na 排泄が低下すると血中 Na 量が増加し、循環血液量が増加する傾向を生じ、血圧上昇に働く。
3. アドレナリン、ノルアドレナリンなどのカテコラミンは心収縮力を高める作用と心拍数を増加させる作用があるとともに、末梢血管を収縮させて血圧上昇をきたす。したがって、カテコラミン産生低下は血圧を上昇させる方向には働かない。
4. アンジオテンシンⅡは副腎皮質からのアルドステロン分泌を増加させ、下垂体後葉の ADH 分泌を刺激し、末梢動脈を収縮させ、交感神経活動を刺激する。その結果、循環血液量増加、血管抵抗増大により血圧上昇に働く。したがって、アンジオテンシンⅡ産生低下は血圧を上昇させない。
5. 血管壁 / 管腔径比低下は血管がある圧で拡張しやすいことを意味するから、血圧が上昇しにくいことを意味する。

【正解　2】

<文　献>

浅野嘉延　編：なるほどなっとく内科学．改訂第３版．南山堂．2023．P103〜P105
小野哲章ほか　編：臨床工学技士標準テキスト　第４版．金原出版．2022．P717〜P718

◆過去５年間に出題された関連問題

［３１回－午前－問題１３］　［３２回－午後－問題１２］　［３２回－午後－問題１３］
［３３回－午後－問題１２］　［３４回－午後－問題１２］　［３５回－午前－問題４］

[３６回－午前－問題１４] 大動脈弁狭窄症の重症化を示唆する徴候はどれか。(臨床医学総論)
a. 腹　水
b. 失　神
c. 狭心痛
d. 左心不全
e. 下腿浮腫

　　1. a、b、c　　　2. a、b、e　　　3. a、d、e　　　4. b、c、d　　　5. c、d、e

◆キーワード

大動脈弁狭窄症　大動脈狭窄症の三徴

◆正答率

77%

◆解　説

　大動脈弁狭窄症は先天的二尖弁、加齢変性、リウマチ熱などによって起こるが、通常は比較的長い無症状期を経て左房圧負荷、肺静脈、肺毛細血管圧上昇と後ろ向きに圧負荷が進行し易疲労感、夜間の咳、労作時息切れなどの症状を訴えるようになる。進行して平均左室圧大動脈圧較差＞80mmHg、大動脈弁口面積＜$0.6cm^2$、狭心症・失神発作・労作時呼吸困難などの大動脈狭窄症の三徴が出現する場合は、経カテーテル大動脈弁留置術 (TAVI) などの外科的治療が必要となる。

1. 腹水貯留は心疾患、肝疾患、腎疾患、感染症、悪性腫瘍その他で生じうる。心疾患に伴う腹水は右心不全あるいは両心不全の徴候としてみるので、左心不全徴候が最初に現れる大動脈弁狭窄症の重症化を示唆する徴候とは考えにくい。
2. 大動脈弁狭窄症が進行すると左室肥大が進行し徐々にポンプ機能が低下する。その結果、運動時などより多くの血流量が必要とされる状態になると相対的に脳に必要な血流量が維持できなくなり、失神を引き起こすことになる。
3. 大動脈弁狭窄症では、進行するとポンプ機能低下により駆出される血流量減少、相対的に拡張期より収縮期時間延長、肥大し、収縮力が増強した心筋による心臓壁内血管の圧迫狭窄により狭心痛が起こりやすくなる。
4. 大動脈弁狭窄症が進行すると、左房―肺静脈―肺毛細血管と後ろ向きに圧負荷が進行し、左心不全をきたすようになる。
5. 下腿浮腫をきたす疾患はさまざまあるが、心疾患に限っていえば下腿浮腫は右心不全や両心不全の症状であり、必ずしも大動脈弁狭窄症の重症化を示唆する兆候とはならない。

【正解　4】

＜文　献＞

小野哲章ほか　編：臨床工学技士標準テキスト　第4版. 金原出版. 2022. P703～P704

◆過去５年間に出題された関連問題

　　［３２回－午前－問題１３］　　［３３回－午後－問題１３］　　［３４回－午後－問題１３］

図は甲状腺ホルモンの血中濃度を一定に保つネガティブフィードバック機構を示している。

何らかの病気で甲状腺刺激ホルモンの分泌が低下したときの血中ホルモン濃度の変化で正しいのはどれか。

(臨床医学総論)

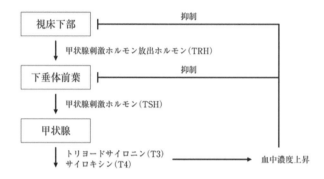

	TRH	T3, T4
1.	減 少	減 少
2.	減 少	不 変
3.	不 変	増 加
4.	増 加	減 少
5.	増 加	増 加

◆キーワード

甲状腺機能低下症　ネガティブフィードバック

◆正答率

43%

◆解　説

甲状腺ホルモン（T3、T4）は視床下部、脳下垂体からの制御を受ける。脳下垂体が分泌するホルモンはより高次の視床下部から分泌される放出ホルモンの制御を受ける。血中甲状腺ホルモンが増加すると、視床下部の室傍核から放出される甲状腺刺激ホルモン放出ホルモン（TRH）と、脳下垂体前葉の甲状腺刺激ホルモン分泌細胞から放出される甲状腺刺激ホルモン（TSH）の合成・分泌が抑制される、いわゆるネガティブフィードバック機構が作動する。一方、甲状腺ホルモンが低下すると下垂体からの甲状腺刺激ホルモン放出ホルモン（TRH）分泌が亢進し、これが下垂体前葉に働いて甲状腺刺激ホルモン（TSH）の分泌を促進し、甲状腺ホルモン濃度を上昇させ正常に近づけるように作用する。

1. 甲状腺ホルモンが減少すると視床下部から TRH が放出され、これが脳下垂体に働いて TSH 分泌を促し、さらに TSH が甲状腺ホルモンを増加させる方向に働く。

2. 甲状腺ホルモンが不変（正常値）の場合は、視床下部からの TRH 放出も変化しない。

3. 甲状腺ホルモンが増加すると視床下部と脳下垂体に働いて TRH ならびに TSH 合成・分泌が抑制され、その結果、甲状腺ホルモン合成・分泌が抑制される。

4. 甲状腺ホルモンが減少すると視床下部から TRH が放出され、これが脳下垂体に働いて TSH 分泌を促し、さらに TSH が甲状腺ホルモンを増加させる方向に働く。

5. 甲状腺ホルモンが増加すると視床下部と脳下垂体に働いて TRH ならびに TSH 合成・分泌が抑制され、その結果、甲状腺ホルモン合成・分泌が抑制される。

【正解　4】

＜文　献＞
　小野哲章ほか　編：臨床工学技士標準テキスト　第4版. 金原出版. 2022. P723〜P724、P834〜P835

◆過去5年間に出題された関連問題
　［32回−午前−問題14］　　［32回−午後−問題15］　　［33回−午前−問題16］
　［34回−午後−問題8］　　［35回−午前−問題16］

［３６回−午前−問題１６］　交感神経亢進状態を示す所見はどれか。（臨床医学総論）
1. 縮　瞳
2. 血圧低下
3. 唾液量増加
4. 膀胱括約筋弛緩
5. 腸管蠕動運動抑制

◆キーワード

交感神経機能

◆正答率

82％

◆解　説

　交感神経は胸髄と腰髄から出て交感神経節となり、左右１対の交感神経幹を形成する。交感神経の多くはここで二次ニューロンになるが、腹部内臓に分布する交感神経は交感神経幹を素通りし腹腔神経節や腸間膜神経節で二次ニューロンとなる。交感神経末端からはノルアドレナリンが放出され、その機能を発揮する。副交感神経は脳幹から動眼神経、顔面神経、舌咽神経、迷走神経を介して分布、仙髄からの骨盤神経は腹腔と骨盤内臓器に分布する。副交感神経末端からはアセチルコリンが放出される。いわゆる fight or flight の状態では交感神経優位の状態で、それを参考に交感神経亢進状態の症状・徴候を考えるとよい。

1. 縮瞳は交感神経が障害を受けた場合と動眼神経が刺激を受けた場合に起こる。交感神経が刺激を受けて亢進すると散瞳する。
2. 交感神経が興奮すると交感神経末端からノルアドレナリン、副腎からアドレナリン分泌が増加し、これらカテコーラミンの働きで心拍出量増加、血管収縮をきたし、また、腎臓に作用してレニンその他の昇圧ホルモンの分泌が増加し血圧が上昇する。
3. 唾液腺は交感神経と副交感神経に二重支配を受けており、交感神経が興奮すると神経末端からノルアドレナリンが分泌され、アミラーゼその他の唾液蛋白質が分泌され唾液の粘性が高まる。副交感神経が興奮すると血液中の水分が唾液として分泌され唾液分泌が増加する。
4. 畜尿・排尿は交感神経と副交感神経の支配を受け、交感神経（下腹神経）が興奮すると排尿筋が弛緩し内尿道括約筋が収縮し排尿が抑制され、副交感神経（骨盤神経）が興奮すると排尿筋が収縮し内尿道筋が弛緩し排尿が起こる。
5. 腸管蠕動運動は交感神経亢進状態では抑制され、副交感神経亢進状態では活発になる。リラックスした状態では腸管蠕動運動が活発になり、腸内の不要な物質が押し出され腸内環境に好影響をきたす所以である。

【正解　5】

＜文　献＞

小野哲章ほか　編：臨床工学技士標準テキスト　第４版. 金原出版. 2022. P138～P139

◆過去５年間に出題された関連問題

　　［３２回−午前−問題１６］　　［３３回−午後−問題１２］　　［３５回−午後−問題１６］

　a. 緑膿菌
　b. 結核菌
　c. レジオネラ
　d. 肺炎マイコプラズマ
　e. メチシリン耐性黄色ブドウ球菌

　1. a、b　　　2. a、e　　　3. b、c　　　4. c、d　　　5. d、e

◆キーワード

院内肺炎　グラム陰性桿菌　多剤耐性菌

◆正答率

56%

◆解　説

　肺炎以外の疾患で入院し、入院後48時間以降に発症した肺炎を院内肺炎と定義する。症状は入院中に発症してくる発熱、咳、痰、呼吸困難などである。起因菌としては、市中肺炎に関連する菌のほかに緑膿菌、大腸菌、肺炎桿菌などのグラム陰性桿菌、メチシリン耐性黄色ブドウ球菌（MRSA）などが主で、口腔内や消化管に常在する微生物による内因性感染症によることが多い。その死亡率は市中肺炎にくらべ約5倍に相当し、生命予後が悪い。

1. 緑膿菌はグラム陰性桿菌で院内肺炎の主な起因菌の一つである。ときに多剤耐性緑膿菌による肺炎を発症すると治療に難渋することがある。
2. 通常、排菌する結核患者は結核病床に収容されるので、結核菌が院内肺炎の原因となる機会はきわめてまれである。診断に至らない胸部異常陰影で入院後の精査の結果、肺結核であることが判明することもあるが、この場合も結核菌が主要な院内肺炎の起因菌となる機会は必ずしも多くはない。
3. レジオネラ感染は、レジオネラ属菌が循環式浴槽、冷却塔、給油設備などの人工的水循環設備に侵入して増殖し、それから発生するレジオネラ属菌（とくに Legionella pneumophila）を含むエアゾルを吸入して起こる。発症する機会はあるものの、院内肺炎の主な病原菌とはいえない。
4. マイコプラズマ肺炎は市中感染で発症する機会が高く、肺炎の5〜10%を占め、その80%程度は14歳以下の若年者といわれている。一般的に肺炎が60歳以上の高齢者で年齢とともに増加する傾向を考慮しても、院内肺炎の主な病原菌とはいえない。
5. メチシリン耐性黄色ブドウ球菌（MRSA）は医療関連感染の代表的原因菌の一つで、接触感染や飛沫感染で感染拡大をきたす。病院内では抗菌薬投与、ほかの患者との接触や医療従事者を介した院内伝播により耐性黄色ブドウ球菌の比率が高くなり、院内肺炎、菌血症、術後感染症の起因菌となりやすい。

【正解　2】

<文　献>

篠原一彦ほか　編：臨床工学講座　臨床医学総論　第2版. 医歯薬出版. 2020. P43〜P44
小野哲章ほか　編：臨床工学技士標準テキスト　第4版. 金原出版. 2022. P750

◆過去5年間に出題された関連問題

［32回－午前－問題17］　　［33回－午後－問題22］　　［35回－午後－問題17］

[３６回－午前－問題１８]　我が国における人工透析導入患者の原疾患で最も多いのはどれか。(臨床医学総論)
1. IgA 腎症
2. 多発性嚢胞腎
3. 糖尿病性腎症
4. 慢性糸球体腎炎
5. 急速進行性糸球体腎炎

◆キーワード

糖尿病性腎症　慢性糸球体腎炎　人工透析導入患者数

◆正答率

95%

◆解　説

　人工透析導入は、①その原因が何であれ、急性腎障害（AKI）で生命に危険を及ぼす高窒素血症（尿毒症）、肺水腫、高カリウム血症、代謝性アシドーシスなどの状態に陥った場合に一時的な腎機能補助療法として行われ、②慢性腎臓病（CKD）で水排泄不良（浮腫、高血圧、肺水腫）、酸・電解質排泄不良（代謝性アシドーシス、高カリウム血症、高リン血症）、老廃物排泄不良（気分不快、食欲低下、嘔吐、意識障害などの尿毒症症状出現）がみられるようになるステージ G5 まで進行した場合に、腎代替療法の一つとして行われる。

1. IgA 腎症は慢性糸球体腎炎の約 30%を占め、尿タンパク 1 日 1g 以上を放置すると約 15〜20%が慢性腎不全になるとされる。2016 年報告の日本における成人期以降患者数の慢性糸球体腎炎の有病率は 3.9〜4.5 人/10 万人で、腎生検による確定診断例は 33,000 と推計されていることから、透析導入となる最も多い疾患とはいえない。
2. 多発性嚢胞腎は常染色体優性遺伝、常染色体劣性、孤発性（まれ）の 3 タイプからなり、常染色体優性多発性嚢胞腎（発生率 1/1000）は腎代替療法が必要な末期腎臓病患者の 5%を占め、常染色体劣性多発性腎嚢胞の発生率は 1/10000 といわれている。最新の疫学調査によると 68〜143 人/10 万人といわれ増加傾向にあるが、両疾患とも進行すると透析導入が必要になるが、導入されている疾患のうち最多疾患ではない。
3. 2020 年度の年間透析導入患者数は 40,744 人でその 40.7%は糖尿病性腎症によるもので最も多い。次に多いのは糖尿病性腎症・腎硬化症・慢性糸球体腎炎を除く疾患（26.9%）で、次いで腎硬化症（17.5%）、慢性糸球体腎炎（15.0%）と続く。透析導入患者数でみると、糖尿病性腎症によるものはプラトーもしくはやや減少気味、糖尿病性腎症・腎硬化症・慢性糸球体腎炎を除く疾患および腎硬化症によるものは急増、慢性糸球体腎炎によるものは減少傾向にある。
4. 慢性糸球体腎炎によるものは減少傾向にある。
5. 急速進行性糸球体腎炎はステロイド・パルス療法や免疫抑制療法、血漿交換療法など濃厚な治療を余儀なくされる重篤な疾患で、厚生労働省の報告では総患者数 3,800〜5,800 人と推定されており、発症 2 年間での死亡率 17.1%、腎不全による維持透析への移行率 26.6%で、透析に至らない大半の患者で慢性腎不全としての管理ならびに治療が必要である。総患者数が上記疾患に比べ少ないので、透析導入数が最多ではない。

【正解　3】

<文　献>

　　日本透析医学会統計調査委員会　編：わが国の慢性透析療法の現況（2021 年 12 月 31 日現在）第 3 章　2021 年透析導入患者の動態．P679〜P681

◆過去５年間に出題された関連問題

　　[３１回－午前－問題１８]　　[３４回－午前－問題１５]

　　1. リン酸カルシウム
　　2. 尿　酸
　　3. シュウ酸カルシウム
　　4. コレステロール
　　5. シスチン

◆キーワード

尿路結石

◆正答率

80%

◆解　説

　尿路結石とは主に腎臓で尿の成分が結晶化して結石形成がなされ、結石が尿路を下降していき、そのために特徴的な腰背部に下降性疝痛発作を起こす疾患である。結石の存在部位により、腎・尿管に結石がある上部尿路結石と、膀胱・尿道に結石がある下部尿路結石に分類される。また、結石を構成する成分により尿酸塩石、シュウ酸塩石、リン酸塩結石、炭酸塩結石、シスチン結石、キサンチン結石、ジヒドロキシアデニン結石に分類される。成分としては 80〜85% 程度が Ca からなる結石（シュウ酸カルシウム結石、リン酸カルシウム結石など）、15% 程度が尿酸結石やシスチン結石である。また、ストルバイト結石と呼ばれる Mg/Al/P が結晶化してリン酸マグネシウムアンモニウムの 6 水和物となってできる結石もある。診断は検尿、腹部のレントゲン検査、超音波検査、CT などの画像診断によってなされるが、尿酸結石やキサンチン結石では単純レントゲン検査では陰影を認められないことがあるので注意が必要である。

1. リン酸カルシウム結石は、シュウ酸カルシウム結石とともに尿管結石の中でもよくみられる結石である。
2. 尿酸値が高く尿が酸性に傾くと尿路の中で尿酸が結晶化し、腰背部の突然の激痛が発症しやすい。
3. シュウ酸カルシウム結石は、リン酸カルシウム結石とともに尿管結石の中でもよくみられる結石である。
4. 通常、コレステロールが尿に排泄されることはなく、尿管結石の原因とはならない。
5. シスチン結石は比較的まれである。

【正解　4】

<文　献>
小野哲章ほか　編：臨床工学技士標準テキスト　第４版. 金原出版. 2022. P762
金井正光　監：臨床検査法提要　改訂第 34 版. 金原出版. 2015. P187

◆過去５年間に出題された関連問題
　［３２回－午後－問題１９］　［３４回－午後－問題１７］

　　1. プロトロンビン時間は正常範囲内である。
　　2. 治療抵抗例には肝移植が適応になる。
　　3. 治療として血漿交換がある。
　　4. 広範な肝細胞の壊死を来す。
　　5. 肝性脳症を来す。

◆キーワード

劇症肝炎　肝性脳症

◆正答率

71%

◆解　説

　劇症肝炎とは、肝炎ウイルス感染、薬物アレルギー、自己免疫性肝炎などが原因となり肝臓に短期間で広範な壊死が生じ、進行性の黄疸、出血傾向および肝性脳症などの精神神経症状などの肝不全症状が出現する病態をいう。急性肝炎に特異的症状はみられないものの、初期には発熱、咽頭痛、筋肉痛、倦怠感などの感冒様症状がみられ、しだいに黄疸、褐色尿食欲不振、右上腹部違和感や痛みなどが短期間で出現し、さらに劇症化すると意識障害が認められるようになる。

　劇症肝炎の原因は不明な場合もあるが、我が国ではＢ型肝炎ウイルスによるものが全体の40%で最も多く、次いでＡ型肝炎ウイルスによるものが多い。劇症肝炎の診断基準では、肝炎のうち初発症状出現後8週以内に高度の肝機能異常に基づいて昏睡Ⅱ度以上の肝性脳症をきたしプロトロンビン時間が40%以下を示すものを劇症肝炎とし、症状出現後10日以内に脳症が発現する急性型と、11日以降に発現する亜急性型に分類される。急性肝炎の約2%が劇症肝炎になり、その際の致死率は約70%（急性型：50%、亜急性型：90%）に上るとされている。

1. プロトロンビン時間が40%以下に低下していることが診断基準の一つである。
2. 治療で最も重要なことは、成因に対する治療と肝庇護療法による肝壊死進展阻止であり、そのためにステロイド、免疫抑制剤投与を行い、改善が見込めない場合に人工肝補助療法を行う。このような治療でも改善しない治療抵抗性の場合には肝移植の対象となる。
3. 我が国では、ほとんどの劇症肝炎例に血漿交換と血液濾過透析を組み合わせた人工肝補助療法が行われている。
4. 広範な肝壊死が診断基準の一つである。
5. 昏睡Ⅱ度以上の肝性脳症が診断基準の一つである。

【正解　1】

<文　献>

小野哲章ほか　編：臨床工学技士標準テキスト　第4版. 金原出版. 2022. P781～P782
篠原一彦ほか　編：臨床工学講座　臨床医学総論　第2版. 医歯薬出版. 2020. P202

◆過去5年間に出題された関連問題

　該当なし

　a.　血友病

　b.　von Willebrand 病

　c.　ビタミン K 欠乏症

　d.　血管性紫斑病

　e.　ヘパリン起因性血小板減少症（HIT）

　1. a、b、c　　　2. a、b、e　　　3. a、d、e　　　4. b、c、d　　　5. c、d、e

◆キーワード

出血性疾患　血友病　von Willebrand 病　ビタミン K 欠乏症　血管性紫斑病　ヘパリン起因性血小板減少症（HIT）

◆正答率

38%

◆解　説

　出血傾向をきたす疾患は、その発症機序から①血小板の障害（血小板数の低下、血小板の機能異常）、②凝固系の機能低下（凝固因子の先天的異常、凝固因子の合成障害、凝固因子の消費亢進）、③線溶系の機能亢進（播種性血管内凝固症候群：DIC における二次線溶の亢進）、④血管壁の異常（ビタミン C 欠乏時の壊血病）等に分けられる。

a.　血友病には血友病 A（凝固第Ⅷ因子の活性低下）と血友病 B（凝固第Ⅸ因子の活性低下）があり、いずれも伴性劣性遺伝であり、男子のみに症状が出る。内因系の凝固障害から二次止血障害をきたし、出血傾向をきたす。

b.　von Willebrand 因子は血小板の粘着に必要な因子である。von Willebrand 病は先天的に von Willebrand 因子の質的・量的異常をきたす疾患で血小板の血管内皮下組織への粘着が不良となり、主に一次止血障害をきたし、出血傾向を生じる。von Willebrand 因子は凝固第Ⅷ因子の co-factor であり、本疾患では同時に凝固第Ⅷ因子の活性低下もみられ、APTT が延長する。

c.　凝固第Ⅱ、Ⅶ、Ⅸ、Ⅹ因子はビタミン K 依存性に肝臓で合成される。ビタミン K 欠乏時にはこれらの凝固因子の合成障害から活性が低下し、二次止血障害による出血傾向をきたす。

d.　アレルギー反応により、毛細血管の血管炎から血管外へ出血し紫斑をきたす疾患で、出血傾向とは異なる。消化管の毛細血管炎のための腹痛や消化管出血、腎の糸球体の炎症のための腎炎などがみられる。

e.　HIT 抗体（ヘパリン血小板第Ⅳ因子複合体に対する抗体）のためトロンビンの過剰産生や血小板凝集が起こり、動静脈血栓が形成され、消費性の血小板減少をきたす疾患である。透析などの体外循環時にヘパリンを使用している際にみられ、その場合は顕著な回路内凝固をきたす。出血傾向はみられない。

【正解　1】

<文　献>

小野哲章ほか　編：臨床工学技士標準テキスト　第 4 版. 金原出版. 2022. P799～P801

医療情報科学研究所　編：病気がみえる vol.5　血液　第 1 版. メディックメディア. 2013. P155、P168、P172

透析療法合同専門委員会　編：血液浄化療法ハンドブック 2022. 協同医書出版社. 2022. P220

◆過去 5 年間に出題された関連問題

該当なし

[３６回－午前－問題２２] 麻酔中のカプノメータによるモニタリングで**検出できない**のはどれか。（臨床医学総論）

1. 呼吸回路脱離
2. 食道挿管
3. 不整脈
4. 肺塞栓症
5. 低換気

◆キーワード

麻酔中のモニタ　カプノメータ

◆正答率

98%

◆解　説

　［３４回－午前－問題２１］とほぼ同じ問題である。

　麻酔中のカプノメータでは呼気ガス中の二酸化炭素分圧（PCO$_2$）のモニタが可能である。呼気終末のPCO$_2$は動脈血の二酸化炭素分圧（PaCO$_2$）に近い値をとる。呼吸回路のはずれや呼吸停止では異常な値となる。

1. 呼吸回路脱離では呼気ガスがカプノメータに導かれないため値が低下し、検出可能である。
2. 食道挿管では呼気ガスがカプノメータに導かれないため値が低下し、検出可能である。
3. 不整脈が直ちに呼気ガス中の二酸化炭素分圧に影響することはないため、検出はできない。不整脈の検出には心電図モニタが必要である。
4. 肺塞栓部の肺胞は死腔となり、そこからの呼気ガスにはほぼ二酸化炭素が含まれないため、カプノメータの値が低下し、検出可能である。
5. 呼気の二酸化炭素分圧は換気量と反比例するため、低換気ではカプノメータの値が上昇し検出可能である。

【正解　3】

＜文　献＞

　小野哲章ほか　編：臨床工学技士標準テキスト　第４版．金原出版．2022．P806～P807

◆過去５年間に出題された関連問題

　［３２回－午後－問題６４］　［３３回－午前－問題２０］　［３４回－午前－問題２１］

[３６回－午前－問題２３]　手術室内の安全管理における患者確認の項目に**含まれない**のはどれか。（臨床医学総論）

1. 患者氏名
2. 疾患名
3. 手術部位
4. 術　式
5. 家族の病歴

◆キーワード

患者確認　手術部位確認

◆正答率

97%

◆解　説

　手術室内の安全管理については、WHO 手術安全チェックリストの実施マニュアルに記載がある。

　麻酔導入前には、患者本人の確認（患者氏名）、手術部位のマーキング、麻酔器と薬剤のチェック、パルスオキシメータの装着・動作の確認、患者のアレルギーの確認、気道確保の困難性や誤嚥のリスクの確認、500mL 以上の出血リスクの確認、**執刀前**にはチームメンバー全員の氏名と役割確認、患者の氏名、術式、皮膚切開部位の確認、抗菌薬投与の有無・必要性の確認、予想される重大イベントの確認、必要な画像提示の確認、**手術室退室前**には術式名、器具、ガーゼ、針のカウントの確認、摘出標本の確認、回復と術後管理における問題点等の確認など、以上の内容がチェックリストとしてまとめられている。疾患名の確認については明らかな記載はないが、術式や手術部位と関連するため、当然確認すべき項目と考えられる。

　家族の病歴については、悪性高熱症など遺伝する麻酔合併症があるので、術前回診時においては確認すべきと考えられるが、手術室内の安全管理における患者確認項目ではない。

【正解　5】

＜文　献＞

小野哲章ほか　編：臨床工学技士標準テキスト　第 4 版. 金原出版. 2022. P809

WHO 手術安全チェックリストの実施マニュアル. P96〜P103

　　http://www.anesth.or.jp/guide/pdf/20150526guideline.pdf

◆過去５年間に出題された関連問題

　該当なし

［３６回－午前－問題２４］　トリアージタグが示す救急処置で優先順位の高い順に並べたのはどれか。（臨床医学総論）

1. 黒＞赤＞黄＞緑
2. 黒＞赤＞緑＞黄
3. 赤＞黒＞黄＞緑
4. 赤＞黄＞緑＞黒
5. 緑＞黄＞赤＞黒

◆キーワード

トリアージ　災害医療

◆正答率

94%

◆解　説

主に災害時、傷病者の重症度や緊急度に加えて、搬送・応急処置の能力、収容病院の対応能力などを勘案し、どの傷病者の搬送や治療を優先し、どの傷病者の治療を断念するのかを決定することをトリアージという。トリアージの順序を色で示したものをトリアージタグという。

トリアージタグ		
カテゴリー0	黒	死亡及びその状況では救命不可能と判断された傷病者。
カテゴリーⅠ	赤	生命を脅かされる重篤な状態。救命の可能性のあるもの。最優先で治療。
カテゴリーⅡ	黄	生命が脅かされるほど重症ではないが、搬送の必要はあるもの。バイタルサインは安定し、多少治療が遅れても生命に危険が及ばないもの。
カテゴリーⅢ	緑	軽症で搬送の必要のないもの。

搬送の順序：Ⅰ→Ⅱ→Ⅲ→0（赤→黄→緑→黒）

トリアージ指揮者は気道確保、外出血の止血のみ行い、治療には参加しない。

トリアージができるのは医師、看護師、救急救命士である。

トリアージは時間のある限り繰り返し行う。

古いトリアージタグは外さず、新しいものを新たに付ける。

トリアージタグをつける場所の優先順位：右手→左手→右足→左足

災害現場、救護所、避難所、医療機関など、それぞれの局面で繰り返しトリアージを行う。

【正解　4】

<文　献>

小野哲章ほか　編：臨床工学技士標準テキスト　第4版. 金原出版. 2022. P811～P812

岡庭　豊ほか　編：イヤーノート2021　内科・外科編. メディックメディア. 2020. L-57

◆過去５年間に出題された関連問題

［３５回－午前－問題２４］

免疫の仕組みについて正しいのはどれか。（臨床医学総論）
  a. 自然免疫の主体はリンパ球である。
  b. 好中球は抗原を取り込み、情報を提示する。
  c. Ｔ細胞は細胞表面上のＴ細胞レセプタで抗原を認識する。
  d. Ｂ細胞は免疫グロブリンの産生に関与する。
  e. 一次免疫応答ではIgAの産生が主体である。

  1. a、b   2. a、e   3. b、c   4. c、d   5. d、e

◆キーワード

自然免疫　獲得免疫　液性免疫　細胞性免疫

◆正答率
  83%

◆解　説
　［３３回－午後－問題２４］と同じ問題である。

　免疫とは自己、非自己（異物、病原体）を識別し、非自己を選択的に排除するための機構である。一部の自己由来物（悪性腫瘍、老廃組織、感染細胞）は免疫による排除の対象となる。免疫は自然免疫と獲得免疫に分けられる。

　自然免疫は非自己の侵入に対して即時的・直接的に起こる非特異的な生体防御反応で、生体が生まれながらにして有している免疫機構である。自然免疫の主体であるマクロファージや好中球は侵入した細菌を貪食し、リンパ系細胞であるNK（natural killer）細胞はウイルス感染細胞や腫瘍細胞に作用し細胞死を誘導する。

　獲得免疫はリンパ球（Ｂ細胞・Ｔ細胞）による特異的な免疫反応である。抗体の関与する液性免疫と、活性化マクロファージや細胞傷害性Ｔ細胞が関与する細胞性免疫がある。Ｂ細胞はＢ細胞から抗原提示を受けたＴ細胞により活性化され、抗体を産生する形質細胞に分化する。Ｔ細胞は樹状細胞、マクロファージ、Ｂ細胞から提示を受けた抗原をＴ細胞レセプタで認識し、細胞障害性Ｔ細胞に分化する一方、マクロファージを活性化する。

a. 自然免疫の主体は好中球やマクロファージである。
b. 抗原を取り込み、情報を提示するのは、マクロファージや樹状細胞である。
c. Ｔ細胞は樹状細胞、マクロファージ、Ｂ細胞から提示を受けた抗原をＴ細胞レセプタで認識し、細胞傷害性Ｔ細胞に分化する。
d. Ｂ細胞が産生する抗体は免疫グロブリンに属する。
e. Ｂ細胞が最初に産生する抗体（一時免疫応答）はIgMであり、その後IgGにクラススイッチする。IgAは粘膜免疫において中心的役割を果たす。

【正解　4】

＜文　献＞
　小野哲章ほか　編：臨床工学技士標準テキスト　第４版. 金原出版. 2022. P95〜P96
　岡庭　豊ほか　編：イヤーノート2021　内科・外科編. メディックメディア. 2020. F-2〜F-18

◆過去5年間に出題された関連問題
　［31回－午前－問題9］　　［31回－午前－問題21］　　［33回－午後－問題24］

[３６回－午前－問題２６]　誤差率２％の抵抗器の両端電圧を誤差率４％の電圧計で測定した。
測定結果から算出した電流値に含まれる最大の誤差（誤差率［％]）に最も近いのはどれか。（生体計測装置学)
1.　2
2.　3
3.　4
4.　6
5.　8

◆キーワード

誤差の評価　絶対誤差　相対誤差　誤差の伝搬

◆正答率

85%

◆解　説

　測定値の正しさを評価するために誤差が用いられる。計測で得られた値から真の値を引いた値を絶対誤差といい、絶対誤差を真の値で割ったものを相対誤差という。

　電圧計と電流計を使って電力を間接測定する場合、誤差を含んだ電圧値と電流値の積で求まる電力値にも誤差が含まれる。これを誤差の伝搬という。

　問題にある電流値は、抵抗値と電圧値の除算で求められる。誤差を持った値の除算した結果の誤差の最大値 (M) は、以下の式で表すことができる。

$$M = \frac{T_1}{T_2}\left(\frac{E_1}{T_1} + \frac{E_2}{T_2}\right)$$

M：誤差の最大値（絶対誤差）
T_1、T_2：真の値
E_1、E_2：誤差

　また、相対誤差での最大誤差は、以下の式で表すことができる。

$$\frac{M}{\frac{T_1}{T_2}} = \frac{E_1}{T_1} + \frac{E_2}{T_2}$$

　したがって、測定値それぞれの相対誤差を加算した値が最大誤差となる。

　問題では、誤差率２％の抵抗器を誤差率４％の電圧計の値で除算することで電流値を求めることができる。それぞれの誤差率（相対誤差）を加算した値である６％が電流値の最大誤差となる。

【正解　4】

＜文　献＞
　石原　謙　編：臨床工学講座　生体計測装置学. 医歯薬出版. 2010. P20～P22
　小野哲章ほか　編：臨床工学技士標準テキスト　第４版. 金原出版. 2022. P501～P504

◆過去５年間に出題された関連問題
　[３２回－午前－問題２６]

計測機器と用いられるトランスデューサとの組合せで**誤っている**のはどれか。（生体計測装置学）

1. 超音波診断装置 ——————— 圧電素子
2. 熱希釈式心拍出量計 ————— サーミスタ
3. パルスオキシメータ ————— ホール素子
4. カプノメータ ——————— 赤外線検出素子
5. 観血式血圧計 ——————— ストレインゲージ

◆キーワード

変換器（トランスデューサ）

◆正答率

87%

◆解 説

　人の耳は音波を電気信号に変換し、脳で聴覚からの電気信号を処理し、音や言葉として認識している。生体計測で耳の役割をするのがトランスデューサ（センサ）である。生体電気計測では電極がイオン電流と電子電流を変換するトランスデューサの役割を果たす。トランスデューサは、生体情報が有する周波数成分をカバーし、測定量を効率的に良好なS/Nで電気信号に変換し、両者の間に直線性を保てるものが望ましい。さらに生体への侵襲が低く、生理状態に変化を与えないことも必要である。

1. 超音波は振動子と呼ばれるエネルギー─音響変換素子により発生、または検出される。振動子には磁歪現象を利用した磁歪素子と圧電現象を利用した圧電素子があるが、医療用には圧電素子が使用される。
2. 熱希釈式心拍出量計では、冷却した5%ブドウ糖液または生理食塩液をスワンガンツカテーテルで右心房に注入する。これが血液に熱希釈されて血液温が変化するのを、肺動脈に挿入したサーモダイリューションカテーテル（スワンガンツカテーテル）にあるサーミスタで検出する。
3. パルスオキシメータは、赤外線（波長およそ910nm）と赤色光（波長およそ660nm）を指先に当て、ランバートベールの法則を基に吸光度を計測し、赤色光と赤外光の吸光度比を求める。この吸光度比の違いから酸素飽和度を算出する。とくに受光強度の拍動成分から静脈血と動脈血を区別することで、動脈血酸素飽和度を算出している。ホール素子は磁界を検出するセンサである。
4. カプノメータは、CO_2ガスが$4.3\mu m$付近の赤外線を強く吸収することを利用して、呼気に含まれる二酸化炭素分圧を測定している。
5. 観血式血圧計では、受圧膜の変位を半導体ストレインゲージや金属ストレインゲージの抵抗値変化に変換して検出する構造になっている。

【正解 3】

＜文 献＞

石原　謙　編：臨床工学講座　生体計測装置学．医歯薬出版．2010．P135、P196

小野哲章ほか　編：臨床工学技士標準テキスト　第４版．金原出版．2022．P216、P508、P526〜P527、P534

◆過去５年間に出題された関連問題

　　［３１回－午後－問題５１］　　［３２回－午後－問題５１］　　［３４回－午前－問題２６］

　　［３５回－午前－問題２６］

［３６回−午前−問題２８］　図は神経伝導速度の電極配置と計測結果を模式的に表したものである。神経伝導速度を求める式はどれか。

ただし、図中の D_1、D_2は電極間の距離、T_1、T_2は潜時を表す。（生体計測装置学）

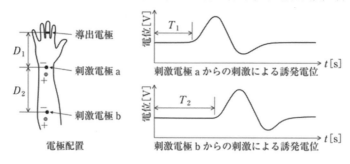

1. $\dfrac{D_1}{T_1}$

2. $\dfrac{D_2+D_1}{T_2-T_1}$

3. $\dfrac{D_2+D_1}{T_2+T_1}$

4. $\dfrac{D_1}{T_2-T_1}$

5. $\dfrac{D_2}{T_2-T_1}$

◆キーワード

神経伝導速度

◆正答率

40%

◆解　説

　末梢神経を近位部と遠位部の２点で皮膚上から別々に電気刺激し、末端の筋で誘発された電位（誘発筋電図）を導出すれば、その潜時の時間差から神経伝導速度がわかる。これにより、運動神経・感覚神経の異常の有無を調べるのが、神経伝導速度検査である。図のD_2は刺激点と刺激点との距離、T_1、T_2はそれぞれの潜時である。伝導速度はD_2／（T_2-T_1）で表される。

【正解　5】

＜文　献＞

　石原　謙　編：臨床工学講座　生体計測装置学．医歯薬出版．2010．P99～P100

◆過去５年間に出題された関連問題

　［３１回−午後−問題２７］

［３６回－午前－問題２９］　パルスオキシメータの測定誤差の**要因とならない**のはどれか。（生体計測装置学）
1. 患者の体動
2. 大気圧の低下
3. 末梢循環不全
4. 異常ヘモグロビン
5. 診断用色素の投与

◆キーワード

パルスオキシメータ

◆正答率
　91％

◆解　説
　パルスオキシメータは、血中の酸素飽和度を経皮的に、しかも１心拍ずつ連続的に測定できる装置である。パルスオキシメータでの計測値をSpO_2と呼ぶ。ランバートベールの法則を基に赤外線（波長およそ910 nm）と赤色光（波長およそ660 nm）の吸光度を計測し、それらの比から酸素飽和度を算出する。とくに受光強度の拍動成分から静脈血と動脈血を区別することで、動脈血酸素飽和度を算出している。指先、鼻、耳垂、新生児では手足などに装着するだけで、長時間連続モニタできる。測定時に影響を及ぼす要因としては、体動、末梢循環不全、不整脈、自動血圧計による血管圧迫などで、受光波形の拍動成分が乱れたり小さくなったりすると計測できない。また血中の異常ヘモグロビン（一酸化炭素ヘモグロビン、メトヘモグロビンなど）や、インドシアニングリーン（ICG）やメチレンブルーなどの検査用色素によっても影響を受ける。

2. 大気圧の低下は測定誤差の要因とはならない。

【正解　2】

＜文　献＞
　石原　謙　編：臨床工学講座　生体計測装置学. 医歯薬出版. 2010. P161〜P162
　小野哲章ほか　編：臨床工学技士標準テキスト　第４版. 金原出版. 2022. P534

◆過去５年間に出題された関連問題
　　［３１回－午後－問題２０］　　［３２回－午前－問題３０］

［36回−午前−問題30］ 経皮的血液ガス分析について正しいのはどれか。（生体計測装置学）

1. 皮下の血流増加のために加温する。
2. 計測には脈波信号が必要である。
3. 赤外線の吸収を計測している。
4. 新生児には使用できない。
5. 侵襲的な計測方法である。

◆キーワード

経皮的血液ガス分析装置

◆正答率

91%

◆解 説

経皮的血液ガス分析は、動脈血を採取せずに、皮膚の上にPO_2電極やPCO_2電極を密着させるだけで動脈血のO_2分圧やCO_2分圧を測定することができる。通常、皮下組織を介してO_2およびCO_2が角質層に拡散する過程において、組織でO_2が消費され、CO_2が産生される。その結果、角質層でのPO_2は動脈血の値より低くなり、逆にPCO_2は高くなる。そこで、皮膚を40〜43℃に加温することで、皮下の細動脈の血流を増加させると同時に、酸素解離曲線の右方移動による血中のPO_2を上昇させて、皮膚上からの計測を実現している。

1. 経皮電極では、皮膚面の加温（40〜43℃）で血管拡張を促して毛細血管を動脈化し、角質のガス透過性を容易にさせている。
2, 3. 経皮的血液ガス分析では、加温により皮膚表面の毛細血管を拡張、血流量を増加させ、皮膚を通過する酸素あるいは二酸化炭素濃度を、それぞれクラーク電極あるいはセバリングハウス電極の原理で測定している。赤外線の照射・吸収や脈波などは必要ない。
4. 成人では角質層が厚くO_2の拡散が十分でないため、主に採血のむずかしい新生児の動脈血ガス分圧モニタ装置として普及している。
5. 経皮的血液ガス分析は非侵襲的であり、とくに新生児領域で普及してきた。

【正解 1】

＜文 献＞

石原 謙 編：臨床工学講座 生体計測装置学. 医歯薬出版. 2010. P172〜P174
小野哲章ほか 編：臨床工学技士標準テキスト 第4版. 金原出版. 2022. P536

◆過去5年間に出題された関連問題

［33回−午後−問題64］ ［34回−午前−問題30］ ［35回−午前−問題30］

[３６回－午前－問題３１]　超音波画像計測について正しいのはどれか。(生体計測装置学)
a. 生体軟部組織中の音速は約340m/s である。
b. 超音波の周波数が高いほど体内での減衰が小さい。
c. 超音波は音響インピーダンスが異なる界面で反射する。
d. 心室壁の厚さを測定できる。
e. 血管内から血管の断面を観察できる。

1. a、b、c　　　2. a、b、e　　　3. a、d、e　　　4. b、c、d　　　5. c、d、e

◆キーワード

超音波画像計測　音響インピーダンス

◆正答率

88%

◆解説

　医療で用いられている超音波の周波数は1〜30［MHz］程度である。生体を伝播する周波数の音速は生体組織によって若干異なるが、JIS規格では1,530［m/s］を超音波診断装置の代表値として使用している。

　超音波の特性として、周波数が高いほど距離分解能が高いが、体内で減衰しやすいため到達深度が浅く、体表近くしか観察できない。一方で、周波数が低いほど、距離分解能は低いが、深部まで観察しやすい。

　超音波の反射は音響インピーダンスの異なる界面で起こる。音響インピーダンスは音速と密度の積で表され、臓器ごとの大小関係は骨＞臓器（筋肉・肝臓）＞脂肪＞空気の順となる。

a. 超音波は 20［kHz］以上の周波数の音波であり、気体、液体、固体中を伝わる。その速度は空気中では約 340
　［m/s］、水中および生体内では約1,500［m/s］である。
b. 超音波の吸収は周波数が高いほど大きくなるので、減衰も大きくなる。
c. 音波は各生体組織の固有音響インピーダンスの異なる境界面で反射や屈折が生ずる。
d. 肋間からの胸部エコーや経食道心エコー（Transesophageal Echocardiography：TEE）を利用することにより
　心室の断層像を撮影できる。
e. カテーテルの先端に超音波振動子を取り付けて断層像を得る血管内エコー法(intravascular ultrasound：IVUS)
　がある。壁内組織の形、性状などを正確に描出することができる。

【正解　5】

<文　献>

石原　謙　編：臨床工学講座　生体計測装置学. 医歯薬出版. 2010. P125〜P126、P217〜P218
小野哲章ほか　編：臨床工学技士標準テキスト　第4版. 金原出版. 2022. P310、P538

◆過去5年間に出題された関連問題

［３１回－午前－問題３２］　　［３２回－午前－問題３２］　　［３２回－午後－問題３０］
［３４回－午前－問題３１］

    1. 装置から発生する音はMRIよりも大きい。
    2. 造影剤を使用して血管を強調する。
    3. 手術ナビゲーションに用いられる。
    4. 患者が動くと像が不鮮明になる。
    5. 放射線防護対策が必要である。

◆キーワード

X線CT　CTの原理と撮像法

◆正答率

95%

◆解　説

　X線CTは、X線管のX線源と検出器を次々と一定角度ずつ回転させて、各位置でのX線吸収係数を関数とするX線強度を測定しA/D変換した後、コンピューター上で像を作成している。

　水を0、空気を－1000としてX線吸収係数を相対的に表したものをCT値という。およそのCT値については、脂肪－100［HU（ハンスフィールドユニット）］、軟部組織50［HU］、凝固血液80［HU］、骨1000［HU］となる。

1. 装置から発生する音はMRIのほうが大きい。傾斜磁場コイル自体が静磁場から力を受けて微妙に変形するために、騒音を生じる。
2. 血管からヨード系造影剤を投与して撮影すると、血管走行の観察や虚血部位の特定、血管床が異常に多い腫瘍の識別などができる。
3. CTやMRIなどの画像に基づいて判断しながら行う手術を画像誘導手術（image guided surgery）という。CTはピンポイントで座標がわかっている場所を高精度でねらうのに適している。
4. 撮影中に患者が動くとアーチファクトが生じるので、胸部・腹部の撮影では息止めが必要である。
5. 撮影中に検査室内に入る場合には、鉛入りの防護エプロンを着用する。

【正解　1】

<文　献>

　石原　謙　編：臨床工学講座　生体計測装置学. 医歯薬出版. 2010. P237～P240、P270
　小野哲章ほか　編：臨床工学技士標準テキスト　第4版. 金原出版. 2022. P542

◆過去5年間に出題された関連問題

　　［３１回－午後－問題３０］　　［３３回－午前－問題３２］　　［３５回－午後－問題３１］

［３６回－午前－問題３３］　電気メスについて**誤っている**のはどれか。（医用治療機器学）

  a. 切開には連続波を用いる。

  b. 使用出力は数十 kW である。

  c. 対極板はアクティブ電極である。

  d. 対極板の接触面積は成人ではおよそ 150cm² である。

  e. 300～500Ω の負荷抵抗で校正する。

  1. a、b   2. a、e   3. b、c   4. c、d   5. d、e

◆キーワード

電気メス　アクティブ電極　対極板　切開

◆正答率

  82%

◆解　説

  電気メスに関する基本的な知識を問う問題で、原理や構造を理解できていれば正しく解答できる問題である。電気メスは、出力波形の違いによって組織の切開には連続波、凝固には断続波（バースト波）を用いる。

a. 切開は連続的に出力するため連続波を用いるが、凝固は断続波（バースト波）を用いる。

b. 切開の出力は約 200～400 W、凝固の出力は約 100～200W である。

c. アクティブ電極とは電気メスのメス先のことを指し、対極板は拡散電極である。

d. 成人用の対極板はおよそ 110～150cm² であり、小児用はおよそ 70～100cm² である。

e. 負荷抵抗は 300～500Ω を標準的として設計している。

【正解　3】

<文　献>

  篠原一彦　編：臨床工学講座　医用治療機器学　第2版. 医歯薬出版. 2018. P5～P28

◆過去5年間に出題された関連問題

  ［31回－午前－問題35］　　［32回－午前－問題35］　　［33回－午後－問題32］

  ［34回－午前－問題34］　　［35回－午前－問題33］

［３６回－午前－問題３４］　植込み型の不整脈治療機器について正しいのはどれか。（医用治療機器学）

a. 植込み型除細動器（ICD）はペースメーカの機能も有する。

b. 心臓再同期療法（CRT）用ペースメーカは心不全症例に使う。

c. リードレスペースメーカは右心室に留置する。

d. 電源としてアルカリ電池を使用する。

e. 体外式超音波診断装置の誘導下でリードを留置する。

1. a、b、c　　2. a、b、e　　3. a、d、e　　4. b、c、d　　5. c、d、e

◆キーワード

不整脈治療　植込み型除細動器（ICD）　心臓再同期療法（CRT）　ペースメーカ

◆正答率

82%

◆解　説

　植込み型の不整脈治療機器として、ペースメーカ、植込み型除細動器（ICD）、心臓再同期療法（CRT）用ペースメーカ、リードレスペースメーカなどがある。

a. 植込み型除細動器（ICD）は、除細動器としての機能だけでなく、徐拍を検出するとペースメーカの機能が作動する。

b. 心臓再同期療法（CRT）は、右心室と左心室の両心室を同じタイミングでペーシングすることが目的である。ペースメーカは右心系に留置されるため、右心室のほうが速く刺激が伝わり左心室の方が遅れるため、収縮のタイミングがずれることにより血液を送り出す効率が悪くなることがある。

c. リードレスペースメーカは、右心室に留置される。

d. ICD には、銀酸化バナジウムリチウム電池などが用いられている。アルカリ電池は、体外式のペースメーカに利用される。

e. リードを留置する際は、X 線透視下でリードを誘導する。

【正解　1】

<文　献>

　篠原一彦　編：臨床工学講座　医用治療機器学　第2版. 医歯薬出版. 2018. P50〜P53、P64〜P88

◆過去5年間に出題された関連問題

　　［３１回－午後－問題３３］　　［３２回－午前－問題３６］　　［３３回－午前－問題３５］

　　［３４回－午後－問題３３］

[36回－午前－問題35]　低圧持続吸引器の吸引圧〔cmH₂O〕は図の中のどれか。(医用治療機器学)

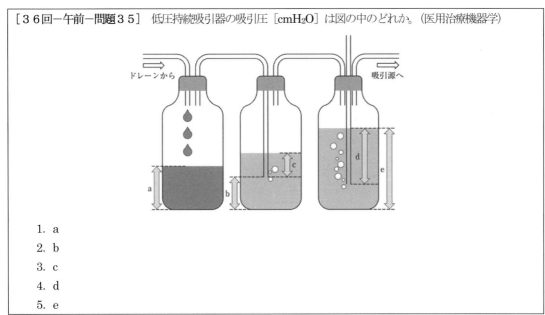

1. a
2. b
3. c
4. d
5. e

◆キーワード

低圧持続吸引器　吸引圧　ドレナージ

◆正答率

46%

◆解説

　手術後には胸腔内に溜まった血液、胸水、気体を胸腔外に排除することが求められ、その際に用いるのが低圧持続吸引器である。問題に示された図の左から排液ボトル、水封室、吸引圧制御ボトルを基本的な構成としている。排液ボトルは、患者の胸腔内などに留置されたドレーンチューブから流れ出た血液や胸水を貯留する。水封室は、一方弁の役割があり患部を陰圧に保つことができる。吸引圧制御ボトルは、滅菌蒸留水を入れる量を調整することで吸引圧〔cmH₂O〕を設定することができる。

1. aは、患者の体内から吸引された血液や体液などの排液が貯留した液面の高さを示す。
2. bとcは、水封に必要な水面の高さを示す。
3. cの高さがあることで吸引時に気泡を確認できれば吸引していることがわかる。吸引していないときは、一方弁の役割を担うことができるため逆流しない。
4. dは低圧持続吸引に必要な吸引圧〔cmH₂O〕を示す。
5. dとeで必要な吸引圧を発生させるための水面の高さになる。

【正解　4】

<文　献>

篠原一彦　編：臨床工学講座　医用治療機器学　第2版. 医歯薬出版. 2018. P93〜P96

◆過去5年間に出題された関連問題

　〔32回－午前－問題37〕

[３６回−午前−問題３６]　流量制御型（容積制御方式）の輸液ポンプについて正しいのはどれか。(医用治療機器学)

a. 輸液の成分による誤差は生じない。
b. 汎用の輸液セットが使用できる。
c. 滴下センサが必要である。
d. 滴数制御型（滴下制御方式）に比べて流量のばらつきが大きい。
e. 圧閉される部分のチューブ内径の変化で誤差が生じる。

1. a、b　　2. a、e　　3. b、c　　4. c、d　　5. d、e

◆キーワード

輸液ポンプ　流量制御型　滴数制御型　輸液セット

◆正答率

84%

◆解　説

　輸液ポンプが薬液を送液する方法の違いとして、流量制御型と滴数制御型がある。流量制御型の特徴は、滴下センサが必要なく構造がシンプルであるが、専用の輸液セットを使用する必要がある。滴数制御型の特徴は、滴下センサを点滴筒に設置する必要があるが、汎用輸液セットを利用できるため輸液セットの種類による使用制限がない利点がある。

a. 滴数制御型は輸液の成分により誤差が生じ流量に影響を与えるが、流量制御型は影響しない。
b. 流量制御型は専用の輸液セットを使用する必要があるが、滴数制御型は汎用の輸液セットを使用できる。
c. 滴下センサが必要な方法は滴数制御型である。
d. 滴数制御型は滴下速度や薬液濃度そして点滴筒の傾きにより流量のばらつきは大きいが、流量制御型は流量のばらつきが小さい。
e. 長時間使用する輸液セットのチューブは、弾力性を失うことにより流量の誤差を生じる。

【正解　2】

<文　献>

篠原一彦　編：臨床工学講座　医用治療機器学　第２版. 医歯薬出版. 2018. P119～P133

◆過去５年間に出題された関連問題

[３１回−午後−問題３４]　　[３２回−午後−問題３４]　　[３３回−午前−問題３７]
[３４回−午前−問題３６]　　[３５回−午前−問題３５]

　　a. 気腹には亜酸化窒素を使用する。

　　b. 気腹により下半身からの静脈還流量は増加する。

　　c. 気腹により横隔膜は挙上する。

　　d. トロッカは体腔へのアクセスに用いる。

　　e. 超音波吸引手術装置の使用は禁忌である。

　　1. a、b　　　2. a、e　　　3. b、c　　　4. c、d　　　5. d、e

◆キーワード

内視鏡外科手術　気腹　トロッカ

◆正答率

96%

◆解　説

　　腹壁に数か所5〜10mm前後の小孔を開けて手術を行うため、従来の開腹手術や開胸手術よりも侵襲性が少ない。しかし、内視鏡外科手術は狭い作業空間でかつ視野が限られるため、思わぬ出血があった場合に、発見が遅れないように術野を映し出すカメラ操作が重要である。このカメラ操作は、2021年度の法令改正により臨床工学技士の新たな業務範囲として追加された。

a. 気腹ガスには、不燃性で液体に溶け込みやすい特徴をもつ二酸化炭素を使用する。

b. 気腹圧（およそ10cmH$_2$O）により静脈血管が押し潰されて流れにくくなるため、下半身からの静脈還流量は減少する。

c. 気腹圧により横隔膜は押し上げられる。

d. トロッカは電気メスや鉗子などを体内に出し入れするためのアクセスとして必要で、一方弁が付いているため体内の気腹ガスが抜けない構造になっている。

e. 超音波吸引手術装置の使用は可能である。

【正解　4】

<文　献>

　篠原一彦　編：臨床工学講座　医用治療機器学　第2版. 医歯薬出版. 2018. P196〜P202

◆過去5年間に出題された関連問題

　　［３１回－午後－問題３６］　　［３２回－午前－問題３９］　　［３３回－午前－問題３９］

　　［３４回－午後－問題３７］　　［３５回－午後－問題３８］

[３６回－午前－問題３８] ハイパーサーミアについて正しいのはどれか。(医用治療機器学)

a. RF 誘電型加温法は深部病変の治療に適している。
b. 超音波加温法は肺深部の加温に適している。
c. マイクロ波加温法は脂肪層の発熱が大きい。
d. 熱耐性予防のため 24 時間毎に治療する。
e. 体外循環は全身加温法で用いる。

1. a、b　　2. a、e　　3. b、c　　4. c、d　　5. d、e

◆キーワード

ハイパーサーミア　RF 誘電型加温法　超音波加温法　マイクロ波加温法

◆正答率

75%

◆解　説

　ハイパーサーミアは、腫瘍部分を 42～43℃程度に加温することで腫瘍を壊死させる治療である。全身加温と局所加温に大別され、さらに局所加温は体の外から加温する外部加温と体の中から加温する内部加温に分けられる。

a. RF 誘電型加温法は、波長が長いため深部病変の治療に適している。
b. 超音波加温法は、超音波を直接生体組織に照射して摩擦熱で発熱する原理を利用している。約 8cm 程度の深さまで加温することが可能であるが、超音波の特性上、肺や消化管そして骨のある領域は適していない。
c. マイクロ波加温法は、誘電体内で発生する誘電熱により加温するため、脂肪層よりも筋肉層が加温されやすい。
d. 細胞は熱が加わると熱耐性をもつため、1 回目の治療のあと 12～48 時間で再度加温すると細胞の生存率が高くなる。よって、効果的に癌細胞を死滅するためには 72 時間以上あけてから 2 回目の治療を行うこと必要である。
e. 体外循環は、全身加温法で用いる。専用の管を用いて血液を体外に出して、45℃程度に加温してから再度体内に戻す方法である。

【正解　2】

<文　献>

　篠原一彦　編：臨床工学講座　医用治療機器学　第 2 版. 医歯薬出版. 2018. P209～P218

◆過去 5 年間に出題された関連問題

　　[３２回－午後－問題３６]　　[３３回－午後－問題３６]　　[３４回－午前－問題３８]

［３６回－午前－問題３９］　体表面に100kHz の電流が流れたとき、およその最小感知電流［mA］はどれか。
（医用機器安全管理学）

1.　　　　0.1
2.　　　　1
3.　　　　10
4.　　　　100
5.　　　1000

◆キーワード

最小感知電流　マクロショック　電撃の周波数特性

◆正答率

96%

◆解　説

　マクロショックに関する問題であり、［３４回－午後－問題３９］とほぼ同じ問題である。

　人体の体表面の一部から電流が入り、別の部分から電流が流れ出るときに起こる電撃をマクロショックという。

電撃と周波数特性

　マクロショックにおける生体反応は、その電流値や周波数等によって変化するが、ビリビリと感じはじめる最小の電流を「最小感知電流」という。また、最小感知電流の大きさは右図に示すように、C. F. Dalziel らの実験により周波数依存性を持つことが知られており、商用交流電流では1mA であるが、**1kHz 付近から周波数の増加とともに大きくなる**ことが知られている。これは、電流の周波数が高くなるほど、電撃を感じにくくなることを意味している。

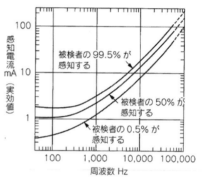

図　最小感知電流の周波数依存性

（篠原一彦ほか　編：臨床工学講座　医用機器安全管理学　第2版. 医歯薬出版. 2023. P35 図3-1 より引用・改変）

最小感知電流の計算方法

　1 kHz 以上の周波数の電流においては、周波数を 1 kHz で割った値の倍数分だけ電撃の閾値が大きくなる。

　例えば、100 kHz の電流であれば、100 kHz÷1 kHz＝100 となるので、1 mA×100＝100 mA と計算し、最小感知電流は 100 mA となる。

【正解　4】

<＜文　献＞

篠原一彦ほか　編：臨床工学講座　医用機器安全管理学　第2版. 医歯薬出版. 2023. P33〜P35
小野哲章ほか　編：臨床工学技士標準テキスト　第4版. 金原出版. 2022. P550〜P551

◆過去5年間に出題された関連問題

［３１回－午後－問題３７］　　［３２回－午前－問題４０］　　［３４回－午後－問題３９］
［３５回－午前－問題３９］

1. 強化絶縁の短絡
2. 絶縁のいずれか一つの短絡
3. 電源導線のいずれか1本の断線
4. 沿面距離または空間距離のいずれか一つの短絡
5. 保護接地線または ME 機器内部の保護接地接続の開路

◆キーワード

正常状態（NC）　単一故障状態（SFC）　JIS T 0601-1

◆正答率

85%

◆解　説

　［35回－午後－問題40］とほぼ同じ問題である。

　ME 機器の安全基準に関する問題である。機器が正常に作動している場合を「**正常状態 (normal condition：NC)**」とよぶ。また、ME 機器に施された危険に対する保護手段の1つが故障しているか、外部などに1つの故障が認められる状態を「**単一故障状態（single fault condition：SFC）**」とよぶ。

　ME 機器の基本的な安全基準を規定している JIS T 0601-1 では、単一故障状態においても ME 機器は安全であること、すなわち、「**単一故障安全**」を要求している。

　電気的な単一故障状態には以下の①〜⑧がある。

① 絶縁のいずれか1つの短絡

② 沿面距離または空間距離のいずれか1つの短絡

③ 絶縁、空間距離または沿面距離と並列に接続している高信頼性部品以外の部品の短絡および開路

④ 保護接地線または ME 機器内部の保護接地接続の開路

⑤ 電源導線のいずれか1本の断線

⑥ 分離した外装をもつ ME 機器の部分間の電源を供給する線のいずれかの断線

⑦ 部品の意図しない移動

⑧ 危険状態に結びつく導線およびコネクタの偶然の外れによる破損

1. 「基礎絶縁」と「補強絶縁」の2つで構成された絶縁を「二重絶縁」というが、「**強化絶縁**」は二重絶縁に匹敵する能力を持つ。そのため、「強化絶縁の短絡」は単一故障状態に含まれない。
2. 上記に示した①〜⑧のうち「①」である。
3. 上記に示した①〜⑧のうち「⑤」である。
4. 上記に示した①〜⑧のうち「②」である。
5. 上記に示した①〜⑧のうち「④」である。

【正解　1】

＜文　献＞

　篠原一彦ほか　編：臨床工学講座　医用機器安全管理学　第2版. 医歯薬出版. 2023. P46〜P47

　小野哲章ほか　編：臨床工学技士標準テキスト　第4版. 金原出版. 2022. P553〜P555

◆過去5年間に出題された関連問題

　［32回－午後－問題39］　［34回－午前－問題42］　［35回－午後－問題40］

[３６回－午前－問題４１] JIS T 0601-1 で規定されている漏れ電流測定用器具 (MD) について正しいのはどれか。(医用機器安全管理学)

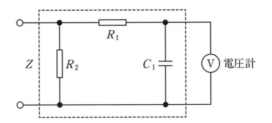

a. R_2 は 1kΩ である。
b. C_1 は 0.015μF である。
c. R_1 と C_1 で高域通過フィルタを構成している。
d. 点線内の合成インピーダンス Z は約 10kΩ となる。
e. 漏れ電流の値は電圧計の指示値を R_2 で除した値となる。

1. a、b、c 2. a、b、e 3. a、d、e 4. b、c、d 5. c、d、e

◆キーワード

漏れ電流測定器具 (MD) 周波数依存性 JIS T 0601-1

◆正答率

83%

◆解 説

　医用電気機器の漏れ電流測定は、医用電気機器－第 1 部：基礎安全及び基本性能に関する一般要求事項 JIS T 0601－1 に規定されており、測定においては、「漏れ電流測定器具 (MD)」が使用される。

　R_2 は人体の抵抗を模擬しており、1kΩ±1% である。また、**R_1 と C_1 は高域遮断フィルタ**を構成しており、**遮断周波数 f_c は 1kHz** である。これは人体の電撃に対する周波数依存性を模擬するためのものであり、1kHz 以上の周波数の電撃に対し、電流の閾値が周波数に比例して上昇することを模擬している。R_1 は 10kΩ±5%、C_1 は 0.015μF±5% と規定されており、遮断周波数を $f_c=1/(2\pi C_1 R_1)$ により計算するとおよそ 1kHz となる。

a. R_2 は人体の抵抗を模擬しており、1kΩ±1% である。
b. C_1 は 0.015μF±5% である。
c. R_1 と C_1 は高域遮断フィルタである。
d. 点線内の合成インピーダンス Z は周波数によって変化する。
e. MD では、電圧計で測定した値を R_2 の値 (1kΩ) で除して漏れ電流の値とする。

【正解　2】

<文 献>

　篠原一彦ほか　編：臨床工学講座　医用機器安全管理学　第2版. 医歯薬出版. 2023. P157～P158
　小野哲章ほか　編：臨床工学技士標準テキスト　第4版. 金原出版. 2022. P562～P563

◆過去５年間に出題された関連問題

　[３１回－午前－問題４２]　　[３２回－午前－問題４２]　　[３４回－午前－問題４１]
　[３４回－午後－問題４３]　　[３５回－午前－問題４１]

[３６回－午前－問題４２]　定格電流が 12A の ME 機器の保護接地線の抵抗測定で、JIS T 0601-1 で規定され
ている測定電流値［A］はどれか。（医用機器安全管理学）

1. 12
2. 15
3. 18
4. 24
5. 25

◆キーワード

保護接地線抵抗　電圧降下法

◆正答率

94%

◆解　説

　電源コード内に含まれる保護接地線または追加保護接地線の抵抗値は、0.1Ω以下でなければならない。JIS の試
験法では、保護接地線の抵抗測定を次のように行う。

　無負荷時の電圧が 6 V を超えない周波数 50 Hz または 60 Hz の電流源から、「25 A」または「ME 機器もしくは
関連する回路の最大定格電流の 1.5 倍」のいずれか大きいほうの電流を 5〜10 秒間、測定対象の接地線に流して電
圧降下法によって測定する。

　問題より、定格電流の 1.5 倍は、

　　12×1.5＝18A

である。これを 25 A と比較すると 25 A のほうが大きいため、この場合 25 A の電流を流して保護接地線の抵抗値
を測定することになる。

【正解　5】

＜文　献＞

篠原一彦ほか　編：臨床工学講座　医用機器安全管理学　第 2 版. 医歯薬出版. 2023. P162〜P163
小野哲章ほか　編：臨床工学技士標準テキスト　第 4 版. 金原出版. 2022. P563

◆過去 5 年間に出題された関連問題

［３１回－午後－問題４０］　　［３２回－午後－問題４０］　　［３３回－午後－問題４０］
［３５回－午後－問題４２］

［３６回－午前－問題４３］　医療ガス設備の配管端末器で標準送気圧力が最も高いのはどれか。（医用機器安全管理学）

1. 酸　素
2. 治療用空気
3. 亜酸化窒素
4. 二酸化炭素
5. 手術機器駆動用窒素

◆キーワード

医療ガス配管設備（JIS T 7101）　標準送気圧力

◆正答率

66%

◆解　説

医療ガス配管端末器における標準送気圧力および標準流量は JIS T 7101 により規定されている。各医療ガスの標準送気圧力および標準流量を下記の表に示す。駆動用圧縮ガスを除いて、医療用圧縮ガスの標準送気圧力はすべて 400±40 kPa と規定されている。

表　医療ガス設備諸元表

	酸素	亜酸化・窒素	治療用空気	吸引（水封式）	二酸化炭素	駆動用圧縮ガス		余剰麻酔ガス排除
						窒素	圧縮空気	
標準送気圧力（kPa）	400±40	400±40	400±40	−40〜−70	400±40	900±180	900±180	−4〜−5
配管端末器最低流量（NL/min）	60	40	60	40	40	350	350	30
最大変動圧力（kPa）	−40	−40	−40	+40	−40	−180	−180	+1

静止圧状態において酸素は亜酸化窒素，二酸化炭素よりも 30 kPa 程度高くしなければならない．さらに治療用空気は，酸素と亜酸化窒素および二酸化炭素との中間の送気圧力とすることが望ましい．
（NL/min：1 気圧 0℃でのガス量）

（篠原一彦ほか　編：臨床工学講座　医用機器安全管理学　第 2 版. 医歯薬出版. 2023. P93 表 5-4 より引用・改変）

1. 酸素の標準送気圧力は、400±40 kPa であるが、静止状態において、亜酸化窒素、二酸化炭素よりも 30 kPa 程度高い。
2. 治療用空気の標準送気圧力は、400±40 kPa である。
3. 亜酸化窒素の標準送気圧力は、400±40 kPa である。
4. 二酸化炭素の標準送気圧力は、400±40 kPa である。
5. 手術機器駆動用窒素の標準送気圧力は、900±180 kPa であり、選択肢の中で最も高い。

【正解　5】

＜文　献＞

篠原一彦ほか　編：臨床工学講座　医用機器安全管理学　第 2 版. 医歯薬出版. 2023. P92〜P93
小野哲章ほか　編：臨床工学技士標準テキスト　第 4 版. 金原出版. 2022. P570

◆過去 5 年間に出題された関連問題

［３１回－午後－問題４１］

［３６回－午前－問題４４］　フェイルセーフはどれか。(医用機器安全管理学)

  a. 麻酔器の酸素供給停止時の亜酸化窒素ガス遮断装置

  b. 電気メスの対極板コード断線検知機構

  c. 医療ガス配管端末器のピン方式

  d. 心電図モニタの不整脈アラーム

  e. IABP 装置のバッテリ搭載

  1. a、b　　　2. a、e　　　3. b、c　　　4. c、d　　　5. d、e

◆キーワード

フェイルセーフ　フールプルーフ　多重系

◆正答率

81%

◆解　説

　事故を防ぐための基本的な考え方として、「フェイルセーフ」、「フールプルーフ」、「多重系」がある。

　これらのうち、「フェイルセーフ」のものを選択する問題であり、［３１回－午後－問題４３］とほぼ同じ問題である。

　「フェイルセーフ」とは、過ちが生じて何らかのトラブルが発生したときに、もたらされる結果が重大事故に繋がらないようにするための方法である。

　「フールプルーフ」とは、過ちが起きないようにするための方策である。

　「多重系」とは、複数のシステムを備えることによって、一つのシステムが故障しても予備のシステムが稼働し機能を維持するシステムという。

a. 酸素供給停止というトラブルが発生した際に、その影響を最小化する目的で亜酸化窒素ガスの供給を遮断するため、フェイルセーフである。

b. 対極板が断線するというトラブルが生じた際に、その影響を最小化する目的で電気メスの出力を停止する機構であるため、フェイルセーフである。

c. ガス配管端末器とアダプタプラグのピンの配置を医療ガスの種類ごとに異なったものにすることで、物理的に誤接続を不可能にする方式である。フールプルーフである。

d. 「アラーム」は異常が生じた際の「警報システム」であり、患者や機器の状態が悪くなったときに医療従事者に知らせるものである。重大事故を防ぐ手段の一つである。

e. 商用交流だけでなく、内臓バッテリでも動作可能としており、電源供給における「多重系」といえる。

【正解　1】

<文　献>

　篠原一彦ほか　編：臨床工学講座　医用機器安全管理学　第２版. 医歯薬出版. 2023. P54〜P56、P131〜P132

　小野哲章ほか　編：臨床工学技士標準テキスト　第４版. 金原出版. 2022. P579〜P580

◆過去５年間に出題された関連問題

　［３１回－午後－問題４３］　　［３２回－午後－問題４３］

臨床工学技士の業務として**認められていない**のはどれか。（医用機器安全管理学）

  a. 人工呼吸業務における気管挿管

  b. 人工呼吸装置使用時の吸引による喀痰の除去

  c. 動脈留置カテーテルからの採血

  d. 血管への直接穿刺による輸血

  e. ECMO 用カニューレの挿入

  1. a、b、c   2. a、b、e   3. a、d、e   4. b、c、d   5. c、d、e

◆キーワード

臨床工学技士法　臨床工学技士業務指針 2010

◆正答率

96％

◆解　説

　臨床工学技士法により、臨床工学技士は、医師の指示の下に生命維持管理装置の操作及び保守点検を業とする者とされている。この生命維持管理装置の操作は診療の補助であり、医師の具体的な指示を受けなければならない「特定行為」を含んでいる。医師の指示に関する事項や、具体的な業務内容について、業務を円滑に実施できることを目的として、「臨床工学技士基本業務指針 2010」が策定されている。「臨床工学技士基本業務指針 2010」において、業務を行う際、機器の運転条件、患者及び装置の監視条件、薬剤、薬剤及び酸素ガス等の投与量、投与方法及び投与時期について、書面等により医師のできる限り詳細な指示を受けなければならないとされている。

a. 「気管挿管」は臨床工学技士の業務として**認められていない**。

b. 医師の指示の下に行うことが**認められている**。

c. 医師の具体的な指示を受けて行わなければならない法令上の特定の行為として**認められている**。

d. 身体に直接針を穿刺して行う血管からの採血及び血管内への輸血等を、**臨床工学技士は行ってはならない**。

e. 身体側のカニューレはすべて医師により身体に接続・固定される。**臨床工学技士は行ってはならない**。

【正解　3】

＜文　献＞

小野哲章ほか　編：臨床工学技士標準テキスト　第 4 版. 金原出版. 2022. P838～P852

日本臨床工学技士会臨床工学合同委員会：臨床工学技士基本業務指針 2010.

◆過去５年間に出題された関連問題

  [３１回－午前－問題４０]　　[３２回－午後－問題４４]　　[３４回－午前－問題３９]

  [３５回－午前－問題３８]

［３６回－午前－問題４６］　真空中において、図のようにxy平面上に点電荷 A(+3C)、B(−1C)が置かれている。xy平面上で点 P の電位は点 O の電位の何倍か。（医用電気電子工学）

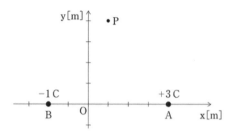

1. −1.6
2. −1.28
3. 0
4. 1.28
5. 1.6

◆キーワード

クーロンの法則　電圧と電位

◆正答率

25%

◆解　説

空間上の点電荷 Q [C]から距離 r [m]の位置における電位を $V(r)$ とすると、

$$V(r) = \frac{1}{4\pi\varepsilon_0}\frac{Q}{r} \text{ [V]} \quad\cdots\cdots\cdots (1)$$

である。ただし、$\varepsilon_0 = 8.854\cdots \times 10^{-12}$ F/mは真空の誘電率、また無限遠の電位を $V(\infty) = 0$ Vとしている。なお、電位の定義は「無限遠から点 X に+1 Cの電荷を運ぶのに必要な仕事が1 Jのとき、点 X の電位は $V_X = 1$ V」である。

問題の状況において、x 軸および y 軸ともに１目盛が l [m]であるとすると、点 O は点電荷A (+3 C)から $4l$ [m]、点電荷B (−1 C)から $2l$ [m]なので、点 O の電位 V_O は、

$$V_O = \frac{1}{4\pi\varepsilon_0}\frac{+3}{4l} + \frac{1}{4\pi\varepsilon_0}\frac{-1}{2l} = \frac{1}{4\pi\varepsilon_0}\left(\frac{3}{4l} - \frac{1}{2l}\right)$$

$$= \frac{1}{4\pi\varepsilon_0}\frac{1}{4l} \text{ [V]} \quad\cdots\cdots\cdots (2)$$

また、点 P は点電荷A (+3 C)および点電荷B (−1 C)から $\sqrt{(3l)^2 + (4l)^2} = 5l$ [m]なので、点 P の電位 V_P は、

$$V_P = \frac{1}{4\pi\varepsilon_0}\frac{+3}{5l} + \frac{1}{4\pi\varepsilon_0}\frac{-1}{5l} = \frac{1}{4\pi\varepsilon_0}\left(\frac{3}{5l} - \frac{1}{5l}\right)$$

$$= \frac{1}{4\pi\varepsilon_0}\frac{2}{5l} \text{ [V]} \quad\cdots\cdots\cdots (3)$$

となる。式(2), (3)より、$V_P = \frac{8}{5}V_O = \frac{8}{5}V_O = 1.6V_O$ である。

【正解　5】

<文　献>

三田村好矩　監：臨床工学技士のための電気工学．コロナ社．2014．P85〜P86

◆過去５年間に出題された関連問題

［３２回－午前－問題４７］　　［３３回－午前－問題４９］　　［３４回－午前－問題４６］

図のような1回巻きのコイルの中心に向けて磁石を急速に動かした後、磁石を停止させた。

このとき、コイルに流れる電流について正しいのはどれか。(医用電気電子工学)

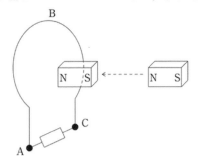

1. 磁石の動きに関わらず、電流は流れない。
2. 磁石が動いている間、電流は A → B → C の方向に流れる。
3. 磁石が動いている間、電流は C → B → A の方向に流れる。
4. 磁石が停止すると、電流は A → B → C の方向に流れる。
5. 磁石が停止すると、電流は C → B → A の方向に流れる。

◆キーワード

電流と磁界　電磁誘導

◆正答率

36%

◆解　説

　コイルと磁石を相対的に動かすとコイルを貫く磁石からの磁束の本数が変化する。このとき、コイルに電圧が発生することでコイルに電流が流れる。この電流は、「電流の作る磁束がコイルを貫く磁束数の変化を妨げる方向」に流れる。この現象を電磁誘導、発生する電圧を誘導起電力という。電磁誘導はコイルを貫く磁束の増減に伴って起電力・電流が発生する現象であり、コイルと磁石の相対的な運動が止まると誘導起電力も0となる。

　この問題では、磁束が湧き出すN極側をコイルに近づける状況について考えている。磁石をコイルに近づけている間はコイルを右から左に貫く磁束が増加するので、コイルを右から左に貫く磁束が減少する方向、すなわちコイルを左から右に貫く磁束を発生させる電流が、誘導起電力によって流れる。電流とそれが作る磁束の向き（磁力線の向き）は右ねじの法則によって決まっているので、電流の向きはC → B → Aである。

　なお、磁石が止まるとコイルを貫く磁束は変化しなくなるので誘導起電力も発生せず、すなわちコイルを貫く磁束を発生させる電流も流れない。

【正解　3】

<文　献>

小野哲章ほか　編：臨床工学技士標準テキスト　第4版. 金原出版. 2022. P175〜P176
三田村好矩　監：臨床工学技士のための電気工学. コロナ社. 2014. P105〜P108

◆過去5年間に出題された関連問題

［32回－午前－問題48］　［34回－午後－問題46］　［35回－午後－問題47］

　図のようにキャパシタを直流電圧源に接続したとき、ab 間の電圧 [V] はどれか。

(医用電気電子工学)

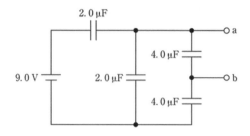

1.　1.0
2.　1.5
3.　2.0
4.　3.0
5.　4.5

◆キーワード

キャパシタと静電容量　キルヒホッフの法則

◆正答率

62%

◆解　説

　静電容量Cのキャパシタに電圧Vがかかるとき、キャパシタに蓄えられる電荷Qは、

$$Q = CV \ \cdots\cdots (1)$$

で求められる。これと、

①　合成容量の計算、すなわち、静電容量C_aとC_bの直列合成容量は$\dfrac{1}{\frac{1}{C_a}+\frac{1}{C_b}}$, 並列合成容量は$C_a + C_b$

②　直列接続したキャパシタに蓄えられる電荷は同じ（電荷保存の法則）

の２つを用いる。

　問題の回路において、それぞれのキャパシタの静電容量とかかっている電圧を図１のように定義する。

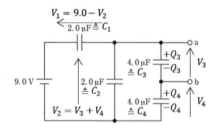

図1　各キャパシタの静電容量と電圧

　V_3が求めるべき ab 間の電圧である。C_3の下側電極から出た正電荷がC_4の上側電極に蓄えられるので、電荷保存の法則（前述の②）より$Q_3 = Q_4$である。これと式(1)より$C_3V_3 = C_4V_4$で、$C_3 = C_4 = 4.0$ μFなので、

$$V_3 = V_4 \ \cdots\cdots (2)$$

である。さらに、キルヒホッフの電圧法則より、

$$V_2 = V_3 + V_4 = 2V_3 \ \cdots\cdots (3)$$

である。

ここで、C_2, C_3, C_4の合成容量C_5を求める。C_5が求まると問題の回路は図 2 に示すようなC_1とC_5の直列接続となる。電荷保存の法則（前述の②）より$C_1 V_1 = C_5 V_2$なので、式(3)より$C_1 V_1 = 2C_5 V_3$である。すなわち求めるべきV_3は、

$$V_3 = \frac{1}{2}\frac{C_1}{C_5}V_1$$

$$= \frac{1}{2}\frac{C_1}{C_5}(9.0 - 2V_3)$$

$$= \frac{9.0}{2}\frac{C_1}{C_5} - \frac{C_1}{C_5}V_3$$

より、両辺に現れるV_3について整理すると、

$$V_3 = \frac{9.0}{2}\frac{C_1}{C_1 + C_5}\ \cdots\cdots(4)$$

である。

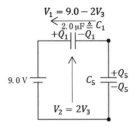

図2　問題の回路において、C_2, C_3, C_4を合成容量C_5で置き換えた等価回路

　合成容量C_5を求めるにあたり、まずC_2, C_3の合成容量は$\frac{1}{\frac{1}{c_2}+\frac{1}{c_3}} = 2.0$ μFと求まる。合成容量C_5は、このC_2, C_3の合成容量と$C_4 = 2.0$ μFの並列接続なので、$C_5 = 4.0$ μFである。よって、式(4)より、

$$V_3 = \frac{9.0}{2}\times\frac{2.0}{6.0} = 1.5\ \text{V}$$

である。

【正解　2】

<文　献>
小野哲章ほか　編：臨床工学技士標準テキスト　第4版. 金原出版. 2022. P48～P49
三田村好矩　監：臨床工学技士のための電気工学. コロナ社. 2014. P90～P94

◆過去5年間に出題された関連問題
［33回－午後－問題45］

[３６回－午前－問題４９] 起電力 E [V]、内部抵抗 r [Ω] の電池２個と可変抵抗 R [Ω] を直列に接続した回路がある。可変抵抗で消費される電力が最大になるようにRの値を調整した。

このとき、回路に流れる電流 I [A] を表す式として正しいのはどれか。（医用電気電子工学）

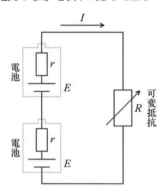

1. $\dfrac{E}{2r}$

2. $\dfrac{3E}{4r}$

3. $\dfrac{9E}{10r}$

4. $\dfrac{E}{r}$

5. $\dfrac{3E}{2r}$

◆キーワード

電池（起電力、内部抵抗）　オームの法則　電力と電力量

◆正答率

57%

◆解 説

　一般に、内部抵抗 r [Ω] の電池に接続した抵抗 R [Ω] で消費される電力が最大となるのは、

$$R = r \ \cdots\cdots\cdots (1)$$

を満たす場合である。問題のような回路の場合、起電力 E [V] の電池が２個の内部抵抗 r [Ω] と可変抵抗 R [Ω] が直列に接続されている、すなわち図１のように起電力 $2E$ [V] の電池、抵抗 $2r$ [Ω]、可変抵抗 R [Ω] が直列に接続されていると考えてよい。

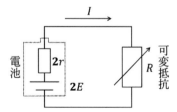

図１　問題の回路において直列接続された２個の電池の起電力および内部抵抗を合成した等価回路

　このように考えると、この回路に流れる電流 I [A]は、

$$I = \frac{2E}{R + 2r} \ [A] \ \cdots\cdots (2)$$

と表される。なお、直列接続なので、この電流I [A]は内部抵抗r [Ω]と可変抵抗R [Ω]に対して共通であることはいうまでもない。このように考えると、可変抵抗で消費される電力が最大になるときのR [Ω]さえ求まれば、問われている電流I [A]は式(2)から簡単に得られる。

式(2)より、可変抵抗R [Ω]で消費される電力P [W]が最大になる条件を考える。電力P [W]は、

$$P = RI^2 = \frac{4RE^2}{(R + 2r)^2} \ [W]$$

と表され、これが最大になるRは、$\frac{dP}{dR} = 0$となるとき、すなわち、

$$\frac{dP}{dR} = 4E^2 \frac{(R + 2r)^2 - 2R(R + 2r)}{(R + 2r)^4} = \frac{4E^2}{(R + 2r)^4}(4r^2 - R^2) = 0 \ \cdots\cdots (3)$$

のときである。結局、可変抵抗R [Ω]で消費される電力P [W]が最大になるのは式(3)より$4r^2 - R^2 = 0$、つまり、

$$R = 2r \ \cdots\cdots (4)$$

のときである。問題の回路が図1と等価であることがわかれば、式(1)と式(4)が同じ意味であることは簡単にわかる。

可変抵抗R [Ω]で消費される電力P [W]が最大になる、すなわち式(4)が成立しているときに回路を流れる電流I [A]を求めるには式(2)に式(4)を代入すればよく、

$$I = \frac{E}{2r} \ [A]$$

が得られる。

【正解　1】

<文　献>
三田村好矩　監：臨床工学技士のための電気工学. コロナ社. 2014. P1～P2

◆過去5年間に出題された関連問題
　　［31回−午前−問題50］　　　［33回−午後−問題54］　　　［35回−午後−問題49］

[３６回－午前－問題５０]　図の回路が共振状態にあるとき正しいのはどれか。(医用電気電子工学)

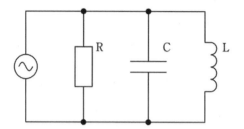

1. Rの抵抗値を2倍にすると、回路の全インピーダンスは4倍になる。

2. Cの静電容量を2倍にすると、回路の全インピーダンスは $\frac{1}{2}$ 倍になる。

3. Lのインダクタンスを2倍にすると、回路の全アドミタンスは $\frac{1}{4}$ 倍になる。

4. Cの静電容量を4倍にすると、共振周波数は $\frac{1}{2}$ 倍になる。

5. Rの抵抗値を4倍にすると、共振周波数は2倍になる。

◆キーワード

共振回路　RLC直列・並列回路　インピーダンスとアドミタンス　キャパシタとインダクタ

◆正答率

54%

◆解　説

　RLC並列回路の合成インピーダンス・合成アドミタンスと共振周波数に関する基礎的な知識を問う問題である。
共振周波数f_0はキャパシタとインダクタの合成インピーダンスZ_{LC}の大きさが∞になる周波数、すなわち、

$$Z_{LC} = \frac{1}{j\omega C + \frac{1}{j\omega L}} = \frac{j\omega L}{1 - \omega^2 LC}$$

より、$1 - \omega^2 LC = 0$、つまり共振角周波数$\omega_0 = \frac{1}{\sqrt{LC}}$のときなので、角周波数$\omega$と周波数$f$の関係$f = \frac{\omega}{2\pi}$より、

$$f_0 = \frac{1}{2\pi\sqrt{LC}} \ \cdots\cdots\cdots (1)$$

である。
　また、問題の回路における全インピーダンスZは、

$$Z = \frac{1}{\frac{1}{R} + j\omega C + \frac{1}{j\omega L}} = \frac{j\omega LR}{(R - \omega^2 LCR) + j\omega L}$$

なので、$\omega_0 = \frac{1}{\sqrt{LC}}$の共振時における回路の全インピーダンス$Z_0$は、

$$Z_0 = R \ \cdots\cdots\cdots (2)$$

である。これから、共振時における回路の全アドミタンスY_0は、

$$Y_0 = \frac{1}{R} \ \cdots\cdots\cdots (3)$$

である。
　これらの式をもとにして、1から5の文について考える。

1. Rの抵抗値を2倍にしたときの共振時における回路の全インピーダンスは、式(2)より2倍になる。

2. 共振時における回路の全インピーダンスは、式(2)よりCの静電容量に依存しない。

3. 共振時における回路の全アドミタンスは、式(3)よりLのインダクタンスに依存しない。

4. 共振周波数は、式(1)よりCの静電容量の平方根に反比例するため、Cが4倍になると$\frac{1}{2}$倍となる。

5. 共振周波数は、式(1)よりRの抵抗値に依存しない。

【正解　4】

<文　献>
小野哲章ほか　編：臨床工学技士標準テキスト　第4版. 金原出版. 2022. P184
三田村好矩　監：臨床工学技士のための電気工学. コロナ社. 2014. P47～P50

◆過去5年間に出題された関連問題
該当なし

[３６回－午前－問題５１]　図の回路の一次側巻線に流れる電流 I［A］（実効値）はどれか。

ただし、変圧器は理想的であり、巻数比は 1：10 とする。（医用電気電子工学）

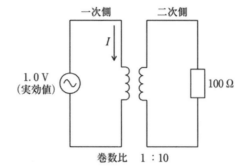

1.　0.1
2.　0.5
3.　1.0
4.　5.0
5.　10

◆キーワード

変圧器（トランス）

◆正答率

84%

◆解　説

　理想変圧器による電圧・電流変換の基本的な知識を問う問題である。問題の図における各部の電圧・電流および巻数比を変数として表した結果が図 1 である。

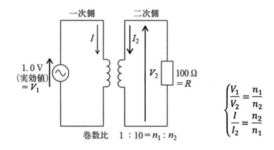

図1　理想変圧器における一次側と二次側の電圧・電流と巻数比の関係

　問題において一次側の電流 I は、二次側の電流 I_2 が求まれば、図 1 中にも示した式、

$$\frac{I}{I_2} = \frac{n_2}{n_1} \ \cdots\cdots\cdots (1)$$

より、

$$I = \frac{n_2}{n_1} I_2 \ \cdots\cdots\cdots (2)$$

である。ここで、二次側回路においてオームの法則より $V_2 = R I_2$ なので、一次側の電流 I は、

$$I = \frac{n_2}{n_1} \frac{V_2}{R} \ \cdots\cdots\cdots (3)$$

と表される。なお、二次側の電圧V_2は図1中にも示した式より、

$$\frac{V_1}{V_2} = \frac{n_1}{n_2} \ \rightarrow \ V_2 = \frac{n_2}{n_1}V_1 \ \cdots\cdots\cdots (4)$$

なので、結局、

$$I = \left(\frac{n_2}{n_1}\right)^2 \frac{V_1}{R} \ \cdots\cdots\cdots (5)$$

となる。得られた式(5)に与えられた条件、$\frac{n_2}{n_1} = 10$、$V_1 = 1.0$ V（実効値）、$R = 100 \ \Omega$を代入すると、

$$I = 1.0 \ \text{A} \ （実効値）$$

が求まる。

【正解　3】

<文　献>
　小野哲章ほか　編：臨床工学技士標準テキスト　第4版. 金原出版. 2022. P196～P197
　三田村好矩　監：臨床工学技士のための電気工学. コロナ社. 2014. P108～P111

◆過去5年間に出題された関連問題
　　［31回－午後－問題50］　　［35回－午前－問題49］　　［35回－午前－問題51］

[３６回－午前－問題５２]　半導体の性質として正しいのはどれか。(医用電気電子工学)

　　1. n 型半導体の自由電子と正孔の数は等しい。
　　2. p 型半導体の多数キャリアは自由電子である。
　　3. 真性半導体ではどんな温度でも自由電子が存在しない。
　　4. 真性半導体に自由電子を供給する不純物をアクセプタという。
　　5. 共有結合から自由電子が移動して空になった部分を正孔という。

◆キーワード

　n 型半導体　p 型半導体　真性半導体　キャリア

◆正答率

　36%

◆解　説

　半導体は導体と絶縁体の中間的な抵抗率を有する物質であり、シリコンやゲルマニウムといった 4 価の元素の共有結合によりできている。シリコン等による非常に純度の高い半導体は真性半導体とよばれ、キャリア(自由電子、正孔)が非常に少ないため、ほとんど電流を流すことができず、絶縁体に近い性質を持っている。

　このため、ダイオードやトランジスタ等の半導体素子には、ごく微量の不純物を加えてキャリアを増やした不純物半導体が使用される。不純物半導体は加えられる不純物により p 型半導体と n 型半導体の 2 種類の半導体がある。これらの不純物半導体の組み合わせにより、さまざまな半導体素子が作られている。

1. 真性半導体に 5 価の原子を微量に注入した不純物半導体を n 形半導体という。n 型半導体の多数キャリアは自由電子、少数キャリアは正孔である。このため、正孔より自由電子の数が多い。
2. p 型半導体の多数キャリアは正孔で、n 型半導体の多数キャリアは自由電子である。
3. 真性半導体結晶中では、電子は原子核に束縛されていて自由に動き回れないが、熱や光といったエネルギーを加え、価電子エネルギーが高くなると、その価電子は半導体結晶中に飛び出して自由電子となる。
4. 真性半導体に自由電子を供給して n 型半導体にするような不純物 (5 価の原子) をドナー、正孔を供給して p 型半導体にするような不純物 (3 価の原子) をアクセプタという。
5. 共有結合から価電子が自由電子として飛び出したあとは、穴 (ホール) となる。この穴は、マイナスの電子が抜けてできたため、電気的にはプラスとなる。この穴のことを正孔 (ホール) という。

【正解　5】

<文　献>

　小野哲章ほか　編：臨床工学技士標準テキスト　第 4 版. 金原出版. 2022. P202〜P204
　中島章夫ほか　編：臨床工学講座　医用電子工学　第 2 版. 医歯薬出版. 2015. P 8、P10

◆過去 5 年間に出題された関連問題

　　［３２回－午前－問題５２］　　［３３回－午後－問題５１］　　［３４回－午前－問題５２］

[３６回－午前－問題５３] 図の回路全体の増幅度は26dBである。抵抗値R [kΩ] はどれか。
　　ただし、Aは理想演算増幅器とし、$\log_{10}2 = 0.3$ とする。(医用電気電子工学)

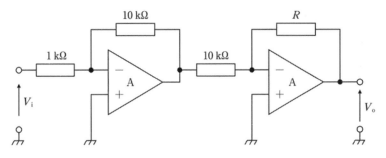

1. 　5
2. 　16
3. 　20
4. 　30
5. 100

◆キーワード

反転増幅回路

◆正答率

　91％

◆解　説

　図の回路は反転増幅回路を２つ組み合わせて作られている。増幅度の26dBは20dB＋6dBなので、倍率だと10×2＝20倍となる。前段の反転増幅回路の増幅度は、

$$増幅度 A_{前} = -\frac{10k\Omega}{1k\Omega} = -10 倍$$

となり、後段の反転増幅回路の増幅度は、

$$増幅度 A_{後} = \frac{20 倍}{-10 倍} = -2 倍$$

となるので、抵抗Rの値は10kΩの２倍の値と考えればよい。

　よって　R ＝ 10kΩ×2 ＝ 20kΩ　となる。

【正解　3】

<文　献>
小野哲章ほか　編：臨床工学技士標準テキスト　第4版. 金原出版. 2022. P226
中島章夫ほか　編：臨床工学講座　医用電子工学　第2版. 医歯薬出版. 2015. P104〜P107

◆過去５年間に出題された関連問題
　[３１回－午後－問題５３]　　[３３回－午前－問題５４]

[３６回－午前－問題５４] v_iが微分されてv_oに出力される回路はどれか。(医用電気電子工学)

1.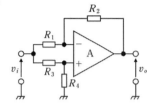

2.

3.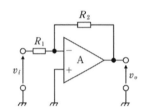

4.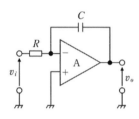

5.

◆キーワード

オペアンプを用いた微分回路（完全微分回路）

◆正答率

91%

◆解　説

オペアンプを用いた微分回路は、反転増幅回路の入力側抵抗をコンデンサに置き換えた回路である。

入力電圧と出力電圧の関係式は次式となる。

$$v_o = -CR \frac{dv_i}{dt}$$

微分回路は入力に与えた電圧の変化量に応じた電圧を出力する回路である。

また、1. の増幅回路は差動増幅回路、2. は反転増幅回路、3. は非反転増幅回路、5. はオペアンプを用いた積分回路である。

【正解　4】

<文　献>

小野哲章ほか　編：臨床工学技士標準テキスト　第４版. 金原出版. 2022. P227～P228

中島章夫ほか　編：臨床工学講座　医用電子工学　第２版. 医歯薬出版. 2015. P115～P118

◆過去５年間に出題された関連問題

［３１回－午前－問題５５］　［３２回－午後－問題５２］　［３４回－午前－問題５５］

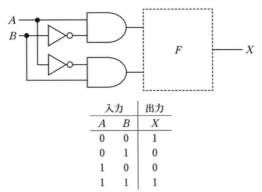

入力		出力
A	B	X
0	0	1
0	1	0
1	0	0
1	1	1

1. AND
2. OR
3. NAND
4. NOR
5. XOR

◆キーワード

組合せ論理回路　真理値表

◆正答率

68%

◆解　説

　論理回路にC点、D点を図のように設定し、C点、D点の演算結果を求めるための真理値表を作成すると、下記
のようになる。

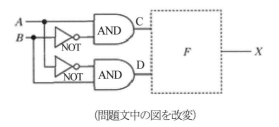

(問題文中の図を改変)

C、D を求めるための真理値表

A	$\overline{B}$	C		$\overline{A}$	B	D
0	1	0		1	0	0
0	0	0		1	1	1
1	1	1		0	0	0
1	0	0		0	1	0

出力XはCとDの演算結果となるので、Fに入る論理演算はNORとなる。

C、D より出力X を求めるための真理値表

C	D	C+D	$\dfrac{X}{(\overline{C+D})}$
0	0	0	1
0	1	1	0
1	0	1	0
0	0	0	1

【正解　4】

<文　献>
小野哲章ほか　編：臨床工学技士標準テキスト　第4版. 金原出版. 2022. P245〜P246
中島章夫ほか　編：臨床工学講座　医用電子工学　第2版. 医歯薬出版. 2015. P146〜P150

◆過去5年間に出題された関連問題
　　［31回−午前−問題62］　　［32回−午後−問題59］　　　［34回−午後−問題54］
　　［35回−午後−問題55］

[３６回－午前－問題５６] 図のようなアンテナはどれか。(医用電気電子工学)

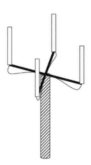

1. ロッド
2. アダプティブアレイ
3. 八　木
4. パラボラ
5. ダイポール

◆キーワード

無線通信　アンテナ

◆正答率

10%

◆解　説

　問題文中の図のアンテナはアダプティブアレイアンテナとよばれ、希望信号に対しては受信電力が最大になり、干渉信号に対しては受信しないといったように、アンテナの指向性を環境に応じて電気的に制御できる。指向性を電波の環境に合わせて動的に変化させることができるため、移動体通信のアンテナとして使用される。

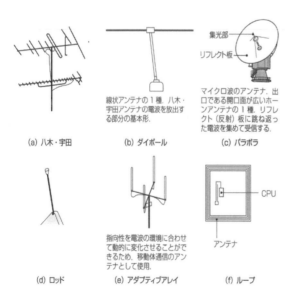

(a) 八木・宇田　　(b) ダイポール　　(c) パラボラ

線状アンテナの１種．八木・宇田アンテナの電波を放出する部分の基本形．

集光部
リフレクト板
マイクロ波のアンテナ．出口である開口面が広いホーンアンテナの１種．リフレクト（反射）板に跳ね返った電波を集めて受信する．

(d) ロッド　　(e) アダプティブアレイ　　(f) ループ

指向性を電波の環境に合わせて動的に変化させることができるため，移動体通信のアンテナとして使用．

CPU
アンテナ

(中島章夫ほか　編：臨床工学講座　医用電子工学　第２版. 医歯薬出版. 2015. P230　図15－24 より引用)

　無線を使った通信には、送受信用にさまざまな種類のアンテナが用いられる。アンテナの形状は、電波の周波数と指向性によって決まる。テレビ用 VHF や UHF、アマチュア無線には八木・宇田アンテナやダイポールアンテナ

が用いられている。衛星を用いたマイクロ波帯域以上の電磁波には、おわん型のパラボラアンテナが用いられている。これら八木・宇田アンテナやパラボラアンテナは、決まった方向からの電波をとらえるのに適して（指向性に優れて）いるが、携帯電話や車などの移動中の通信では電波はあらゆる方向からきて、あらゆる方向へ発信するため、棒タイプのロッドアンテナが用いられている。その他、RFID で用いられているループ状アンテナなどがある。

【正解　2】

＜文　献＞
中島章夫ほか　編：臨床工学講座　医用電子工学　第2版. 医歯薬出版. 2015. P 229～P230

◆過去5年間に出題された関連問題
　［35回－午前－問題56］

1. 154
2. 1E4
3. 220
4. 244
5. 340

◆キーワード

16進数

◆正答率

90%

◆解　説

　16 進数は 0 から 9 の数字と A から F のアルファベットの組み合わせで表され、アルファベットはそれぞれ A＝10、B＝11、C＝12、D＝13、E＝14、F＝15 に対応する。問題の 2 つの 16 進数の和は、10 進数に変換してから計算し、その後、16 進数に戻すとよい。16 進数から 10 進数への変換は位取り記数法を用いる。これは各桁の値とその桁の重みを掛け、すべての桁を足し合わせて求める方法で、問題で与えられた B8 (16) と 9C (16) は下記の通り計算する。

$$B8_{(16)} = 11 \times 16^1 + 8 \times 16^0$$
$$= 176 + 8$$
$$= 184_{(10)}$$

$$9C_{(16)} = 9 \times 16^1 + 12 \times 16^0$$
$$= 144 + 12$$
$$= 156_{(10)}$$

よって、$B8_{(16)} + 9C_{(16)} = 184_{(10)} + 156_{(10)}$
$$= 340_{(10)} \text{ となる。}$$

　答えは 16 進数で表すため、10 進数 $340_{(10)}$ を 16 進数に変換する。10 進数から 16 進数の変換は連除法を用いる。連除法は、変換対象の 10 進数を 16 で割ったときの商をさらに 16 で割るという計算を、商が 0 になるまで繰り返していく方法である。割ったときに順次得られた余りが 16 進数の各桁の数字となる。このとき、上位の桁と下位の桁に気をつける。

```
        16 ) 340        余り
        16 )  21  ・・・ 4    ↑  下位の桁
        16 )   1  ・・・ 5    |
商が0になるまで16で割る →  0  ・・・ 1    |  上位の桁
```

よって、答えは 154 (16)

【正解　1】

＜文　献＞
戸畑裕志ほか　編：臨床工学講座　医用情報処理工学　第2版. 医歯薬出版. 2019. P15〜P19

◆過去5年間に出題された関連問題

［３１回－午前－問題６１］　　［３１回－午後－問題６０］　　［３２回－午前－問題６０］

［３４回－午前－問題６１］　　［３４回－午後－問題５９］　　［３５回－午前－問題５７］

［３６回－午前－問題５８］　USB Type-C のポート形状はどれか。（医用電気電子工学）

1.

2.

3.

4.

5.

◆キーワード

入出力インターフェース　USB

◆正答率

80%

◆解　説

　コンピュータ本体と周辺機器を接続するための規格をインターフェースという。用途に合わせてさまざまなものがあり、コネクタの形状やデータ転送の方式などが定められている。なかでも USB（Universal Serial Bus）が幅広く利用されており、その用途に応じて Type-A、B、C がある。

1. LAN（RJ-45）：ネットワークに有線で接続するためのコネクタで、LAN ポートともよばれている。
2. USB Type-A：キーボードやマウス、各種の周辺装置などに使用される標準的なコネクタである。
3. USB Type-B：角が削られた六角形をしている。主にプリンターやスキャナー、外付けの HDD（ハードディスクドライブ）との接続に使用されるコネクタである。
4. USB Type-C：平らで楕円形の形状をしている。上下対称で向きを気にせずに接続でき、高速データ転送や大容量給電も備える。最近ではスマートフォンやタブレット端末、ノート PC など多くのデバイスで採用されている。
5. DVI-D（Digital Visual Interface - Digital）：デジタル映像データを転送するためのコネクタである。

【正解　4】

＜文　献＞

戸畑裕志ほか　編：臨床工学講座　医用情報処理工学　第 2 版. 医歯薬出版. 2019. P80～P83

◆過去５年間に出題された関連問題

［３１回－午前－問題５８］

[３６回－午前－問題５９]　正しい組合せはどれか。（医用電気電子工学）

1.　オペレーティングシステム ──────── Safari
2.　アプリケーションソフトウェア──────── Android
3.　プログラミング言語 ──────── Python
4.　データベース管理システム ──────── JavaScript
5.　Web ブラウザ ──────── mySQL

◆キーワード

オペレーティングシステム（OS）　ソフトウェア　プログラミング言語

◆正答率

90%

◆解　説

　コンピュータを動かすためにはソフトウェアが必要であり、主にコンピュータ全体の制御・管理等を行うオペレーティングシステム（Operating System：OS）と、特定の作業を行うためのアプリケーションソフトウェア（応用ソフト）に大別される。OS には、Mac OS や Windows、Linux、UNIX、iOS、Android などがある。アプリケーションソフトには、ワープロソフトや表計算ソフト、プレゼンソフト、Web ブラザソフト、電子メールソフトなどがある。また、ソフトウェアはプログラムという形で定義されており、さまざまなプログラミング言語で記述されている。たとえば、事務処理用言語として COBOL や、科学計算用言語として FORTRAN、汎用アプリケーション開発言語として C、C++、C♯、Basic、Java、Python 等があり、Web アプリケーション開発言語として PHP や JavaScript 等がある。

1.　Safari：Apple 社が開発・配布している Web ブラウザソフトである。
2.　Android：Google 社が開発しているスマートフォンやタブレット端末などに使用される OS である。
3.　Python：アプリや AI（人工知能）開発などさまざまな開発に対応できるプログラミング言語である。
4.　JavaScript：動的な Web ページを作成することができるプログラミング言語である。
5.　mySQL：オープンソースのリレーショナルデータベース管理システムである。

【正解　3】

<文　献>

　戸畑裕志ほか　編：臨床工学講座　医用情報処理工学　第 2 版. 医歯薬出版. 2019. P85～P102

◆過去5年間に出題された関連問題

　[３１回－午前－問題５９]　　[３２回－午後－問題５７]

サーバとその役割との組合せで正しいのはどれか。（医用電気電子工学）

a. SMTP サーバ ——————————— Web アプリケーションの提供
b. DNS サーバ ——————————— ファイルの転送
c. FTP サーバ ——————————— ドメイン名の IP アドレスへの変換
d. Web サーバ ——————————— HTML ファイルの公開
e. DB サーバ ——————————— データベースの一元管理

1. a、b　　2. a、e　　3. b、c　　4. c、d　　5. d、e

◆キーワード

サーバ　クライアントサーバシステム　通信プロトコル

◆正答率

85%

◆解　説

　サーバとは、ネットワーク上で他のコンピュータ（クライアント）からの要求や指示を受け、データやサービスなどを返す役割を持つコンピュータやソフトウェアのことをいう。このようにクライアントはサーバに対してサービスを要求し、サーバはその要求を受け、サービスを提供するシステムをクライアント・サーバシステムという。これにより、Web ページの閲覧やメールのやりとりを行うことができ、求められる運用によってさまざまなサーバがある。また、ネットワークを介してコンピュータ同士が通信を行ううえでは、通信するデータの書式や送信・受信の手順を定めた約束事（規約）を守る必要があり、これを通信プロトコルという。

a. SMTP（Simple Mail Transfer Protocol）サーバ：電子メールを送信・転送するサーバである。
b. DNS（Domain Name System）サーバ：ドメイン名と IP アドレスの対応関係を管理するサーバである。
c. FTP（File Transfer Protocol）サーバ：ファイルを転送するサーバである。
d. Web サーバ：HTML（Hyper Text Markup Language）ファイルなど Web ページを構成するファイルを送信するサーバである。
e. DB（Data Base）サーバ：データベースとは、関連データを整理・統合し、クライアントによって検索・抽出・共有などの再利用をできるようにデータを一元管理したものである。これを提供するサーバが DB サーバである。

【正解　5】

<文　献>
戸畑裕志ほか　編：臨床工学講座　医用情報処理工学　第2版. 医歯薬出版. 2019. P4～P5、P160～P162

◆過去5年間に出題された関連問題
［31回－午後－問題59］　　［35回－午前－問題59］　　［35回－午後－問題59］

［３６回－午前－問題６１］　Web サイトに短時間に大量にアクセスし、過負荷を与えることでサービスを停止させるのはどれか。(医用電気電子工学)

1. DoS 攻撃
2. ランサムウェア
3. フィッシング
4. インジェクション攻撃
5. 標的型攻撃

◆キーワード

情報セキュリティ　脅威と脆弱性

◆正答率

78%

◆解　説

　情報システムに対する攻撃により、システムが運用不能になったり、サービスの提供ができなくなったりする。これらの攻撃は不正侵入や不正搾取を目的としたものと、サービス妨害を目的としたものに大別され、適切な対策が必要となる。

1. DoS (Denial of Service) 攻撃は、サーバに対して過剰なアクセスやデータを送信して、サーバに過負荷を与え、サービス低下もしくは停止を引き起こさせる攻撃のことである。
2. ランサムウェアは、感染したコンピュータ内のファイルデータ等を暗号化してアクセスを制限し、その制限を解除するために身代金 (Ransom) を要求するマルウェアである。身代金要求型ウイルスともいわれる。
3. フィッシングは、金融機関などを装った本物そっくりの偽りの Web ページに誘導し、カード番号や暗証番号を入力させることによりこれらの情報を盗む行為のことである。
4. インジェクション攻撃は、Web ページにある文字列の入力を受け付ける入力フォームなどに対して、不正な文字列を追加することでデータの改ざんや搾取を行う攻撃のことである。
5. 標的型攻撃は、対象の組織から重要な情報を盗むことなどを目的として、開封してしまうように巧妙に作り込まれたウイルス付きのメールを送る攻撃のことである。

【正解　1】

<文　献>

戸畑裕志ほか　編：臨床工学講座　医用情報処理工学　第２版. 医歯薬出版. 2019. P219～P239

◆過去５年間に出題された関連問題

［３１回－午前－問題６０］　　［３２回－午後－問題５８］　　［３３回－午後－問題５９］
［３４回－午後－問題５８］　　［３５回－午後－問題６０］

　a. システムを利用するためには医師の許可が必要である。

　b. 診療情報を印刷して保存することが規定されている。

　c. 透析支援システムは部門システムである。

　d. クラウド型の電子カルテシステムが認められている。

　e. 医師の指示はオーダエントリーシステムに記録される。

　1. a、b　　　2. a、e　　　3. b、c　　　4. c、d　　　5. d、e

◆キーワード

病院情報システム　電子カルテシステム

◆正答率

80%

◆解　説

　病院情報システムは、ネットワークを含めた病院内の総合的なコンピュータシステムであり、医事会計システムやオーダエントリーシステム、電子カルテシステム、各部門システムなど、広範囲なシステムを総称する。とくに診療情報などの医療情報を電子的に保存する場合には、以下の3つの要件（電子カルテの3原則）を満たすことが求められている。

　　真正性の確保：正当な人が記録し確認された情報に関し、第三者からみて作成の責任の所在が明確であり、かつ、故意または過失による、虚偽入力、書き換え、消去，および混同が防止されていること。

　　見読性の確保：電子媒体に保存された内容を、権限保有者からの要求に基づき必要に応じて肉眼で見読可能な状態にできること。

　　保存性の確保：記録された情報が法令等で定められた期間に渡って真正性を保ち、見読可能にできる状態で保存されることをいう。

　　　　　　　　　　　　（厚生労働省：医療情報システムを安全に管理するために、2009．より引用・抜粋）

　a. コメディカルのみが使用する部門システムの導入も進んできており、医師の許可は病院のポリシーなどにより、一概に必要であるとは限らない。

　b. 上記、電子カルテの3原則にある通り、必要に応じて肉眼で見読可能な状態であれば良いため、必ずしも印刷して保存する必要はない。

　c. 透析支援システムは、透析業務における部門システムである。これは電子カルテと連動し、患者の基本情報や透析記録、前回からの申し送り事項の表示など、透析業務を迅速かつ的確に行うための機能が備わっている。

　d. 電子カルテなど医療分野でのクラウドサービスは、厚生労働省より「診療録等の保存を行う場所について」の一部改正が通知されたことにより、上記の電子カルテの3原則を遵守することなど一定の要件を満たす場合に認められるようになっている。

　e. オーダエントリーシステムは、医師の指示（オーダ）を入力し、会計および各部門に伝えるシステムである。

【正解　1】

＜文　献＞

戸畑裕志ほか　編：臨床工学講座　医用情報処理工学　第2版．医歯薬出版．2019．P201〜P208

◆過去5年間に出題された関連問題

　該当なし

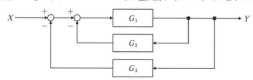

1. $\dfrac{G_1}{1+G_1G_2+G_2G_3}$

2. $\dfrac{G_1}{1+G_1G_2+G_1G_3}$

3. $\dfrac{G_1G_2}{1+G_1G_2+G_2G_3}$

4. $\dfrac{G_1G_2}{1+G_1G_2+G_1G_3}$

5. $\dfrac{G_1G_3}{1+G_1G_2+G_1G_3}$

◆キーワード

システムの入出力関係　伝達関数　ブロック線図

◆正答率

78%

◆解　説

　問題のブロック線図は、ネガティブフィードバック結合が入れ子構造となっている。全体の伝達関数は下図のような順序で、以下のように計算することができる。

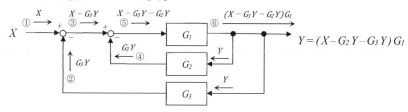

① 入力X　② 帰還G_3Y　③ 加え合わせ点により $X-G_3Y$　④ 帰還G_2Y　⑤ 加え合わせ点により $X-G_3Y-G_2Y$　⑥ $X-G_3Y-G_2Y$ とG_1の積

　上記の最終的な出力 $Y = (X-G_2Y-G_3Y)\,G_1$ の伝達関数(Y/X)について解く。

$$Y = (X-G_2Y-G_3Y)\,G_1 = XG_1-G_1G_2Y-G_1G_3Y \qquad Y+G_1G_2Y+G_1G_3Y = XG_1$$

$$Y(1+G_1G_2+G_1G_3) = XG_1$$

よって、伝達関数(Y/X)は、

$$Y/X = \frac{G_1}{1+G_1G_2+G_1G_3}$$

【正解　2】

<文　献>

嶋津秀昭ほか：臨床工学講座　医用システム・制御工学. 医歯薬出版. 2013. P89〜P94

◆過去5年間に出題された関連問題

[３１回－午前－問題５７]　　[３２回－午前－問題５７]　　[３３回－午前－問題５７]

[３４回－午後－問題６２]　　[３５回－午後－問題６２]

[３６回－午前－問題６４] 量規定換気でフロー 30L/分、換気回数 15 回/分、吸気呼気比 1：3 のとき、1 回換気量 [mL] はどれか。（生体機能代行装置学）

   1. 500
   2. 600
   3. 700
   4. 800
   5. 900

◆キーワード

量規定換気　1 回換気量　定常流ガス流量　設定吸気時間

◆正答率

89%

◆解　説

量規定換気方式における 1 回換気量は、定常流ガス流量（フロー）と設定吸気時間から次式を用いて求められる。

$$1 \text{回換気量 [L]} = \frac{\text{定常流ガス流量 [L／分]}}{60 \text{秒}} \times \text{設定吸気時間 [秒]}$$

定常流ガス流量 [L／秒] の算出

　1 分間に 30L の定常流が流れているため 1 秒あたりに変更すると、30L／60 秒＝0.5L／秒　となる。

設定吸気時間 [秒] の算出

　呼吸回数は 15 回／分であるため 1 回当たりの呼吸時間は、60 秒／15 回＝4 秒／回　となる。

　吸気：呼気比＝1：3 のため、4 秒／回の場合は吸気が 1 秒、呼気が 3 秒であり、設定吸気時間は 1 秒と算出される。

　したがって 1 回換気量は、0.5L／秒×1 秒＝0.5L　と求められ、選択肢の単位が「mL」であることから 500mL が正解となる。

【正解　1】

＜文　献＞

　廣瀬　稔ほか　編：臨床工学講座　生体機能代行装置学　呼吸療法装置　第 2 版. 医歯薬出版. 2022. P139

◆過去 5 年間に出題された関連問題

　[３１回－午前－問題６８]

　1．加温加湿器は患者吸気の湿度によって制御される。

　2．加湿器内の蒸留水は雑菌などの汚染に十分注意する。

　3．ヒータワイヤは吸気回路内の結露を防ぐ。

　4．ヒータワイヤのない回路は途中のウォータトラップが必要である。

　5．不十分な加湿は肺合併症の原因となる。

◆キーワード

　加温加湿器

◆正答率

　91%

◆解　説

　人工呼吸器本体より送り出されるガスは乾燥しているため、直接肺内に送気すると気道内が乾燥し線毛上皮細胞の障害や、喀痰の粘稠化、無気肺等が生じる。したがって、加温加湿器により回路内のガス温度を適温にし、湿度を保つ必要がある。

　一般の加湿方法は加温加湿器で滅菌蒸留水を 40〜60℃に加熱し、患者口元近辺で 32〜35℃付近にすることで、相対湿度 80〜95%、絶対湿度 30〜35mg/L 程度となる。

　加温加湿器より後の回路の結露防止のためにヒータワイヤを使用するが、ヒータワイヤを使用しない場合は結露水を一時的に貯留するウォータトラップが必要である。

　加湿器内の温度は体温に近いため、雑菌による汚染リスクがあり、取り扱う手技や管理が重要となる。

1．加温加湿器によって温度を管理し湿度を調整する。

【正解　1】

＜文　献＞

　廣瀬　稔ほか　編：臨床工学講座　生体機能代行装置学　呼吸療法装置　第 2 版. 医歯薬出版. 2022. P123〜
　　P126、P132〜133

◆過去５年間に出題された関連問題

　該当なし

[３６回－午前－問題６６]　減圧症とその治療について**誤っている**のはどれか。（生体機能代行装置学）

1. 長時間の深い深度での潜水作業後に発症する。
2. 組織内に溶解した酸素が気泡化することで発症する。
3. 神経症状、呼吸器症状、皮膚症状などを呈する。
4. 高気圧酸素治療により、不活性ガスの体外への排出を促進する。
5. 標準的治療方法は、約５時間の高気圧酸素治療である。

◆キーワード

減圧症　高気圧治療装置

◆正答率

21%

◆解　説

　減圧症とは、潜水などの高気圧環境下で組織内に溶解した**窒素**などの不活性ガスが、急激な減圧により血管内もしくは組織内で気泡化し、その結果、気泡自体により組織障害や、血管内気泡による塞栓症状を呈する。

　減圧症の症状は、**皮膚障害、関節痛、知覚・運動・膀胱直腸障害**の**脊髄神経症状、意識障害・痙攣・麻痺**などの**脳神経症状、胸痛、咳**などの**呼吸器症状**など多彩であり、発症時期も**潜水浮上直後、浮上後数時間経過後、浮上後数日後**と異なる場合がある。

　減圧症に対する治療において（軽症例を除いて）高気圧酸素治療は**絶対的適応**となる。高気圧下において**血液中の酸素分圧が上昇**し、**血液中の窒素など不活性ガスの分圧が減少する**ことで、組織内に移行した不活性ガスが比較的容易に血液中へ移行するため、**不活性ガスの体外排出**へと導くことができる。

　減圧症やガス塞栓症には複数の治療法があるが、代表的な治療法として米国海軍再生治療法6［US Navy Table6］があり、**最大圧力を 2.8ATA、治療時間を 285 分**で施行する。

2. 組織内に溶解した窒素などの不活性ガスが血管内や組織内で気泡化することで発症する。

【正解　2】

<文　献>

小野哲章ほか　編：臨床工学技士標準テキスト　第４版．金原出版．2022．P386〜P388

◆過去５年間に出題された関連問題

　該当なし

[３６回－午前－問題６７]　気管挿管中の患者の胸郭の動きに左右差が見られた。
　　疑われる原因はどれか。（生体機能代行装置学）
　　a.　片肺挿管
　　b.　気　胸
　　c.　呼吸回路の接続外れ
　　d.　気管チューブの食道挿管
　　e.　主気管支の痰づまり

　　1.　a、b、c　　　2.　a、b、e　　　3.　a、d、e　　　4.　b、c、d　　　5.　c、d、e

◆キーワード

患者アセスメント　気道管理　気管チューブ

◆正答率

　77%

◆解　説

　気管挿管を伴う人工呼吸管理中は、気管チューブを含む気道管理も重要となる。気管チューブの深さは、胸部 X 線写真で確認し、声門から気管分岐部の 10～13cm の位置とされており、気管分岐部を超えて肺側に深く挿入してしまうと、片肺換気となり酸素化に影響を及ぼす可能性があるため、胸郭の動きに左右差がないかも確認が必要である。口角部で気管チューブ本体にマーキングを行うことで、気管チューブのずれなどが起こりやすい口腔ケアや、体位変換、患者移動の際にも多職種で情報共有ができ安全性を確保しやすい。

　患者状態の把握には、バイタルサイン、呼吸パターン、呼吸リズムなどの所見が必要であり、視診、触診、聴診などにより呼吸状態のアセスメントを行い、左右差などの異常を発見する。

a.　左右一方に気管チューブが挿入されることで片肺のみの換気となり、結果左右差が認められる。
b.　左右一方の肺が気胸により収縮すると、収縮した肺は膨張できず、左右差が認められる。
c.　呼吸回路の離脱により、両肺に送気されなくなるため、胸郭は左右どちらとも上がらなくなる。
d.　気管チューブが食道に挿入されると、消化管に空気が貯留する。
e.　主気管支に喀痰が貯留し送気ガスが肺に送気されづらい状況下では、送気ガス量に対する肺コンプライアンスの左右差が出やすい。

【正解　2】

<文　献>

　廣瀬　稔ほか　編：臨床工学講座　生体機能代行装置学　呼吸療法装置　第 2 版. 医歯薬出版. 2022. P167～P168
　小野哲章ほか　編：臨床工学技士標準テキスト　第 4 版. 金原出版. 2022. P378～P379

◆過去５年間に出題された関連問題

　該当なし

[３６回－午前－問題６８] ハイフローシステムについて正しいのはどれか。（生体機能代行装置学）

  a. 加温加湿器は必要ない。

  b. F_IO_2 の上限は60％である。

  c. 解剖学的死腔の二酸化炭素の洗い出し効果がある。

  d. 装着しながら経口摂取を行うことができる。

  e. 慢性閉塞性肺疾患では在宅で使用できる場合がある。

  1. a、b、c   2. a、b、e   3. a、d、e   4. b、c、d   5. c、d、e

◆キーワード

酸素療法　ハイフローシステム　ハイフローセラピー

◆正答率

76％

◆解　説

　ハイフローシステムは、ハイフローセラピーやネーザルハイフローなどとよばれている。ハイフローセラピーは高流量で高濃度の酸素を鼻カニューラから投与し、**流量は30～60L**、酸素濃度は**21～100％**まで設定することが可能である。そのため、**鼻カニューラ**、**流量計**、**酸素ブレンダ**、**加温加湿器**で構成され患者にとって高流量下であっても、快適に安定した酸素濃度と流量を吸入することが可能である。

　ハイフローセラピーの効果には、主に以下の5項目がある。

  ① 死腔内二酸化炭素の洗い出し効果

  ② PEEP効果（PEEPは設定できない）

  ③ 肺胞リクルートメントの改善

  ④ 上気道抵抗の軽減により換気効率の増加による酸素化の向上

  ⑤ 加温加湿器により鼻腔粘膜乾燥に伴う疼痛を軽減し、線毛機能の維持

a. 乾燥したガスを送気しないために加温加湿器が必要である。

b. 酸素濃度は21～100％まで設定可能であり、上限は100％である。

c. 高流量での送気により死腔内二酸化炭素の洗い出し効果がある。

d. 鼻腔よりカニューラを装着するため会話や経口摂取、オーラルケアが可能である。

e. 高圧ガス供給設備が整っていない在宅での治療のために、装置内部にブロワーを搭載したものがある。

【正解　5】

＜文　献＞

　廣瀬　稔ほか　編:臨床工学講座　生体機能代行装置学　呼吸療法装置　第2版. 医歯薬出版. 2022. P77～P78、
　　P90

◆過去5年間に出題された関連問題

　　[３３回－午前－問題６４]

　　人工呼吸管理の災害時への対応として**誤っている**のはどれか。（生体機能代行装置学）

1. 常時から非常電源用コンセントに電源プラグを接続しておく。
2. 用手的換気装置の用意をしておく。
3. 医療ガス安全管理委員会に設備、配管の点検を依頼する。
4. 人工呼吸器の内部バッテリを優先して使用する。
5. 停電後の復電時には、サージ電流対策を講じる。

◆キーワード

災害対策　医療ガス　電源　用手的換気器具

◆正答率

80%

◆解　説

　患者が安全な環境にいるか確認しながら呼吸の継続を行い、人工呼吸器の緊急事態に対応しなければいけない。

　心停止と認められたら直ちに胸骨圧迫を施行し人を集める。人工呼吸器動作停止の原因として、電源供給の停止、医療ガス供給の停止がある。また呼吸回路の離脱は人工呼吸器が動作していても換気が停止する。まず用手的換気に切り替え安全を確保する。緊急時の備えとして①〜⑥が挙げられる。

　①人工呼吸器使用の際は非常用電源に接続し、常に充電しておく。

　②用手的換気装置などの必要物品をベッドサイドや所定の位置に常備し、常に使用できるように点検を行う。

　③用手換気手技など、緊急時対応についてスタッフトレーニング、シミュレーションを定期的に実施する。

　④人工呼吸器を使用している酸素配管アウトレットは2つ以上、および酸素流量計を確保する。

　⑤学会指針などを参考に院内の安全管理マニュアルを整備しておく。

　⑥非常電源設備や医療ガス設備など災害時に備えて病院、施設全体での定期点検、保守管理を実施し記録を残す。

1. 非常電源用コンセントに接続し使用する。使用後も常に充電しておく。
2. バックバルブマスクやジャクソンリースの準備をしておく。これらの用具に不備がないか点検も行う。
3. 病院、施設内に医療ガス安全管理委員会を設け、災害時に備えて定期的に点検や保守管理を行う。
4. 電源供給の停止がなければ、電源供給源からの使用を検討し、内部バッテリは電源トラブル時に備える。
5. サージ電流とは、停電からの復帰時に電気回路などに定常状態を超えて発生する高電圧とこれに伴う大電流をいう。停電時に商用交流電源回路に接続したままバッテリー駆動している機器では、サージ電流による誤動作や装置破損を考慮する。

【正解　4】

<文　献>

　小野哲章ほか　編：臨床工学技士標準テキスト　第4版. 金原出版. 2022. P383〜P384

　日本臨床工学技士会：医療スタッフのための人工呼吸療法における安全対策マニュアル Ver.1.10

　日本呼吸療法医学会：人工呼吸器安全使用のための指針　第2版. 人工呼吸. 2011：28：210-25

　日本臨床工学技士会：医療機器の停電対応マニュアル（2013 年度版）

◆過去5年間に出題された関連問題

　該当なし

膜型人工肺について正しいのはどれか。（生体機能代行装置学）

a. 人工肺は血液ポンプの入口側に接続する。

b. ガス流量を増やすと二酸化炭素除去量は減少する。

c. 外部灌流型は内部灌流型より血液の圧損失が高い。

d. 均質膜は貫通孔をもたない。

e. 血漿漏出によるガス交換能低下時は人工肺を交換する。

1. a、b　　2. a、e　　3. b、c　　4. c、d　　5. d、e

◆キーワード

膜型　構造　灌流方式　膜の材質

◆正答率

87%

◆解　説

　　膜型人工肺は、ガス透過膜を介してガス交換を行い、静脈血の酸素加および二酸化炭素の除去を行う。ガス交換効率、圧力損失の観点から、現在はほぼすべて**外部灌流**タイプとなっている。ガス交換膜の種類としては**多孔質膜、複合膜、非対称膜、均質膜**がある。多孔質膜は長時間の使用で膜表面が親水化し、体外循環による血液性状の変化により血漿の表面張力が低下することで肺の微小孔から血漿成分が漏れ出しガス交換能が低下し、人工肺の交換が必要になる場合がある。

　　動脈血酸素分圧（PaO_2）は吹送ガスの酸素濃度（FiO_2）と比例関係にあり、吹送ガスの酸素濃度の増減でPaO_2の調節ができる。動脈血二酸化炭素分圧（$PaCO_2$）は吹送ガスの流量と負の比例関係があり、酸素流量を上昇させれば低下する。

a. 膜型人工肺は血液ポンプの出口側に接続する。

b. ガス流量を増やすと二酸化炭素除去量は増加する（$PaCO_2$が下がる）。

c. 外部灌流型は、狭い中空糸内部に血液を灌流させる内部灌流型より圧力損失が低い。

d. 均質膜は貫通孔をもたない。均質膜として用いられているのは、気体透過係数が高いシリコーンのみである。

e. 血液漏出によるガス交換能の回復には人工肺の交換が必要である。

【正解　5】

＜文　献＞

　　見目恭一ほか　編：臨床工学講座　生体機能代行装置学　体外循環装置　第2版. 医歯薬出版. 2023. P34～P45

◆過去5年間に出題された関連問題

　　［３１回－午後－問題６９］　　［３２回－午後－問題７０］　　［３４回－午後－問題６９］

［３６回－午前－問題７１］　人工心肺を用いた体外循環に伴う生体の変化について正しいのはどれか。（生体機能代行装置学）

a. 補体系が活性化する。
b. 血小板数が減少する。
c. リンパ球数が減少する。
d. 血中抗利尿ホルモンが減少する。
e. 血中ブラジキニンが減少する。

1. a、b、c　　　2. a、b、e　　　3. a、d、e　　　4. b、c、d　　　5. c、d、e

◆キーワード

血液成分の変動　内分泌系の変動　免疫系の変動

◆正答率

64%

◆解　説

　人工心肺を用いた体外循環において、全身循環は非生理的な状態に陥る。これに対して生体はさまざまな反応を示し、非生理的な状況に適合するように働く。人工心肺は定常流であるため、血行動態は体温、酸塩基平衡、血液希釈、循環血液量、心機能、血管作動性物質などにより大きな影響を受けるが、循環、呼吸、血液の諸条件を人為的に調整することで非生理的な状況を補うことができる。

a. 体外循環により補体系が活性化する。活性化の経路には古典経路と副経路があるが、体外循環での補体活性では異物接触で誘導される alternate pathway が主になる。
b. 溶血と同様の理由による損傷や希釈、さらに不着（一次凝集）や二次凝集により、血小板数は体外循環中に30%〜50%減少するとされている。
c. 体外循環中リンパ球数は著明に減少するため、顆粒球の分画は96〜98%を占めるほどになる。
d. 血液希釈によるカテコラミン濃度低下、定常流などにより体外循環中は増加し、その後も高値を示す。
e. 血液の異物接触によりカリクレイン系が賦活化され、ブラジキニンを遊離するためブラジキニンは増加する。

【正解　1】

<文　献>

小野哲章ほか　編：臨床工学技士標準テキスト　第４版. 金原出版. 2022. P406〜P410
見目恭一ほか　編：臨床工学講座　生体機能代行装置学　体外循環装置　第２版. 医歯薬出版. 2023. P106〜P118

◆過去５年間に出題された関連問題

［３２回－午後－問題７１］　　［３３回－午後－問題７１］　　［３４回－午後－問題７０］

[３６回－午前－問題７２]　人工心肺を用いた体外循環について**誤っている**のはどれか。（生体機能代行装置学）

1. 体重あたりの適正灌流量は小児では成人に比べて多い。
2. 血液希釈により末梢血管抵抗は低下する。
3. 低体温により血中酸素溶解度は低下する。
4. 低体温によりヘモグロビンの酸素結合力が高くなる。
5. 低体温により血液粘稠度は上昇する。

◆キーワード

適正灌流　血液希釈　体温コントロール　末梢血管抵抗

◆正答率

44%

◆解　説

　適正灌流量は、体温が低下するほど低くなり、体が大きくなるほど体表面積あたりの流量は減少する。一般に28℃前後の中等度低体温では、成人で2.3〜2.5L/分/m²、小児で2.4〜2.6L/分/m²、乳児で2.4〜3.0L/分/m²が適正灌流量として採用されている。

　また、通常の開心術では**血液希釈法**が用いられている。Ht（ヘマトクリット）を37%から20%まで下げると血液粘稠度は40%減少し、灌流量が変わらないとすると血管抵抗を40%減らすことができる。

　さらに、低体温により動脈圧、脈拍数ともに減少し、**末梢血管抵抗**は軽度低体温以下になると急激に増大する。血液粘性抵抗は体温が下がるにつれて増大し、細動脈収縮とあわせて臓器血流を減少させる。

1. 小児は成人と比較して基礎代謝が高いため、成人よりも体重あたりの灌流量を多くする必要がある。
2. 血液希釈により末梢血管抵抗は減少する。これによって腎臓、消化管、肝臓、皮膚など血流再配分の影響を受ける臓器での虚血障害が軽減できると考えられている。
3. 血中への酸素溶解度は体温の低下により増加する。
4. 低体温によりヘモグロビンと酸素の結合能力が高まり、酸化ヘモグロビンが多くなる。
5. 血液粘稠度は体温が下がるにつれ上昇し、細動脈収縮とあわせて臓器血流量を減少させる。

【正解　3】

<文　献>

　小野哲章ほか　編：臨床工学技士標準テキスト　第4版. 金原出版. 2022. P406〜P410

　見目恭一ほか　編：臨床工学講座　生体機能代行装置学　体外循環装置　第2版. 医歯薬出版. 2023. P106〜
　　P118

◆過去５年間に出題された関連問題

　［３１回－午前－問題７１］　　［３２回－午後－問題７２］　　［３４回－午前－問題７０］
　［３４回－午前－問題７１］

[３６回－午前－問題７３]　人工心肺を用いた体外循環について正しいのはどれか。（生体機能代行装置学）

1. ヘパリンは送血管および脱血管の挿入が完了した後に投与する。
2. ACT（活性化凝固時間）は 150〜250 秒に維持する。
3. 目標とする至適灌流量が得られた状態を完全体外循環という。
4. 血液希釈限界はヘモグロビン 10g/dL である。
5. 復温灌流中には送脱血温の温度較差を 10℃以内とする。

◆キーワード

抗凝固　至適灌流量　血液希釈の程度　体温コントロール

◆正答率

80%

◆解　説

　人工心肺回路内での血液凝集を防ぐことを目的として、送脱血カニューレの挿入前に 200〜300U/kg 程度のヘパリンが患者へ投与される。**ACT（活性化凝固時間）**が 400 秒を超えたことを確認後、送血管および脱血管が挿入される。体外循環中の ACT は 400〜480 秒以上となるように管理する。

　心臓と人工心肺の両方で血液循環を維持している状態を**部分体外循環**、血液循環のすべてが人工心肺によって維持されている状態を**完全体外循環**という。

　無輸血手術、使用血液を節減する目的で**血液希釈**を行うが、過度の血液希釈は間質への水分の漏出や高度の組織浮腫を助長するため Ht 20%、Hb 7.0g/dL が**希釈限界**とされている。

　血液温度が上昇しすぎると**タンパクの変性**を生じるため、加温時には冷温水槽の水温が 42℃を超えないようにして、急速な加温は避け、血液と温水の温度較差が 10℃以内に収まるようにする。

1. ヘパリン投与後、ACT が 400 秒を超えたことを確認後、送血管および脱血管が挿入される。
2. 体外循環中は ACT が 400〜480 秒以上となるように管理する。
3. 血液循環のすべてが人工心肺によって維持されている状態を完全体外循環という。
4. 血液希釈限界は、Ht20%、Hb7.0g/dL とされている。
5. 復温時、送血温と脱血温の温度較差は 10℃以内として、温水の温度が 42℃を超えないよう注意する。

【正解　5】

<文　献>
小野哲章ほか　編：臨床工学技士標準テキスト　第 4 版. 金原出版. 2022. P405〜P414
見目恭一ほか　編：臨床工学講座　生体機能代行装置学　体外循環装置　第 2 版. 医歯薬出版. 2023. P143〜P168

◆過去５年間に出題された関連問題
　　[３４回－午後－問題７２]　　[３４回－午後－問題７３]

[３６回－午前－問題７４] 開心術における心筋保護について正しいのはどれか。（生体機能代行装置学）

1. 心筋保護液において血液添加は不可欠である。
2. 逆行性心筋保護液注入圧は 30mmHg 以上とする。
3. 心臓の常温虚血時間の安全限界は 5 分未満である。
4. 低温によって心筋酸素消費量は低下する。
5. 高度大動脈弁閉鎖不全症例では大動脈基部から心筋保護液を注入する。

◆キーワード

心筋保護の目的と意義　心筋保護液の種類　心筋保護液の注入

◆正答率

94%

◆解　説

　心臓外科手術では、**心拍動の停止および無血視野の確保**が必要となる。心拍動停止により冠動脈への血流が停止するため、心筋の障害を最小限に抑える目的で、種々の心筋保護法が考案されてきた。心筋保護の目的は、各施設により異なるが、以下の 6 つが基本原則となる。

①化学的心停止（高カリウム、低ナトリウム）
②低温（心筋酸素消費量減少）
③エネルギー生成に必要な器質の供給（好気性エネルギー産生の維持、嫌気性エネルギー産生の促進、細胞エネルギーの温存）
④適切 pH のコントロール
⑤細胞膜の安定化
⑥心筋浮腫の予防

心筋保護液の種類：晶質性心筋保護液（細胞内液型、細胞外液型）、血液添加心筋保護液
心筋保護液の注入法：順行性灌流法（大動脈起始部からの注入）
　　　　　　　　　　選択的灌流法（冠動脈口からの注入）
　　　　　　　　　　逆行性灌流法（冠静脈洞からの注入）

1. 心筋保護液には、血液を含まない晶質性心筋保護液（細胞内液型、細胞外液型）と血液添加心筋保護液がある。
2. 灌流圧が 40mmHg 以上になると冠静脈損傷、心筋出血、浮腫の危険があるため 30mmHg 以下が望ましい。
3. 常温における心筋虚血の安全限界は 30 分未満とされている。
4. 心筋温を 10℃低下させると酸素消費量は 1/2 になるといわれている。
5. 大動脈弁置換症例や大動脈切開を伴う症例では、大動脈遮断後大動脈起始部を切開し、冠動脈口に直接カニューレを挿入し心筋保護液を灌流する。

【正解　4】

＜文　献＞

　見目恭一ほか　編：臨床工学講座　生体機能代行装置学　体外循環装置　第 2 版. 医歯薬出版. 2023. P129〜
　　P141

◆過去５年間に出題された関連問題

　［３１回－午後－問題７３］　　［３２回－午後－問題７３］

[３６回－午前－問題７５]　血液透析によって積極的に除去すべき血中の物質はどれか。（生体機能代行装置学）

  a. クレアチニン

  b. 尿　素

  c. β_2-ミクログロブリン

  d. 重炭酸

  e. ヘモグロビン

  1. a、b、c　　　2. a、b、e　　　3. a、d、e　　　4. b、c、d　　　5. c、d、e

◆キーワード

体内不要物質・過剰水分の除去

◆正答率

99%

◆解　説

　血液透析は、患者の血液を体外循環させてダイアライザに灌流し、拡散・限外濾過・吸着などの原理によって、血液中の老廃物（尿素窒素、クレアチニン、尿酸、β_2-ミクログロブリン他）の除去や電解質の調節、余剰水分などの除去を行う治療法である。

a. クレアチニン（Cr）は、筋肉活動時のエネルギー源であるクレアチンの最終代謝産物である。尿中に排出する物質であるため、腎機能が低下すると体内に蓄積される。分子量は113の小分子量物質であるため、血液透析では主に拡散によって除去される。

b. 尿素は食事等で摂取された蛋白の最終代謝産物であり、血液検査では窒素と結合した尿素窒素（BUN）として測定されている。分子量は60の小分子量物質で、血液透析では主に拡散によって除去される。

c. β_2ミクログロブリンは、分子量11,800の大分子量物質で、長期透析患者の合併症である透析アミロイドーシスの前駆蛋白である。日本透析医学会では、血液浄化器（中空糸型）機能分類において、β_2-ミクログロブリンクリアランスを性能基準の一つとして用いている。

d. 腎不全では代謝性アシドーシスで重炭酸イオンが低下しており、透析液側から補給して酸塩基平衡を是正する必要がある。

e. 腎不全では内因性エリスロポエチン欠乏により貧血症状を呈するため、ヘモグロビンは除去対象にはならない。腎性貧血に対する治療の介入が必要となる。

【正解　1】

＜文　献＞

　竹澤真吾ほか：臨床工学講座　生体機能代行装置学　血液浄化療法装置　第2版. 医歯薬出版. 2019. P33～P52

　渡邊信行ほか：透析ケア（15巻12号）みんなで考えよう！患者に適した血液浄化療法と透析量　血液浄化による除去物質. メディカ出版. 2009. P1203～P1207

　日本透析医学会：維持血液透析ガイドライン　血液透析処方. 日本透析医学会雑誌46（7）. 2013. P587～P632

　川西秀樹：新たな中分子量物質分類と血液浄化法の位置づけ. 日本透析医学会雑誌55（9）. 2022. P509～P514

◆過去5年間に出題された関連問題

　［３４回－午前－問題７４］

[３６回－午前－問題７６] オンライン HDF の特徴として**誤っている**のはどれか。（生体機能代行装置学）

1. 透析装置から送られた透析液の一部を置換補充液として使用する。
2. 浄化器としてヘモダイアフィルタを使用する。
3. 清浄化された透析液の利用が前提である。
4. 前希釈法に比べ後希釈法では大量置換が可能である。
5. 同条件の血液透析に比べ浄化器に流れ込む透析液流量は減少する。

◆キーワード

オンライン HDF　ヘモダイアフィルタ　透析液清浄化　前希釈法　後希釈法

◆正答率

85%

◆解 説

　オンライン HDF は、透析液供給装置で作成した透析液を置換補充液として使用することから、HD より透析液の清浄化が求められるため ETRF（エンドトキシン捕捉フィルタ）の設置が必須となっている。置換液の補充方法には、ヘモダイアフィルタ通過前に血液中に補充する前希釈法と通過後に補充する後希釈法があるが、オンラインHDF では大量置換が可能な前希釈法が主流となっている。

1. 透析装置から送られた透析液の一部を置換補充液として使用する。
2. オンライン HDF では、血液浄化器としてダイアライザではなくヘモダイアフィルタが使用される。
3. オンライン HDF では、透析液を置換補充液として直接血液中に注入することから、清浄化された透析液の利用が前提である。
4. 後希釈法では、血液がヘモダイアフィルタを通過した後に置換液で希釈することから、前希釈法より拡散効率が高い一方で、血液濃縮率が高くなるため使用する置換液量に上限がある。前希釈法ではヘモダイアフィルタ通過前に置換液を補充するため、前希釈法のほうが大量置換が可能である。
5. ヘモダイアフィルタに流れ込む前の透析液の一部を補充液として血液入口に灌流しているため、同条件の HD に比べヘモダイアフィルタに流れ込む透析液流量は減少する。

【正解　4】

<文 献>

竹澤真吾ほか：臨床工学講座　生体機能代行装置学　血液浄化療法装置　第 2 版. 医歯薬出版. 2019. P84～P85
日本透析医学会：わが国の慢性透析療法の現況. 日本透析医学会雑誌 55（12）. 2022. P665～P723
友　雅司：人工腎臓（血液透析、血液透析濾過の現状と将来展望）. 医工学治療 34（3）. 2022. P170～P174
鶴島宏祐ほか：血液透析濾過（HDF）とは？. 透析ケア 28（10）. 2022. P20～P24
日本透析医学会：2016 年版 透析液水質基準. 日本透析医学会雑誌 49（11）. 2016. P697～P725

◆過去５年間に出題された関連問題

[３１回－午前－問題７４]　　[３２回－午後－問題７５]

[３６回－午前－問題７７] 親水化剤としてポリビニルピロリドン（PVP）を含有し、非対称構造をもつ透析膜はどれか。（生体機能代行装置学）

a. セルローストリアセテート（CTA）
b. ポリスルフォン（PS）
c. ポリエーテルスルフォン（PES）
d. ポリエステル系ポリマーアロイ（PEPA）
e. ポリメチルメタクリレート（PMMA）

1. a、b、c　　2. a、b、e　　3. a、d、e　　4. b、c、d　　5. c、d、e

◆キーワード

膜　ポリビニルピロリドン（PVP）　合成高分子膜

◆正答率

87%

◆解説

　血液浄化に用いる透析膜（濾過膜）は、天然素材のセルロース系膜および石油由来の合成高分子膜に大別され、膜の物理構造は、均質膜および非対称性膜に大別される。また、合成高分子膜であるポリスルフォン（PS）、ポリエーテルスルフォン（PES）、ポリエステル系ポリマーアロイ（PEPA）は、疎水性材料のため水溶性のポリビニルピロリドン（PVP）を添加して親水化処理を行っている。PVP は膜表面から溶出することが知られており、PVP による生体への影響を避けるためには、プライミング時の十分な洗浄が重要である。

a. CTA 膜は天然素材のセルロース系膜のため親水性が高く、PVP は含有されていない。均質膜と非対称構造膜もある。
b. PS 膜は疎水性のため PVP を含有している。
c. PES 膜は PS 膜に似た化学構造を有する疎水性膜であり、PVP を含有しているが、PS 膜に比べ含有量が少ない。
d. PEPA 膜は PES とポリアレート（PAR）の２種類の高分子材料からなる疎水性膜であり、親水性 PEPA 膜は PVP を含有している。
e. PMMA 膜は均質膜であり、PVP は含有していない。

【正解　4】

<文　献>

木口崇彦ほか：腎と透析 92 巻増刊号．腎代替療法のすべて 透析膜・濾過膜－材質と意義．東京医学社．2022．P161～P166

山下明泰：特集「血液浄化器：軌跡と展望」．血液浄化器－膜素材．人工臓器49巻1号．2020．P40～P44

◆過去５年間に出題された関連問題

　該当なし

[３６回－午前－問題７８] 糖尿病を原疾患とする患者が血液透析を受けている。ドライウェイトは 60kg であり、4 時間で 4L の除水を行っている。開始時 140/90mmHg であった血圧が、透析 3 時間後に 80/50mmHg となった。

　このときの対応として正しいのはどれか。（生体機能代行装置学）

1. 頭部挙上
2. 除水速度増加
3. 降圧薬の内服
4. 透析液加温
5. 生理食塩液の投与

◆キーワード

患者管理　治療中の管理　透析低血圧

◆正答率

76%

◆解　説

　透析低血圧は、透析中に収縮期血圧が 20 mmHg 以上、あるいは平均血圧が 10 mmHg 以上低下して症状を伴う場合と定義されている。透析間の体重増加は、中 1 日で 3%、中 2 日で 5〜6%以下に管理すべきとされており、ドライウェイトから大幅に体重増加し過剰な除水を行うと、循環血液量の低下に伴う血圧低下を引き起こすことがある。透析中の血圧低下時の対応としては、下肢の挙上や生理食塩水の投与、除水速度低下などが挙げられる。

1. 血圧低下時は頭部への血液循環を確保するため下肢を挙上することがあるが、下肢の末梢循環不全に注意が必要である。
2. 除水速度増加は、血圧低下を助長するため不適切である。血圧低下時は、除水速度低下を検討する。
3. 降圧薬の内服は、血圧低下を助長するため不適切である。
4. 透析液温度を上げても血圧低下の対応とはならない。血圧低下の原因によっては逆に低温透析液法を用いる場合があるが、本症例は過剰な除水による循環血液量の低下が血圧低下の要因と考えられるため、大きな効果は望めない。
5. 循環血液量の低下に伴う血圧低下において、最も適切な対応の一つである。

【正解　5】

<文　献>

熊谷天哲ほか：SERIES 臨床高血圧 125 周年〜論点の整理と将来展望．Therapeutic Research vol.42．no.8．2021．P537〜P541

日本透析医学会：血液透析患者における心血管合併症の評価と治療に関するガイドライン．日本透析医学会雑誌 44（5）．2011．P363〜P368

◆過去５年間に出題された関連問題

［３３回－午前－問題７７］

◆キーワード

腹膜透析療法　特徴と合併症

◆正答率

96%

◆解　説

　CAPD（持続携行式腹膜透析）は腹腔内に透析液を貯留し、腹膜を介して老廃物の除去を行う治療法である。貯留した透析液は3〜4回／日の頻度で交換する。HD のように定期的な通院が不要であるほか、体外循環を要しないためバスキュラーアクセスも不要で、循環動態への影響も少ない。一方、単位時間当たりの透析効率は HD より低いが、溶質の濃度変化が緩徐であり不均衡症状は起こりにくいなどの利点もある。

　また、HD のように機械的な圧力による除水ができないため、高い浸透圧の透析液を用いることで浸透現象を利用して除水を行っている。浸透圧物質にはブドウ糖またはイコデキストリンが用いられている。

a. CAPD で腹腔内に貯留する透析液は1回当たり 2L 程度であり、大量の透析液を用いる HD に比べて拡散効率が低いため、小分子溶質の除去能は劣る。

b. CAPD は体外循環を必要とせず、除水速度も緩徐であることから、HD に比べて循環系への影響が少ない。

c. CAPD は持続的で緩徐な溶質除去を行っているため、HD に比べて不均衡症状が起こりにくい。

d. 自身の腹膜を利用する治療であり、長期的治療により腹膜硬化症の発症率が高くなることから、一般的には5〜8年程度で他の腎代替療法への移行が検討される。

e. 腹膜透析液は高濃度のブドウ糖により浸透圧を高めているため、ブドウ糖が経腹膜的に拡散し、血液中に吸収されることで、HD に比べて糖負荷量が多くなる。

【正解　3】

<文　献>

井尾浩章ほか：腹膜透析（PD）とは？．透析ケア 28（10）．2022．P33〜P38

池田雅人ほか：腹膜透析（PD）を勧める際の注意点とメリット　PD はどこまで継続可能か．腎と透析 89（10）．2020．P569〜P571

平松　信：特集：腹膜透析（PD）の未来　腹膜透析の歴史と将来への展望．日本透析医学会雑誌 50（11）．2017．P677〜P683

◆過去5年間に出題された関連問題

［３１回－午後－問題７５］　　［３５回－午前－問題７９］

[３６回－午前－問題８０]　物体を水平面から 60° の角度で斜め上方に初速 30m/s で射出した。最高点に達したときの速さ［m/s］はどれか。

ただし、空気抵抗は無視できるものとする。(医用機械工学)

1.　0
2.　15
3.　15 $\sqrt{2}$
4.　15 $\sqrt{3}$
5.　30

◆キーワード

位置、速度、加速度　斜方投射

◆正答率

39%

◆解　説

　物体を 60° の角度で上方に投射した場合、図に示すように鉛直方向には等加速度運動、水平方向には等速度運動となる。鉛直方向には、垂直投げ上げと同様な運動を行うため、重力加速度によって徐々に速度が遅くなり、最高点に達した後に下向きに加速する。よって、最高点に達すると垂直方向の速度は 0 となり、水平方向の速度のみが存在することとなる。

　水平方向の初速度は、$30 \times \cos 60° = 15$ ［m/s］で、空気抵抗を無視できる場合は、水平面に落下するまでこの速度を維持する。

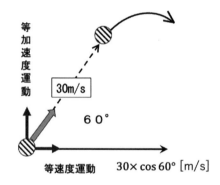

【正解　2】

<文　献>

　嶋津秀昭ほか：臨床工学講座　医用機械工学　第 2 版. 医歯薬出版. 2020. P20～P25

◆過去5年間に出題された関連問題

［３１回－午前－問題８１］

[３６回－午前－問題８１]　内直径 10mm の円管の中を動粘度 4×10^{-6} m²/s の流体が速度 1m/s で流れている
ときのレイノルズ数はどれか。

ただし、動粘度は、粘度/密度である。（医用機械工学）

1.　　40
2.　250
3.　400
4.　2500
5.　4000

◆キーワード

レイノルズ数　乱流　層流

◆正答率

83%

◆解　説

レイノルズ数は慣性力と粘性力との比で定義される無次元量［－］であり、層流や乱流などの流れの状態を特徴
づけること、また、流れの相似性を説明することが可能となる。

レイノルズ数は次式のように定義される。ここで、ρ［kg/m³］は密度、V［m/s］は流速、D［m］は管の直径、
μ［Pa・sec］は粘度である。

$$Re = \frac{\rho V D}{\mu}$$

動粘度 ν［m²/s］（粘度/密度）を用いると、上式は以下のように表すことができる。

$$Re = \frac{V D}{\nu}$$

内直径 10［mm］の円管内を動粘度 4×10^{-6}［m²/s］の流体が速度 1［m/s］で流れているときのレイノルズ
数は、

$$\frac{1 \times 10 \times 10^{-3}}{4 \times 10^{-6}} = 2500$$

となる。

【正解　4】

<文　献>

嶋津秀昭ほか：臨床工学講座　医用機械工学　第２版. 医歯薬出版. 2020. P96

◆過去５年間に出題された関連問題

[３２回－午後－問題８３]　　[３４回－午前－問題８２]

[３６回−午前−問題８２]　循環器系の流体現象について**誤っている**のはどれか。(医用機械工学)

　　1. 血管に石灰化が起こると脈波伝搬速度が増加する。

　　2. 連銭（ルーロー）の形成により血液粘度が増加する。

　　3. 動脈血圧のピーク値は体の部位によって異なる。

　　4. 血管内径が小さくなると血管抵抗が上昇する。

　　5. 大動脈の動圧は静圧より大きい。

◆キーワード

脈波伝搬速度　連銭形成　血液粘度　動脈内圧　血管抵抗

◆正答率

73%

◆解　説

1. 脈波伝搬速度 PWV は、次式に示すメーンズ・コルテベークの式によって表すことができる。

$$PWV = \sqrt{\frac{E \times h}{\rho \times D}}$$

　ここで、E は血管のヤング率、h は血管壁の厚さ、D は血管の内径、ρ は血液の密度である。
　血管に石灰化が起こると血管は硬くなり、E は増大するため、脈波伝搬速度は増加する。

2. 血流速度が遅い、あるいは停止すると赤血球同士が連なり、連銭（ルーロー）を形成する。すると、血液は流れにくくなり、見かけ上、血液の粘度は上昇する。

3. 脈の収縮期血圧は上行大動脈入り口から下流に行くに従って徐々に大きくなり、また脈圧も増加する。一方、平均血圧は緩やかに低下する。したがって、動脈血圧のピーク値は体の部位によって異なる。

4. 円管内の流量、圧力差、管径の関係は、$Q = \frac{\pi r^4}{8\mu} \times \frac{\Delta P}{L}$ で表される（ハーゲン・ポアズイユの式）。ここで、Q は流量、r は管半径、μ は粘度、ΔP は圧力差、L は管の長さである。

　この関係を血管に適用すると、抵抗 R は　$R = \frac{8\mu}{\pi r^4}$　で表される。よって、血管内径が小さくなると抵抗 R は上昇する。

5. 大動脈の平均流速を想定して流速 v を 0.5 m/s、血液の密度 ρ を 1000 [kg/m³] とすると、大動脈の動圧 Pv はベルヌーイの式より

$$P_v = \frac{1}{2}\rho v^2 = \frac{1}{2}(4 \times 10^{-3}) \times 0.5^2 = 125\ [Pa]\ \approx 0.93\ [mmHg]$$

となる。したがって、大動脈の動圧は静圧よりも非常に小さい。

【正解　5】

＜文　献＞

　嶋津秀昭ほか：臨床工学講座　医用機械工学　第2版. 医歯薬出版. 2020. P82〜P84、P89〜P95

　中島章夫ほか　編：臨床工学講座　生体物性・材料工学. 医歯薬出版. 2010. P49〜P50、P52〜P53

　小野哲章ほか　編：臨床工学技士標準テキスト　第4版. 金原出版. 2022. P286

◆過去5年間に出題された関連問題

　　[３１回−午前−問題８４]　　[３２回−午前−問題８３]　　[３２回−午後−問題８２]

　　[３３回−午後−問題８３]　　[３４回−午前−問題８３]　　[３５回−午前−問題８３]

[３６回－午前－問題８３]　音の３要素はどれか。（医用機械工学）

a. 高　さ
b. 強　さ
c. 音　色
d. 速　さ
e. 方　向

1. a、b、c　　　2. a、b、e　　　3. a、d、e　　　4. b、c、d　　　5. c、d、e

◆キーワード

音の３要素

◆正答率

78%

◆解　説

音は、固体、液体、気体中を伝わる縦波（粗密波）である。ヒトが音を区別する要素は、以下の３つである。

1) 音波の周波数に起因する、音の高さ

2) 音波によって伝わるエネルギーの大きさに起因する、音の強さ

3) 音波の波形に起因する、音色

これらが音の３要素である。

【正解　1】

<文　献>

嶋津秀昭ほか：臨床工学講座　医用機械工学　第２版. 医歯薬出版. 2020. P128〜P129

小野哲章ほか　編：臨床工学技士標準テキスト　第４版. 金原出版. 2022. P287〜P289

◆過去５年間に出題された関連問題

該当なし

［３６回−午前−問題８４］　図のように、体積0.3m³、圧力100kPa、温度300K にて気体を封入したシリンダ
がある。

シリンダ内の圧力を300kPa、温度を600K としたとき、気体の体積［m³］はどれか。（医用機械工学）

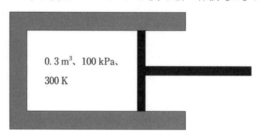

0.3 m³、100 kPa、
300 K

1. 0.05
2. 0.2
3. 2
4. 5
5. 10

◆キーワード

ボイル・シャルルの法則

◆正答率

90%

◆解　説

密閉した容器内の体積 V［m³］、圧力 P［Pa］、温度 T［K］の関係は、次式のボイル・シャルルの法則が成り立つ。

$$\frac{P \cdot V}{T} = 一定$$

圧力と温度が変化後の体積を V［m³］として問題の条件をボイル・シャルルの法則に代入すると、

$$\frac{100 \times 10^3 \times 0.3}{300} = \frac{300 \times 10^3 \times V}{600}$$

$$V = 0.2 \ [\text{m}^3]$$

となる。

【正解　2】

＜文　献＞
嶋津秀昭ほか：臨床工学講座　医用機械工学　第２版. 医歯薬出版. 2020. P160〜P164
小野哲章ほか　編：臨床工学技士標準テキスト　第４版. 金原出版. 2022. P281

◆過去５年間に出題された関連問題

［３３回−午前−問題８４］　　［３４回−午後−問題８４］

[３６回－午前－問題８５]　100Hzにおける生体組織の導電率の大小関係で正しいのはどれか。（生体物性材料工学）

1. 脂　肪＜血　液＜骨格筋
2. 脂　肪＜骨格筋＜血　液
3. 骨格筋＜血　液＜肝　臓
4. 骨格筋＜肝　臓＜脂　肪
5. 肝　臓＜血　液＜脂　肪

◆キーワード

受動的電気特性　導電率　比誘電率

◆正答率

83%

◆解　説

　生体組織の電気特性について、導電率 σ [S／m]（もしくは抵抗率 ρ [$\Omega \cdot$ m]）と誘電率 ε [F／m]（もしくは比誘電率 ε_r）の関係が重要となる。

　導電率は抵抗率の逆数（単位長さ当たりのコンダクタンス）を示し、電流の流れやすさを表し、誘電率は電荷の溜めやすさ（単位長さ（距離）あたりの静電容量）を示し、電荷が溜まるということは電圧がかかり、電流は流れない。導電率は電流の周波数の増加に伴い上昇し、比誘電率は周波数の増加に伴い低下する。

　導電率を生体組織別に考えた場合、導電性のある細胞内外液の含有率にほぼ従う。以下に、組織別の導電率および比誘電率を示す。

表1　導電率 [mS／cm]

組織	周波数			
	100Hz	10kHz	10MHz	10GHz
骨格筋	1.1	1.3	5	10
脂肪	0.1	0.3	0.5	1
肝臓	1.2	1.5	4	10
血液	5.0	5.0	20	20

表2　比誘電率

組織	周波数			
	100Hz	10kHz	10MHz	10GHz
骨格筋	10^6	6×10^4	10^2	50
脂肪	10^5	2×10^4	40	6
肝臓	10^6	6×10^4	6×10^5	50
血液	10^6	1×10^4	10^2	50

【正解　2】

<文　献>

中島章夫ほか　編：臨床工学講座　生体物性・医用材料工学. 医歯薬出版. 2010. P19～P22

◆過去5年間に出題された関連問題

[３１回－午後－問題８５]　　[３３回－午前－問題８５]　　[３４回－午前－問題８５]

　　a. 骨の基質 ─────────── アクチン

　　b. 関節軟骨 ─────────── ミオシン

　　c. 骨格筋 ─────────── ケラチン

　　d. 血管の外膜 ─────────── コラーゲン

　　e. 血管の中膜 ─────────── エラスチン

　　1. a、b　　　　2. a、e　　　　3. b、c　　　　4. c、d　　　　5. d、e

◆キーワード

膠原線維　弾性線維　筋原線維

◆正答率

　67%

◆解　説

　生体組織は上皮組織、支持組織、筋組織、神経組織から成り立っている。このなかで、支持組織は骨組織、軟骨組織、結合組織に分かれる。

　支持組織および筋組織は、タンパク質を束にした線維によって構成されている。

線維	概要
コラーゲン	膠原線維の主成分であり、腱・骨・軟骨・角膜などを構成し、血管では内膜や外膜に存在し、強度を保っている。
エラスチン	弾性線維の成分であり、肺や気管支などの組織に対して弾力性を与える線維である。血管では中膜に存在し、とくに太い動脈に多く弾性血管といわれる所以である。
アクチン	筋原線維の成分であり、細いアクチンフィラメントとして、骨格筋収縮に関与している。
ミオシン	アクチンと同様に、筋原線維の成分であり、太いミオシンフィラメントとして、骨格筋収縮に関与している。
ケラチン	主に皮膚や毛髪、爪などの上皮細胞を構成している線維タンパク質である。

【正解　5】

＜文　献＞

　野口正人ほか　編：シンプル生化学　改訂第6版. 南江堂. 2014. P11、P54〜P55、P320〜P321、P324〜P325

◆過去5年間に出題された関連問題

　該当なし

　　1.　ステファン・ボルツマンの法則

　　2.　ランベルト・ベールの法則

　　3.　ニュートンの法則

　　4.　フックの法則

　　5.　スネルの法則

◆キーワード

ステファン・ボルツマンの法則　放射

◆正答率

　92％

◆解　説

　生体における熱放散経路には、放射（輻射）、蒸散、対流、伝導などが挙げられる。このうち、放射（輻射）が最も割合が多く、安静時の熱放散の約60～70％を占めている。

　放射（輻射）とは、体表面から電磁波として遠赤外線（約 10 μm）が放たれている現象である。この赤外線エネルギー（強度）は単位面積当たりの（絶対）温度の４乗に比例することが知られている。これをステファン・ボルツマンの法則という。

　ステファン・ボルツマンの法則を利用し、体表面から発せられる赤外線を測定し、表面温度を表示できる計測機器が赤外線サーモグラフィであり、非接触でも測定できる点が特徴となっている。

【正解　1】

＜文　献＞

中島章夫ほか　編：臨床工学講座　生体物性・医用材料工学. 医歯薬出版. 2010. P63～P65

◆過去５年間に出題された関連問題

　　［３２回－午後－問題２９］　　［３４回－午後－問題３０］　　［３５回－午前－問題８８］

　　［３５回－午後－問題８４］

[３６回－午前－問題８８]　生体内における物質の移動に関わる現象で正しい組合せはどれか。（生体物性材料工学）

 a. 腎臓における水分の再吸収 ―――――――――― 拡　散
 b. 腎糸球体での物質移動 ―――――――――― 濾　過
 c. 肺胞から血液への酸素の移動―――――――――― 拡　散
 d. 毛細血管壁から血管外への水分移動 ―――――― 対　流
 e. 細胞内から細胞外への Na^+ の移動 ―――――― 浸　透

 1. a、b 2. a、e 3. b、c 4. c、d 5. d、e

◆キーワード

受動輸送　能動輸送　濾過　拡散

◆正答率

 94％

◆解　説

　物質の輸送現象は受動輸送と能動輸送に大別される。受動輸送は、濃度差（または分圧差）や圧力差などの勾配をなくそうとする輸送現象であり、拡散（溶質の移動）や浸透（溶媒の移動）が例である。能動輸送は勾配に逆らうように物質を移動させる現象であり、エネルギー（ATP）を消費することが特徴である。

　生体内における輸送現象では、体液間輸送、肺と毛細血管間などのガス輸送、腎臓における物質輸送、生体内で産生された熱輸送などが挙げられる。

a. 腎臓における水分の再吸収は尿細管やヘンレ係蹄、集合管で起こり、間質との浸透圧勾配を利用した浸透現象である。
b. 腎糸球体での物質移動は、静水圧差や膠質浸透圧差を利用して血液から原尿を生成する濾過現象である。
c. 肺胞から血液への酸素移動は、酸素分圧差を利用した拡散現象である。
d. 毛細血管壁から血管外への水分移動は、圧力差を利用した濾過現象である。対流とは、密度の低い高温体と密度の高い低温体が重力によって循環する現象である。
e. 細胞内から細胞外への Na^+ イオンの移動は、細胞外の Na^+ の方が高濃度であるので、濃度勾配に逆らう能動輸送である。

【正解　3】

<文　献>
中島章夫ほか　編：臨床工学講座　生体物性・医用材料工学. 医歯薬出版. 2010. P119～P138

◆過去５年間に出題された関連問題
 ［３２回－午後－問題８７］ ［３３回－午前－問題８８］ ［３４回－午後－問題８７］

［３６回－午前－問題８９］　不動態について正しいのはどれか。（生体物性材料工学）

a. チタン合金に形成される。
b. ステンレス鋼に形成される。
c. 酸化被膜である。
d. 形状記憶効果を示す。
e. 熱硬化性をもつ。

1. a、b、c　　　2. a、b、e　　　3. a、d、e　　　4. b、c、d　　　5. c、d、e

◆キーワード

不動態　腐食　ステンレス鋼　チタン

◆正答率

32%

◆解　説

　金属材料は、電子のやり取りによる酸化還元反応によって、金属がイオン化することで溶け出す、もしくは酸化によって強度を失う。これを腐食といい、生体内で腐食が起こると強度を失うだけではなく、アレルギーや癌などの原因にもなりうる。

　水素よりイオン化傾向の強い金属は、水中の水素イオンと電子を交換してイオンとなる。この反応は溶液の pH が低いほど起こりやすい。一方、酸化物が水に溶解しやすい物質は酸化により水に溶け込む。さらに合金となると、合金内で電流が発生し、金属が溶解することもある。生体内はイオン濃度が高く、食細胞が放出する酸化剤（活性酸素など）が存在するため、腐食しやすい。

　酸化物が水に溶けにくい物質では、表面に薄い酸化膜が形成され、腐食を防ぐとともに、膜が剥がれたとしても再生する機能がある。この酸化膜を不動態被膜という。不動態を作る金属は、ステンレス、アルミニウム、クロム、コバルト、ニッケル、チタンなどが挙げられる。不動態を作る金属であっても、まったく腐食が起こらないわけではなく不働態被膜に孔があくことがある。これを孔食という。

【正解　1】

<文　献>

中島章夫ほか　編：臨床工学講座　生体物性・医用材料工学. 医歯薬出版. 2010. P149～P152、P197

◆過去５年間に出題された関連問題

［３２回－午後－問題９０］

97

[３６回－午前－問題９０]　分子間力に関連するのはどれか。（生体物性材料工学）

a. ファンデルワールス力
b. 共有結合
c. 金属結合
d. イオン結合
e. 水素結合

1. a、b　　　2. a、e　　　3. b、c　　　4. c、d　　　5. d、e

◆キーワード

結合　分子間力　金属結合　イオン結合　共有結合

◆正答率

47%

◆解　説

　物質を構成する複数の原子を結び付けている結合を化学結合といい、結合によってできたものを結晶という。

　化学結合には、構成粒子、融点・沸点、電気伝導性、機械的性質などの違いがあり、また結合の強さにも差がある。結合の強さは、共有結合＞イオン結合＞金属結合＞＞水素結合＞ファンデルワールス力という順である。水素結合による引力やファンデルワールス力は分子間力である。

　以下に、それぞれの結晶の特性を示す。

表　結晶の特性

結晶の分類	金属結晶	イオン結晶	分子結晶	共有結合結晶
構成粒子	陽イオンと自由電子	陽イオンと陰イオン	分子	原子
結合力	金属結合	イオン結合	ファンデルワールス力 / 水素結合	共有結合
融点・沸点	高い	高い	低い	非常に高い
電気伝導性	あり	なし（液体はあり）	なし	なし（黒鉛はあり）
機械的性質	展性・延性に富む	硬くて脆い	軟らかい	極めて硬い（黒鉛以外）
例	Na・Li・Cu・Fe・Al	NaCl・NaOH・CaCO$_3$	H$_2$O・CO$_2$	ダイヤモンド・黒鉛・ケイ素

【正解　2】

<文　献>

中島章夫ほか　編：臨床工学講座　生体物性・医用材料工学. 医歯薬出版. 2010. P170～P172

◆過去５年間に出題された関連問題

[３１回－午後－問題９０]　　[３４回－午前－問題９０]

第36回臨床工学技士国家試験

午後問題解説

下記のグラフより、令和２年（2020）の従属人口指数 ［100 ×（年少人口＋ 老年人口）/（生産年齢人口）］に近いのはどれか。（医学概論）

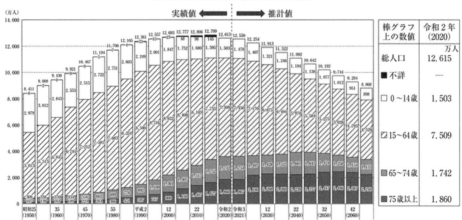

我が国の総人口及び人口構成の推移と見通し

内閣府：少子化社会対策白書（令和４年版）より

棒グラフ上の数値	令和2年(2020)
	万人
総人口	12,615
■ 不詳	―
□ 0～14歳	1,503
▨ 15～64歳	7,509
▨ 65～74歳	1,742
■ 75歳以上	1,860

1. 10
2. 30
3. 50
4. 70
5. 100

◆キーワード

人口統計

◆正答率

81%

◆解　説

［３３回－午後－問題１］と同じ問題である。

国勢調査による人口静態統計では、年代によって年少人口（0～14 歳）、生産年齢人口（15～64 歳）、老年人口（65 歳以上）の３つに区分する。

従属人口とは年少人口と老年人口を合計した人口であり、従属人口指数は生産年齢人口に対する年少人口と老年人口の相対的な大きさを比較し、生産年齢人口の扶養負担の程度を表すための指標である。

2020 年の従属人口指数は、

　［（年少人口 1503 万人 ＋ 老年人口 1742 万人 ＋1860 万人）/　生産年齢人口 7509 万人］× 100

で計算するとおよそ 67.9％となる。

【正解　4】

＜文　献＞

　辻　一郎ほか　編：シンプル衛生公衆衛生学 2023. 南江堂. 2023. P25～P27

◆過去５年間に出題された関連問題

　［３３回－午後－問題１］

［３６回－午後－問題２］ 臨床工学技士法および施行令、施行規則で定めている臨床工学技士の業務内容について 誤っているのはどれか。（医学概論）

1. 臨床工学技士には担当患者の守秘義務が課せられる。
2. 臨床工学技士は内閣総理大臣から免許を得て業務を行う。
3. 医師の指示があれば患者の身体への電気的刺激負荷を行ってよい。
4. 臨床工学技士は生命維持管理装置の操作及び保守点検を行う。
5. 生命維持管理装置の先端部の身体への接続については具体的に施行令で定められている。

◆キーワード

臨床工学技士法　生命維持管理装置

◆正答率

73%

◆解 説

　臨床工学技士は、生命維持管理装置の操作と保守点検を行う医療職種で、臨床工学技士法・臨床工学技士法施行令・臨床工学技士法施行規則によりその資格と業務が定められている。臨床工学技士法は全5章（総則、免許、試験、業務等、罰則）、49条からなる法律である。臨床工学技士法施行令は全3条と附則からなり、臨床工学技士法施行規則は全4章32条と附則からなっている。また、「良質かつ適切な医療を効率的に提供する体制の確保を推進するための医療法の一部を改正する法律」（令和3年法律第49号、2021年7月9日）により、医師の働き方改革、各医療職種の専門性の活用の観点から、タスクシフト/シェアを推進し、医師の負担を軽減しつつ医療職種（臨床工学技士含む）がより専門性を活かせるよう、各職種の業務範囲の拡大等が行われた。

1. 第40条。人の生命と健康に携わる医療職には守秘義務が課されている。
2. 臨床工学技士とは「厚生労働大臣の免許を受けて、臨床工学技士の名称を用いて、医師の指示の下に、生命維持管理装置の操作及び保守点検を行うことを業とするものをいう」と定義されている。
3. 患者の身体への電気的刺激負荷を行う場合は、医師の具体的な指示を受けなければならない。また、改正施行規則により「生命維持管理装置を用いて行う心臓又は血管に係るカテーテル治療における身体に電気的刺激を負荷するための装置の操作」が厚生労働省令で定める医療用の装置の操作として新たに規定された。
4. 上記解説参照。
5. 臨床工学技士法施行令第1条（生命維持管理装置の身体への接続等）にて定められている。

【正解　2】

＜文　献＞

　小野哲章ほか　編：臨床工学技士標準テキスト　第4版. 金原出版. 2022. P38〜P39、P587〜P593

◆過去5年間に出題された関連問題

　　［３２回－午後－問題４４］　　［３４回－午前－問題３９］　　［３５回－午前－問題３８］

［３６回－午後－問題３］　酵素反応について正しいのはどれか。（医学概論）

　　1.　酵素は活性化エネルギーを大きくする。

　　2.　酵素にはステロイドのものがある。

　　3.　反応は酵素分子の特定部位で生じる。

　　4.　温度と反応速度は正比例する。

　　5.　基質濃度と反応速度は正比例する。

◆キーワード

酵素・補酵素

◆正答率

　　44%

◆解　説

　酵素はタンパク質からなる生体内で種々の化学反応を促進させる触媒である。酵素が作用する物質を基質といい、酵素によって特定の基質にのみ作用する基質特異性を持つ。また、酵素反応は水素イオン濃度や温度による影響を受け、酵素ごとに最もよく働く至適 pH や至適温度を持つ。

1.　酵素は化学反応に必要な活性化エネルギーを低下させることで、反応速度を高める触媒である。

2.　酵素の基本構造はタンパク質である。ステロイドは脂質コレステロールの誘導体である。

3.　酵素はタンパク質であり特有の立体構造を有する。酵素反応が起こる基質結合部位を活性中心という。

4.　反応速度は至適温度でもっとも高くなる非線形の曲線となる。

5.　横軸に基質濃度、縦軸に反応速度としたとき酵素反応は直角双曲線となる。

【正解　3】

＜文　献＞

　小野哲章ほか　編：臨床工学技士標準テキスト　第４版. 金原出版. 2022. P45～P47

◆過去５年間に出題された関連問題

　　［３３回－午前－問題３］　　［３４回－午後－問題３］

[３６回－午後－問題４]　医薬品添付文書において赤枠で記載される項目はどれか。（医学概論）

a. 禁　忌

b. 警　告

c. 副作用

d. 効果又は効能

e. 重要な基本的注意

1. a、b　　2. a、e　　3. b、c　　4. c、d　　5. d、e

◆キーワード

医薬品医療機器等法　添付文書

◆正答率

77%

◆解　説

　医薬品の情報を得るための媒体として医薬品添付文書がある。医薬品添付文書は、医療従事者が医薬品を適正に使用するための情報源として最も基本となる公的文書であり、その記載項目と順序は、すべての医薬品に共通している。

　医薬品情報は、随時変更、更新されるため、常に最新の情報を得る必要がある。また、2021年8月からは原則として紙の医薬品添付文書が廃止され、電子的閲覧が基本となっている。

a. 赤枠・黒字で記載される。患者の症状、原疾患、体質、併用薬剤などから投与してはいけない患者が記載される。

b. 赤枠・赤字で記載される。致命的、またはきわめて重篤かつ非可逆的な副作用が発現する場合など、特に注意を喚起する必要がある場合に記載される。

c. 黒枠・黒字で記載される。

d. 黒枠・黒字で記載される。

e. 黒枠・黒字で記載される。

【正解　1】

<文　献>

小野哲章ほか　編：臨床工学技士標準テキスト　第4版. 金原出版. 2022. P74～P75、P601～P606

◆過去5年間に出題された関連問題

該当なし

細胞傷害の適応現象として**適切でない**のはどれか。（医学概論）
1. 萎 縮
2. 過形成
3. 低形成
4. 肥 大
5. 化 生

◆キーワード

萎縮　過形成　肥大　化生

◆正答率

59%

◆解　説

　細胞は、正常では内部環境が外部環境の変化にかかわらず定常状態にあるが、内因性または外因性の病的刺激、または生理的刺激であってもそれが過剰に加わると細胞傷害を生じる。細胞は、傷害を受けるとそれに対して適応現象が働く。適応現象は細胞レベルで生じるが、組織または臓器単位で生体全体の機能に影響する。適応現象には萎縮、肥大・増生、化生、過形成がある。

1. 萎縮とは、正常の大きさに発達した臓器、組織、細胞がその容積を減ずることをいう。
2. 過形成とは、組織を形成している細胞の過剰な増殖によってその容積を増すことをいう。
3. 低形成とは、先天的に臓器が正常の大きさに発達しないことをいう。萎縮と区別され細胞傷害による適応現象には該当しない。
4. 肥大とは、細胞の容積が増すことをいう。
5. 化生とは、分化した細胞が形態、機能とも他の系統の分化した細胞に変化することをいう。

【正解　3】

<文　献>

　小野哲章ほか　編：臨床工学技士標準テキスト　第4版. 金原出版. 2022. P88～P91

◆過去５年間に出題された関連問題

　［３２回－午前－問題４］

[３６回－午後－問題６]　解剖学的死腔が150mLの人が、以下に示すAからEの換気を行った。
　　誤っているのはどれか。（医学概論）

　　　　[換気A]　　１回換気量：500mL、分時換気回数：12回
　　　　[換気B]　　１回換気量：400mL、分時換気回数：12回
　　　　[換気C]　　１回換気量：400mL、分時換気回数：20回
　　　　[換気D]　　１回換気量：300mL、分時換気回数：20回
　　　　[換気E]　　１回換気量：400mL、分時換気回数：24回

　　1.　換気Aと換気Dの分時換気量は等しい。
　　2.　換気Aと換気Bの分時死腔換気量は等しい。
　　3.　換気Cと換気Dの分時肺胞換気量は等しい。
　　4.　１回肺胞換気量は換気Aが一番多い。
　　5.　分時肺胞換気量は換気Eが一番多い。

◆キーワード

肺気量分画　１回換気量　死腔　肺胞換気量　分時換気量

◆正答率

　64%

◆解　説

　気管は分岐を重ねて肺胞嚢に至る。16分岐部を終末気管支（終末細気管支ともいう）といい、ここまでを**解剖学的死腔**と呼ぶ。その容積は約**150mL**であり、**ガス交換には関与しない**。

　終末気管支まではガスの通り道であるので、１分あたりに肺胞でガス交換される量（分時肺胞換気量）は１回換気量から解剖学的死腔量（150mL）を差し引いた量に分時換気回数を乗じた量となることに注意したい。

1.　換気Aの分時換気量は500×12＝6000mL/分、換気Dの分時換気量は300×20＝6000mL/分であり、分時換気量は等しい。
2.　「死腔」は150mLであるので、死腔換気量は150mL×分時換気回数である。換気A、Bともに分時死腔換気量は150×12＝1800mL/分であり、分時死腔換気量は等しい。
3.　「肺胞換気量」は１回換気量－解剖学的死腔量である。換気Cの分時肺胞換気量は250×20＝5000mL/分、換気Dの分時肺胞換気量は150×20＝3000mL/分となり、換気C、Dの分時肺胞換気量は**異なる**。
4.　１回肺胞換気量は、A：350mL、B：250mL、C：250mL、D：150mL、E：250mLとなり、１回肺胞換気量は換気Aが一番多い。
5.　分時肺胞換気量は、A：4200mL、B：3000mL、C：5000mL、D：3000mL、E：6000mLとなり、分時肺胞換気量は換気Eが一番多い。

【正解　3】

<文　献>

小野哲章ほか　編：臨床工学技士標準テキスト　第４版. 金原出版. 2022. P115～P118
廣瀬　稔ほか　編：臨床工学講座　生体機能代行装置学　呼吸療法装置　第２版. 医歯薬出版. 2019. P8

◆過去５年間に出題された関連問題

　該当なし

［36回－午後－問題7］　上腕動脈の血圧について正しいのはどれか。（医学概論）

   a.　平均血圧は収縮期血圧と拡張期血圧の加算平均である。

   b.　聴診法による血圧測定ではクスマウル音を聴取する。

   c.　収縮期血圧と拡張期血圧との差が脈圧である。

   d.　細動脈の血管抵抗増加により上昇する。

   e.　交感神経興奮により上昇する。

   1.　a、b、c　　　2.　a、b、e　　　3.　a、d、e　　　4.　b、c、d　　　5.　c、d、e

◆キーワード

血圧とその調節　脈圧　平均血圧　血管抵抗　自律神経

◆正答率

  90％

◆解　説

　血管内に生じる圧力を血圧といい、動脈血圧を指す。心臓の収縮期の最高値を最高血圧あるいは収縮期血圧といい、拡張期の最低値を最低血圧あるいは拡張期血圧という。動脈血圧は**心拍出量**と**末梢血管抵抗**の積で表される。

　測定法は非観血的・観血的に大別され、侵襲の低さや簡便性から非観血的血圧測定が多用される。

a.　平均血圧は1心周期の血圧の**時間的平均値**をいい、［拡張期圧＋脈圧／3］の式で概算できる。

b.　聴診法ではコロトコフ音を聴取する。

c.　収縮期血圧と拡張期血圧との差を脈圧という。脈圧の変動は疾患の手がかりとなることも多い。

d.　動脈血圧は**心拍出量**と**末梢血管抵抗**の積で表され、末梢血管抵抗とは細動脈全体の抵抗のことをさす。

e.　自律神経による血圧調節は秒単位の短時間で作動する。交感神経は1回拍出量と心拍数を増加させ、さらに血管平滑筋を収縮させて血圧を上昇させる。他にカテコールアミンの分泌により心臓・血管に作用して血圧を上昇させる。また、副交感神経は心拍数を抑制することで血圧を低下させる。

【正解　5】

＜文　献＞

小野哲章ほか　編：臨床工学技士標準テキスト　第4版. 金原出版. 2022. P126～P127

内田さえほか　編：人体の構造と機能　第5版. 医歯薬出版. 2019. P177～P183

◆過去5年間に出題された関連問題

　［32回－午後－問題6］　　［33回－午後－問題12］

[３６回－午後－問題8] ネフロンにおいてアミノ酸のほとんどが再吸収される部位はどれか。（医学概論）

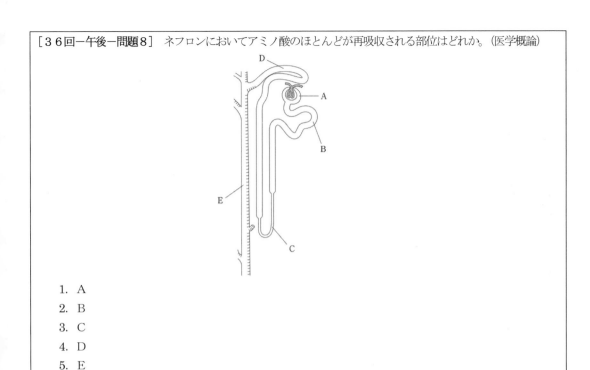

1. A
2. B
3. C
4. D
5. E

◆キーワード

腎臓　尿管　ネフロン　アミノ酸　再吸収

◆正答率

90%

◆解説

　腎臓の尿生成の基本単位はネフロンである。ネフロンの構成要素は糸球体とボーマン嚢を合わせた腎小体、それ
に続く近位尿細管、ヘンレ係蹄（ヘンレループ）、遠位尿細管、集合管からなる。

　糸球体では、血液が濾過され原尿が生成される。近位尿細管では、水、Na^+、K^+、Cl^-の約65%とアミノ酸、ブド
ウ糖がほぼ100%再吸収される。ヘンレ係蹄では水の約10%、Na^+、Cl^-の約15%、HCO_3^-の10～15%が再吸収さ
れる。遠位尿細管ではNa^+、Cl^-の約5%が再吸収される。集合管では水、Na^+、Cl^-、尿素の再吸収が行われる。

1. 腎小体（ボーマン嚢）
2. 近位尿細管
3. ヘンレ係蹄（ヘンレループ）
4. 遠位尿細管
5. 集合管

【正解　2】

<文献>

小野哲章ほか　編：臨床工学技士標準テキスト　第4版. 金原出版. 2022. P133～P134
内田さえほか　編：人体の構造と機能　第5版. 医歯薬出版. 2022. P309

◆過去5年間に出題された関連問題

　［31回－午前－問題8］　　［34回－午前－問題8］　　［35回－午前－問題8］

[３６回－午後－問題９]　消化酵素と消化液との組合せで**誤っている**のはどれか。（医学概論）
- a. ペプシン ──────── 胃　液
- b. トリプシン ──────── 膵　液
- c. アミラーゼ ──────── 胆　汁
- d. スクラーゼ ──────── 唾　液
- e. リパーゼ ──────── 膵　液

　　1. a、b　　　2. a、e　　　3. b、c　　　4. c、d　　　5. d、e

◆キーワード

消化酵素　消化液

◆正答率

　79%

◆解　説

　消化器系は消化管と肝臓、胆嚢、膵臓、唾液腺からなる。消化管は口腔に始まり、咽頭、食道、胃、小腸と大腸、肛門までをいう。消化液とは消化酵素を含み消化管から分泌され、三大栄養素を分解する。大腸液はアルカリ性の粘液で消化酵素を含まない。

- a. ペプシンは胃液に含まれ、タンパク質を分解する。
- b. トリプシンは膵液に含まれ、タンパク質、ポリペプチドを分解する。
- c. アミラーゼは唾液と膵液に含まれ、デンプンを分解する。
- d. スクラーゼは腸液に含まれ、ショ糖を分解する。
- e. リパーゼは胃液、腸液に含まれ、脂肪を分解する。

【正解　4】

<文　献>

　小野哲章ほか　編：臨床工学技士標準テキスト　第4版. 金原出版. 2022. P136～P137

◆過去5年間に出題された関連問題

　該当なし

[３６回－午後－問題１０]　１日あたりのエネルギー消費量が 2500kcal であるときの熱産生率［W］として最も値が近いのはどれか。

　　ただし、1cal＝4.2J とする。（医学概論）

　　1.　120
　　2.　100
　　3.　80
　　4.　60
　　5.　40

◆キーワード

エネルギー代謝　熱産生率　熱量

◆正答率

58%

◆解　説

　人体における熱産生は物質代謝で出るエネルギーが利用される。生命を維持するのに必要な最低限のエネルギーを基礎代謝量という。活動によるエネルギー消費は活動強度と活動時間に依存する。

　熱量を表す単位は、国際的にジュール［J］だが、設問ではワット［W］で問われているため、単位変換が必要となる。

　１日あたりのエネルギー消費量が 2500 kcal　⇒　2500×10^3 cal

　1 cal＝4.2 J であるため　$2500 \times 10^3 \times 4.2 = 10500 \times 10^3$ J

　W＝J/s であるため　$10500 \times 10^3 \div (60 \times 60 \times 24) = 10500 \times 10^3 \div 86400 \fallingdotseq 121$ W となる。

【正解　1】

<文　献>

中島章夫ほか　編：臨床工学講座　生体物性・医用材料工学. 医歯薬出版. 2022. P61

戸畑裕志ほか　編：臨床工学講座　医用電気工学1　第2版. 医歯薬出版. 2022. P67

小野哲章ほか　編：臨床工学技士標準テキスト　第4版. 金原出版. 2022. P67、P148

◆過去５年間に出題された関連問題

　該当なし

［３６回－午後－問題１１］　中心型チアノーゼの原因となるのはどれか。（臨床医学総論）
1. 低血糖
2. 寒冷刺激
3. Fallot 四徴症
4. 心原性ショック
5. 閉塞性動脈硬化症

◆キーワード

チアノーゼ　還元型ヘモグロビン　動脈血酸素分圧　末梢循環

◆正答率

83%

◆解　説

　チアノーゼとは、皮膚や粘膜直下の血管内を流れる血液の中の“酸素と結合していないヘモグロビン（還元型ヘモグロビン）”が一定濃度以上まで増加することにより、皮膚や粘膜が青紫色に見える現象をいう。青紫色に見えるのは還元型ヘモグロビンが暗い赤色であることに起因するので、一般にチアノーゼは酸素不足の兆候である。しかし、身体の酸素取り込みが正常でも、手指などにチアノーゼが観察されることがある。これはなぜか？

　チアノーゼを考えるうえで最も重要なのは、観察されたチアノーゼは“局所だけで生じているのか（他部位には生じていないのか）”、“全身で生じているのか”を考えることである。動脈血が左心室から出発した時点ですでに酸素飽和度が低下している場合、チアノーゼは全身で観察される。これを“中心型チアノーゼ”という。中心型チアノーゼの原因には、たとえば、右→左シャントを伴う先天性心疾患（Fallot 四徴症など）がある。一方、動脈血が左心室を出発した時点では酸素飽和度は正常であったものが、特定部位の皮膚を循環する場面においてのみ酸素飽和度が低下し、その結果、その部位だけにチアノーゼが観察されるものを“末梢型チアノーゼ”という。たとえば、低い外気温に人体がさらされると、放熱を減らすために四肢や皮膚の血管が収縮して四肢や皮膚を流れる血液量が減少する。この結果、これら末梢組織では“少ない動脈血から酸素を取り尽くす”ために酸素飽和度が低下し、チアノーゼが観察される。このように末梢型チアノーゼは手指などで生じやすいが、口唇でも観察される。

　なお、チアノーゼは還元型ヘモグロビン濃度の絶対値が一定以上なら生じるので、多血症で観察されやすく貧血では観察されにくい。また、メトヘモグロビン血症やスルホヘモグロビン血症などの血色素異常によっても生じる。

1. 血糖値は、動脈血酸素飽和度と直接関係しない。
2. 寒冷刺激は、末梢型チアノーゼの原因となる。しかし、中心型チアノーゼの原因にはならない。
3. Fallot 四徴症は、心臓での右→左シャントにより心臓から駆出された時点ですでに動脈血酸素飽和度が低下しており、中心型チアノーゼをきたす。
4. 心原性ショックでは心拍出量が低下し、全身への酸素供給が減少する。しかし、左心から駆出されたばかりの大動脈血の酸素飽和度は正常である。このため、心原性ショックで中心型チアノーゼを生じることはない。しかし、末梢への酸素供給量は減少するので“末梢型チアノーゼが生じやすい状況”とはいえる。
5. 閉塞性動脈硬化症により、閉塞ないし狭窄した動脈から流れ出る動脈血から酸素をもらっていた末梢組織への酸素供給は、停止あるいは減少する。この結果、血流低下部位に末梢型チアノーゼを生じる。

【正解　3】

<文　献>

小野哲章ほか　編：臨床工学技士標準テキスト　第４版．金原出版．2022．P621

◆過去５年間に出題された関連問題

該当なし（［３０回－午前－問題１３］）

[３６回－午後－問題１２] 外科的侵襲に対する反応で**亢進しない**のはどれか。（臨床医学総論）

1. グリコーゲン合成
2. 抗利尿ホルモン分泌
3. ノルアドレナリン分泌
4. サイトカイン分泌
5. アルドステロン分泌

◆キーワード

内分泌反応　下垂体前葉　下垂体後葉　脊髄交感神経系　免疫反応

◆正答率

71%

◆解 説

　外科的侵襲に対する内分泌系（ホルモン）の反応は、下垂体前葉、下垂体後葉、脊髄交感神経系の 3 者に大きく分けて理解するのがよい。外科的侵襲はその結果として、高血糖、尿量減少、血圧上昇（心拍上昇）を招く。

・下垂体前葉

　ACTH（副腎皮質刺激ホルモン）増加　→　（副腎皮質）コルチゾール 増加　→　高血糖

　GH（成長ホルモン）増加 ──────────────────────→　高血糖

・下垂体後葉

　ADH（抗利尿ホルモン/バソプレッシン）増加　→　尿量減少

・脊髄交感神経系

　カテコールアミン（アドレナリン・ノルアドレナリン）増加　→　（膵）グルカゴン 増　──→　高血糖

　　　└→ 血管収縮↑ 心拍数↑　→　血圧上昇

　（腎）レニン増　→　アンジオテンシン活性化　→　アルドステロン増　→　尿量減少

1. 直接影響しない。
2. 増大する。
3. 増大する。
4. 免疫－炎症反応が過剰に活性化され、サイトカインは増大する。
5. 増大する。

【正解　1】

<文 献>

小野哲章ほか　編：臨床工学技士標準テキスト　第 4 版. 金原出版. 2022. P646

古厩智美、飯島尚美：手術侵襲による身体への影響. 看護 roo!

　https://www.kango-roo.com/learning/8207/（2023 年 9 月閲覧）

◆過去５年間に出題された関連問題

　該当なし

[３６回－午後－問題１３]　術後無気肺の**徴候でない**のはどれか。（臨床医学総論）

1. 呼吸困難
2. 低酸素血症
3. 頻　脈
4. 頻呼吸
5. 低体温

◆キーワード

無気肺　気管支閉塞　肺内シャント　１型呼吸不全

◆正答率

71%

◆解　説

　無気肺とは、痰や異物などにより気管支が閉塞や狭窄をきたして、その先に空気が入らなくなり、肺が潰れてしまうことをいう。肺はスポンジのような構造の臓器であり、スポンジのプラスティックにあたる部分に血管が走り、スポンジの気泡内に該当する部分（肺胞）に空気が出入りする。そして、肺胞内空気から酸素を血液内に取り込み、逆に血液内の二酸化炭素を空気内に吐き出している。無気肺では気管支閉塞により、その気管支を通して空気をやりとりしていた肺胞に空気が届かなくなり、肺胞が空気を失って"潰れたスポンジ"のよう固まってしまう。これが無気肺である。術中は患者の身体の姿勢が固定されることから排痰が抑制され、気管支に痰が詰まりやすい。また人工呼吸のための挿管は気管支分泌物（痰）増大の原因となる。また、人工呼吸そのものも無気肺発生の原因となる。術後無気肺は、術後しばらく経過してから発症することもある。一般に術後３日以内に発症することが多いとされる。

　無気肺において空気を失った肺はガス交換に寄与することはなく、呼吸生理学的には"死腔"と同等となる。このため、肺でガス交換を受けずに単に"肺を通過するだけ"の血液が増加する（肺内シャントの増大）。これは先天性心疾患における右→左シャントと病的に同じ意味となり、動脈血酸素飽和度が低下する。酸素飽和度の低下は呼吸中枢に作用して呼吸促迫をきたす。多少の無気肺が生じても二酸化炭素の排出には支障をきたしにくいため、呼吸促迫による換気量増大により二酸化炭素の拍出が増大し、動脈血二酸化炭素分圧が低下して呼吸性アルカローシスをきたす。すなわち、呼吸不全の病態としては１型呼吸不全をきたす。

1. 動脈血酸素分圧の低下は呼吸困難を生じる。
2. 上記のとおり。
3. 動脈血酸素分圧の低下は頻脈を生じる。
4. 上記のとおり。
5. 低体温は手術に伴う合併症として重要であるが、無気肺とは直接関係しない。

【正解　5】

<文　献>

　小野哲章ほか　編：臨床工学技士標準テキスト　第４版. 金原出版. 2022. P690～P691

　ぷろぺら　著、平野龍亮　監：無気肺. 看護roo!

　　https://www.kango-roo.com/learning/8425/（2023年9月閲覧）

　日本緩和医療学会　編：がん患者の呼吸器症状の緩和に関するガイドライン（2016年版）. 金原出版. 2016. P18
　　～P22

◆過去５年間に出題された関連問題

　該当なし

［３６回−午後−問題１４］ CO_2ナルコーシスの治療で正しいのはどれか。(臨床医学総論)
 a. ペーパーバッグを口に当てる。
 b. 高濃度酸素から投与を開始する。
 c. NPPV を用いる。
 d. 人工呼吸管理を行う。
 e. アシドーシスはできるだけ早く補正する。

   1. a、b   2. a、e   3. b、c   4. c、d   5. d、e

◆キーワード

CO_2ナルコーシス　慢性呼吸不全

◆正答率

 23%

◆解　説

　慢性閉塞性肺疾患 (COPD) などの II 型呼吸不全をきたす疾患では、動脈血二酸化炭素分圧 ($PaCO_2$) の高い状態が慢性的に続く。そのため、延髄の化学受容体の CO_2 感受性が鈍くなり、$PaCO_2$ が高くなっても呼吸促迫が生じなくなり、患者の自発呼吸の換気量調節は、主に動脈血酸素分圧 (PaO_2) によってのみ行われるようになる。そのような患者に、安易に高濃度酸素吸入を行うと、酸素吸入による PaO_2 の増大によって呼吸中枢刺激が減少して換気量の減少を招き、二酸化炭素の呼出量が減少して二酸化炭素が蓄積し、$PaCO_2$ が異常高値となる。二酸化炭素には麻酔効果があるため、$PaCO_2$ の増大は中枢神経を麻痺させ、さまざまな中枢神経系の障害を生じる。これがCO_2ナルコーシスである。

　CO_2ナルコーシスでみられる症状は、頭痛、めまい、不眠、意識障害、せん妄 (意識障害により寝ぼけたような状態になること)、羽ばたき振戦である。中枢神経以外の症候としては、血圧上昇、発汗、皮膚紅潮 (二酸化炭素は血管拡張作用を持つ)、呼吸性アシドーシスなどを生じる。

a. ペーパーバック呼吸は、呼吸器系や循環器系に基礎疾患のない過換気症候群において、$PaCO_2$ が異常低下して呼吸性アルカローシスをきたした場合の対処法である。二酸化炭素分圧の上がった呼気を再度吸気として吸うことにより、$PaCO_2$ を上げることができる。しかし、異常に高い$PaCO_2$ を原因として生じるCO_2ナルコーシスでは、ペーパーバック呼吸を行うことで$PaCO_2$がさらに増大し、病態を悪化させる。CO_2ナルコーシス患者に対して、ペーパーバック呼吸は "決して行ってはならない"。

b. 上記のように、CO_2ナルコーシス患者に対して高濃度酸素を吸入させるとPaO_2増大により呼吸が抑制され、病態が悪化する。したがって、"高濃度酸素を安易に吸入させてはならない"。低濃度から酸素投与を開始する。

c、d. CO_2 ナルコーシスに対しては、非侵襲的陽圧換気療法 (NPPV) や人工呼吸管理などにより "換気量を増大させて、体内に蓄積した二酸化炭素を呼出させる" ことが必要である。

e. アシドーシスも患者の換気量増大刺激として機能している。これを重炭酸補液や透析などにより安易に補正してしまうと、アシドーシスによる呼吸刺激が消失して呼吸抑制が生じ、CO_2ナルコーシスをさらに増悪させる。

【正解　4】

<文　献>

小野哲章ほか　編：臨床工学技士標準テキスト　第４版. 金原出版. 2022. P680
守田誠司：CO_2ナルコーシス. 看護 roo! https://www.kango-roo.com/word/7229 (2023 年 9 月閲覧)

◆過去５年間に出題された関連問題

　該当なし (［２７回−午前−問題１１］)

［３６回－午後－問題１５］ 手術患者の肺血栓塞栓症の予防法はどれか。（臨床医学総論）

a. 早期離床
b. 酸素療法
c. 抗血小板療法
d. 抗凝固療法
e. 弾性ストッキングの装着

1. a、b、c　　2. a、b、e　　3. a、d、e　　4. b、c、d　　5. c、d、e

◆キーワード

肺動脈血栓塞栓症・深部静脈血栓症　　長期臥床　　術後

◆正答率

76%

◆解　説

　長時間の手術や麻痺を伴う臥床など、体動をあまり伴わない状態で臥位や座位を継続すると、下肢深部静脈の血液灌流が減少し、下肢深部静脈内に血栓を形成することがある。このように形成された血栓が静脈壁から剥離し、血液の流れにそって下大静脈から右心房、右心室、そして肺動脈へと流れ込み、肺動脈を閉塞する。その結果、閉塞した肺動脈から血液を受け取っていた肺組織は血液を受け取ることができなくなり、壊死する。これが肺血栓塞栓症である。術後だけでなく、災害時の避難所生活や乗り物への長時間の搭乗においても"排尿を避けるために飲水を減らして脱水になる"、"同じ姿勢をとり続ける"などの要因が重なると、同様の病態から肺血栓塞栓症を生じる。別名、ロングフライト症候群ともよぶ。以前はエコノミークラス症候群とよばれたが、たとえファーストクラスでも同様の病態は生じうるため、近年はこのように呼称されている。

a. 臥位のまま長時間動かないことが原因となるので、早期離床は重要な予防法である。
b. 肺血栓が生じた後は酸素療法が必要になる。しかし、いまだ肺血栓塞栓症を生じていない患者に酸素を吸わせたとしても、静脈内の血栓形成を抑制することはできない。
c. 動脈硬化で生じたプラークの破綻など、動脈内における血栓形成には血小板が大きく関与する。このため、動脈血栓症の予防として抗血小板療法は有効である（心筋梗塞や脳梗塞など）。しかし、血流の低下した深部静脈内で生じる血栓形成に血小板はあまり関与しないため、静脈血栓形成の予防法として抗血小板療法は有効ではない。
d. 深部静脈内における血栓の形成には、血小板よりも内因性凝固の与える影響が大きく、抗凝固療法が有効である。
e. 深部静脈にうっ滞する血液量を減少させ、深部静脈血栓の形成を予防する効果がある。

【正解　3】

<文　献>

浅田祐士郎：血管病理からみた血栓形成メカニズム. 日本血栓止血学会誌　23(6). 2012. P606〜P610
小野哲章ほか　編：臨床工学技士標準テキスト　第4版. 金原出版. 2022. P684〜P685

◆過去5年間に出題された関連問題

［３２回－午前－問題１２］
（［２７回－午前－問題１９］　［２８回－午後－問題１２］　［２８回－午後－問題２８］
［３０回－午前－問題１２］）

二次性高血圧症の原因となる疾患はどれか。（臨床医学総論）

  a. 原発性アルドステロン症

  b. Cushing 症候群

  c. Ebstein 奇形

  d. 甲状腺機能低下症

  e. 褐色細胞腫

  1. a、b、c   2. a、b、e   3. a、d、e   4. b、c、d   5. c、d、e

◆キーワード

二次性高血圧症

◆正答率

  92％

◆解　説

　何らかの疾患（基礎疾患）が先に存在し、その疾患の合併症として後から高血圧を生じるものを二次性高血圧（症）という。二次性高血圧の原因となる疾患は、腎実質性、腎血管性、内分泌性、血管性、そして薬物性の５つに分けることができる。

- ・腎実質性：糸球体腎炎など多くの腎疾患は二次性高血圧の原因となる。
- ・腎血管性：腎動脈狭窄によって腎血流量が減少し、腎からのレニン分泌が増大して高血圧をきたす（腎動脈狭窄による腎血流減少を“身体全体の血圧が下がった”と腎臓が勘違いして昇圧ホルモンのレニンを分泌する）。
- ・内分泌性：血圧を上げる作用のあるホルモンが過剰分泌される病態で二次性高血圧を生じる。例：原発性アルドステロン症、クッシング症候群、クッシング病、褐色細胞腫、甲状腺機能亢進症など。
- ・血管性：大動脈縮窄症や高安病などにより大動脈の途中に狭窄を生じると、狭窄部より“上流（心臓に近い側）”で高血圧を生じる。
- ・薬物性：血圧上昇作用のある薬剤の投与により生じる高血圧である。例：カテコラミン類似物（昇圧剤）、副腎皮質ステロイド薬、エリスロポエチン剤など。

a. 原発性アルドステロン症、b. Cushing 症候群、e. 褐色細胞腫　…上記のとおり。

c. Ebstein 奇形とは先天的な三尖弁の異常により、三尖弁の機能不全（閉鎖不全症など）を生じる。右心機能の低下を生じるが、左心系には直接影響しないため、二次性高血圧は生じない。

d. 甲状腺機能低下症で収縮期血圧の上昇を招くことはない。

【正解　2】

＜文　献＞

　小野哲章ほか　編：臨床工学技士標準テキスト　第４版．金原出版．2022．Ｐ717〜P718

◆過去５年間に出題された関連問題

　　［３１回－午前－問題１３］　　［３２回－午後－問題１２］

　　（［２８回－午前－問題１３］　　［３０回－午後－問題１３]）

［３６回－午後－問題１７］　カテーテルアブレーション治療の適応となる不整脈はどれか。（臨床医学総論）

a．WPW 症候群
b．心室頻拍
c．発作性心房細動
d．洞不全症候群
e．Wenckebach 型房室ブロック

1．a、b、c　　2．a、b、e　　3．a、d、e　　4．b、c、d　　5．c、d、e

◆キーワード

心房粗・細動　WPW 症候群　心室頻拍　洞不全症候群（sick sinus syndrome）　房室ブロック

◆正答率
94%

◆解　説
　心臓の収縮は、収縮刺激が刺激伝導系から末梢心筋細胞へと秩序正しく伝わっていくことで達成される。たとえるなら、心筋細胞から心筋細胞への伝言ゲームのようなものである。心臓内の特定の部位に生じた障害により、収縮刺激の伝達に不具合が生じ、本来は生じないはずの異常な収縮刺激が生じることがある。前述の伝言ゲームにたとえるなら、"聞いてもいない勝手な伝言を隣の心筋に伝えるようになってしまう"ようなものである。このように生じた異常な収縮刺激を誘因として不整脈が生じる。
　カテーテルアブレーションでは、先端に電極を付けたカテーテルを血管内に挿入し、次いで心臓内で"異常な収縮刺激を生じている部位"を見つけ出し、その部位をカテーテル先端の電極に高周波の電気を通電することにより熱で焼灼壊死させる。この処置によって異常な収縮刺激は生じなくなり、不整脈は治療される。このカテーテルアブレーションは、WPW 症候群に伴う頻拍発作のように異常な副伝導路を原因として生じる不整脈に対して、異常な副伝導路を焼灼して電気的に閉鎖する目的でも実施される。

a．上記のとおり。
b．c．　これらの不整脈は、それぞれ心室あるいは心房内の異常な刺激発生部位が原因であることが多く、アブレーションが適応される。
d．洞結節機能の不具合が原因であるため、局所的な心筋の焼灼壊死では治療できない。
e．房室ブロックは房室伝導路を収縮刺激が伝わらないことが原因で生じる。すなわち、異常な収縮刺激の発生を原因として生じる病態ではないので、心筋の局所的な焼灼壊死では治療できない。

【正解　1】

＜文　献＞
小野哲章ほか　編：臨床工学技士標準テキスト　第４版. 金原出版. 2022. P471～P472、P712～P714

◆過去5年間に出題された関連問題
　［３２回－午後－問題１４］　　［３３回－午前－問題１４］　　［３４回－午前－問題１４］

[３６回－午後－問題１８]　図のように基質Ｘから酵素Ａにより代謝物Ｙが生成され、さらに代謝物Ｙから酵素Ｂにより代謝物Ｚが生成される。ある患者では酵素Ａの活性は正常で、酵素Ｂの活性が極度に低下していた。この患者の体内におけるＹ、Ｚの量について正しいのはどれか。

ただし、基質Ｘは十分に供給され、代謝物Ｚは正常に排泄されるものとする。（臨床医学総論）

$$基質Ｘ \xrightarrow{\text{酵素 A}} 代謝物Ｙ \xrightarrow{\text{酵素 B}} 代謝物Ｚ$$

	代謝物Ｙ	代謝物Ｚ
1.	減 少	減 少
2.	不 変	減 少
3.	不 変	増 加
4.	増 加	減 少
5.	増 加	不 変

◆キーワード

先天性代謝異常症

◆正答率

39％

◆解　説

　出題者の"念頭"にあるのは、おそらく"先天性アミノ酸代謝異常"であろう。本問では出題にある条件下において、酵素Ａは正常、しかし、酵素Ｂは活性低下している場合の代謝物ＹとＺの増減を問うている。基質Ｘは潤沢に在り、酵素Ａは正常なので代謝物Ｙは正常に生成される。しかし、代謝物Ｙを新たな基質として代謝物Ｚに代謝させる過程において、これに必要な酵素Ｂが本問では活性低下している。このため、代謝物Ｙから代謝物Ｚへの代謝は"進みがたい"。その結果、代謝処理されない代謝物Ｙは蓄積して増大し、本来生成されるはずの代謝物Ｚはあまり生成されないため"減少"となる。

　これを先天性アミノ酸代謝異常に当てはめてみる。例えば、フェニルケトン尿症では、アミノ酸のフェニルアラニン（図中Ｙに相当）を別のアミノ酸であるチロシン（図中Ｚに相当）に代謝する酵素（図中の酵素Ｂに相当）の働きが生まれつき弱いため、身体にフェニルアラニン（代謝物Ｙに相当）が蓄積し、一方でチロシン（代謝物Ｚに相当）は不足する。そして蓄積したフェニルアラニンは患児の精神発達を障害し、一方で不足するチロシンにより、患児の髪の毛や皮膚の色は薄くなる。このように先天性アミノ酸代謝異常では、先天的な酵素活性低下に伴うアミノ酸代謝の障害が、患児の病態に直接的に影響する。臨床医学の出題として、本来はこのあたりを問いたいところである。しかし、臨床工学技士国家試験ではこれは"踏み込み過ぎ"なので、本問のような"一般論"として出題されたのであろう。

【正解　４】

<文　献>

小野哲章ほか　編：臨床工学技士標準テキスト　第４版. 金原出版. 2022. P62、P733〜P735

◆過去５年間に出題された関連問題

　該当なし

　　a. 日和見感染症である。

　　b. 病原体は寄生虫である。

　　c. 胸部 X 線では無気肺を認める。

　　d. マクロライド系抗菌薬が有効である。

　　e. 血中 β-D-グルカン値は診断に有用である。

　　1. a、b　　　2. a、e　　　3. b、c　　　4. c、d　　　5. d、e

◆キーワード

ニューモシスチス肺炎　日和見感染症　後天性免疫不全症候群（AIDS）　　β-D-グルカン

◆正答率

　86%

◆解　説

　ニューモシスチス肺炎とは Pneumocystis jirovecii（ニューモシスチス・イロベチ）による肺炎である。ニューモシスチス・イロベチは、当初は原虫と考えられていたが遺伝子分析により現在は真菌に分類されている。感染しても健常者には症候を生じない。典型的には、HIV ウイルス感染による後天性免疫不全症候群（AIDS）のように免疫能が高度に低下した患者において日和見感染症として発症する。三大症候として労作時呼吸苦、乾性咳嗽、発熱が上げられる。胸部 X 線でびまん性スリガラス影を認める（すなわち、無気肺は認めない）。治療の第一選択は ST 合剤（サルファ剤とトリメトプリムの合剤）である（すなわち、マクロライド系抗菌薬は用いない）。真菌感染症であるため、血中 β-D-グルカン値が上昇する。ニューモシスチス・イロベチは培養することができないため、喀痰培養を確定診断に用いることができない。病原体の証明には、喀痰内に病原体を（検鏡などにより）直接証明する必要がある。しかし、これは必ずしも容易ではない。このため、血中 β-D-グルカン値の上昇など、真菌感染を示す間接的な所見が診断に有用となる。

　さて、"真菌感染症で血中 β-D-グルカン値が上昇する"ことを感染症の基礎知識として把握しているのであれば、"ニューモシスチス肺炎は日和見感染であること"、"病原体は真菌であること"の２点を知ってさえいれば、本問を正解することは可能である。そして臨床工学技士としては、これらを把握していれば十分なように思われる（ニューモシスチス肺炎の胸部 X 線所見や、治療の第一選択薬までを把握しておく必要はないように思われる）。

【正解　2】

＜文　献＞

　小野哲章ほか　編：臨床工学技士標準テキスト　第４版. 金原出版. 2022. p748

　国立国際医療研究センター：HIV 感染症とその合併症　診断と治療ハンドブック-日和見疾患の診断治療-ニューモシスチス肺炎（PCP）　　https://www.acc.ncgm.go.jp/medics/treatment/handbook/part2/no27.html（2023 年 9 月閲覧）

◆過去５年間に出題された関連問題

　［３１回−午後−問題１１］

　（ニューモシスチス肺炎は、以前 "カリニ肺炎" と呼称されていた。臨床工学技士国家試験では、カリニ肺炎として、あるいはニューモシスチス肺炎として、［２６回−午前−問題１６］、［２７回−午後−問題１２］などに出題されている。すなわち、長い目でみるとニューモシスチス肺炎は頻出問題である。）

　　1. 淋　菌
　　2. トリコモナス
　　3. ヒトヘルペスウイルス
　　4. ヒトパピローマウイルス
　　5. ヒト免疫不全ウイルス

◆キーワード

子宮頸癌　子宮体癌　ヒトパピローマウイルス

◆正答率

88%

◆解　説

　子宮頸癌は、子宮の出口である子宮頸部に発生する癌である。子宮頸癌は、ヒトパピローマウイルス（HPV）の感染によって発症する性行為感染症でもある。原因がウイルスであるため、子宮頸癌ワクチンを接種することで予防できる。また検診（細胞診）を定期的に受けることにより、癌化の前兆である粘膜細胞の異形成を発見し、早期治療につなげることができる。

1. 淋菌による感染症は性行為感染症の一つである。尿道炎、前立腺炎、副睾丸炎、膣炎、子宮内膜炎、卵管炎、卵巣炎など、泌尿生殖器を中心に炎症を生じる。
2. トリコモナス原虫は、女性の膣に寄生して膣炎（膣トリコモナス症）を生じる。
3. ヒトに感染するヘルペスウイルスには、1型から8型までの8種類存在することが知られている（以下、コロンの次は別名、括弧内は生じる代表的な疾患）。1型：単純ヘルペスウイルス1型（口唇ヘルペス）、2型：単純ヘルペスウイルス2型（性器ヘルペス）、3型：水痘帯状疱疹ウイルス（水痘、帯状疱疹）、4型：エプスタイン-バーウイルス（伝染性単核球症）、5型：サイトメガロウイルス（CMV単核球症）、6型：別名なし（突発性発疹）、7型：別名なし（突発性発疹）、8型：カポジ肉腫関連ヘルペスウイルス（カポジ肉腫）
4. 上記のとおり。
5. ヒト免疫不全ウイルスは後天性免疫不全症（AIDS）を生じる。

【正解　4】

＜文　献＞

小野哲章ほか　編：臨床工学技士標準テキスト　第4版. 金原出版. 2022. p764
Kaye KM：ヘルペスウイルス感染症の概要. MSD マニュアル プロフェッショナル版. 2019 年 10 月. https://www.msdmanuals.com/ja-jp/プロフェッショナル/13-感染性疾患/ヘルペスウイルス/ヘルペスウイルス感染症の概要（2023 年 9 月閲覧）

◆過去5年間に出題された関連問題

　　［３３回－午前－問題１９］　　［３３回－午後－問題１７］

［３６回－午後－問題２１］　胃潰瘍について正しいのはどれか。（臨床医学総論）

1. ヘリコバクター・ピロリ菌が原因となる。
2. 黒色便は生じない。
3. 組織欠損は粘膜にとどまる。
4. プロトンポンプ阻害薬は禁忌である。
5. 疼痛時は NSAIDs（非ステロイド性抗炎症薬）を投与する。

◆キーワード

胃潰瘍　ヘリコバクター・ピロリ菌

◆正答率

96%

◆解　説

　壊死を起こした組織が融解したり、剥離したりした後、臓器の表面にできた組織欠損部を潰瘍という。ごく浅いものは糜爛（びらん）といわれる。胃粘膜表面にできた欠損部が胃潰瘍である。胃潰瘍は攻撃因子（胃酸、胃液中のペプシン、NSAIDs、ヘリコバクター・ピロリ菌、喫煙）と防御因子（胃粘液、粘膜血流、プロスタグランジン、増殖因子）のバランスが崩れ、攻撃因子が優位になると発症する。

1. ヘリコバクター・ピロリ菌は胃潰瘍のほか、慢性胃炎、胃がん、胃 MALT リンパ腫（低悪性度のリンパ腫）、特発性血小板減少性紫斑病の原因となる。ヘリコバクター・ピロリ菌の感染がある胃潰瘍では、菌の除菌が行われる。
2. 胃潰瘍から出血することがあるが、出血した血液は胃酸の作用で黒色となり、黒色便（タール便）となることがある。
3. 胃粘膜層の下には粘膜筋板、粘膜下層、固有筋層、漿膜があって胃壁を構成する。胃潰瘍は深くなると組織欠損が漿膜まで達し、胃の壁に穴が開くことがある（穿孔）。
4. 胃酸の分泌はプロトンポンプ阻害剤やヒスタミン H_2 受容体拮抗薬によって抑制されるので、これらの薬剤が治療に用いられる。
5. NSAIDs は胃潰瘍の攻撃因子であり、胃潰瘍を悪化させるため、投与されることはない。胃潰瘍で NSAIDs が使用中であれば、中止する必要がある。

【正解　1】

＜文　献＞

小野哲章ほか　編：臨床工学技士標準テキスト　第４版．金原出版．2022．P777〜P778
岡庭　豊ほか　編：イヤーノート2021　内科・外科編．メディックメディア．2020．A51〜A55

◆過去５年間に出題された関連問題

［３２回－午前－問題２０］　　［３４回－午後－問題１８］

a. サラセミア
b. 腎性貧血
c. 再生不良性貧血
d. 鉄欠乏性貧血
e. ビタミン B₁₂ 欠乏性貧血

1. a、b　　2. a、e　　3. b、c　　4. c、d　　5. d、e

◆キーワード

小球性貧血　正球性貧血　大球性貧血　赤血球指数

◆正答率

49%

◆解　説

　赤血球１個の平均容積を MCV（平均赤血球容積）、赤血球 100mL 中のヘモグロビンの量を MCHC（平均赤血球ヘモグロビン濃度）という。貧血は MCV の大小で小球性、正球性、大球性、MCHC の高低で低色素性、正色素性、高色素性に分けられる。

貧血の分類		MCV		
		小球性(<80)	正球性(80-100)	大球(＞100)
MCHC	低色素性（＜31）	鉄欠乏性貧血 サラセミア 慢性疾患に伴う貧血 鉄芽球性貧血		
	正色素性(31-35)		再生不良性貧血 赤芽球勞 腎性貧血	巨赤芽球性貧血 （ビタミンB12欠乏） （葉酸欠乏）
			溶血性貧血 骨髄異形成症候群 （赤血球産生が亢進すると大球性に）	
	高色素性(>35)		遺伝性球状赤血球症	

（岡庭　豊ほか　編：イヤーノート2021　内科・外科編. メディックメディア. 2020. G19　筆者改変）

a. ヘモグロビンの異常による先天性の溶血性貧血で、小球性低色素性貧血である。
b. 慢性腎臓病のため、腎からのエリスロポエチンの産生が低下することに起因する貧血で、正球性正色素性貧血である。
c. 骨髄の造血能の低下による正球性正色素性貧血である。
d. 鉄欠乏のためヘモグロビン合成が障害される小球性低色素性貧血である。
e. ビタミン B₁₂ 欠乏のため DNA 合成が障害される大球性正色素性貧血である。

【正解　3】

<文　献>

小野哲章ほか　編：臨床工学技士標準テキスト　第４版. 金原出版. 2022. P787～P788
岡庭　豊ほか　編：イヤーノート2021　内科・外科編. メディックメディア. 2020. G19

◆過去５年間に出題された関連問題

該当なし

［36回−午後−問題23］ 脳死判定基準に含まれるのはどれか。（臨床医学総論）

a. 深昏睡

b. 平坦脳波

c. 左右瞳孔不同

d. 腱反射消失

e. 自発呼吸消失

1. a、b、c　　2. a、b、e　　3. a、d、e　　4. b、c、d　　5. c、d、e

◆キーワード

脳死判定

◆正答率

94%

◆解　説

　脳死は脳幹を含むすべての脳機能の不可逆的な停止状態で、自発呼吸、対光反射はないが心臓は機能している。おおよそ1週間で心停止に至る。脳死は臓器移植のために臓器を摘出される場合にのみ適応される。脳死判定基準には以下の項目が含まれる。

・深昏睡 Japan Coma Scale 300（顔面への疼痛刺激でもまったく顔をしかめない）

・瞳孔の散大と固定（左右ともに4mm以上）

・脳幹反射の消失

・脳波活動の消失（平坦脳波）

・自発呼吸消失

　脳死判定は、移植に無関係な知識と経験をもつ2人以上の医師が、6時間以上経過した間隔で2回行い、いずれも脳死と判定された場合に確定する。

c. 左右の瞳孔不同は動眼神経麻痺や頸部交感神経幹の異常でもみられ、脳死判定基準には含まれない。

d. 腱反射の中枢は脊髄である。感覚神経、下位運動ニューロン、神経筋接合部、筋の障害、いずれでも腱反射は消失することがあり、脳死判定基準には含まれない。

【正解　2】

＜文　献＞

小野哲章ほか　編：臨床工学技士標準テキスト　第4版. 金原出版. 2022. P815

尾上尚志ほか　監：病気がみえる　vol.7 脳・神経　第1版. メディックメディア. 2013. P460～P461

◆過去5年間に出題された関連問題

　　［31回−午後−問題21］　　［33回−午前−問題22］　　［35回−午後−問題22］

　1．%肺活量　80%未満

　2．%肺活量　70%未満

　3．1秒率　90%未満

　4．1秒率　80%未満

　5．1秒率　70%未満

◆キーワード

閉塞性換気障害　拘束性換気障害　%肺活量　1秒率

◆正答率

　83%

◆解　説

　換気障害は%肺活量（%VC）と1秒率（FEV$_1$%）により分類される。FEV$_1$%は1秒量（FEV$_1$）の努力性肺活量（FVC）に対する%であり、%VCは予測肺活量に対する実測肺活量の%である。FEV$_1$%が70%未満を閉塞性換気障害、%VCが80%未満を拘束性換気障害、FEV$_1$%が70%未満でかつ%VCが80%未満を混合性換気障害という。

　閉塞性換気障害をきたす疾患として、慢性閉塞性肺疾患（COPD）、気管支喘息、びまん性汎細気管支炎などがあり、拘束性換気障害をきたすものに、肺線維症、間質性肺疾患、肺水腫、肺炎、無気肺、胸水、気胸、呼吸運動制限（神経筋疾患、肥満、胸郭変形等）などがある。

【正解　5】

<文　献>

小野哲章ほか　編：臨床工学技士標準テキスト　第4版. 金原出版. 2022. P667～P671

岡庭　豊ほか　編：イヤーノート2021　内科・外科編. メディックメディア. 2020. I25～I26

◆過去5年間に出題された関連問題

　［31回－午前－問題11］　　［35回－午前－問題12］

［３６回−午後−問題２５］　心電図の計測で商用交流雑音対策に用いられるのはどれか。（生体計測装置学）

a. 移動平均処理
b. 加算平均処理
c. 差動増幅器
d. ハムフィルタ
e. AC ラインフィルタ

1. a、b　　　2. a、e　　　3. b、c　　　4. c、d　　　5. d、e

◆キーワード

雑音対策　差動増幅器　フィルタ　ディジタル信号処理

◆正答率

64%

◆解　説

a. **移動平均処理**とは、信号に重畳した細かな変動を取り去り、なめらかな変動を得るための処理方法である。移動平均処理は、近接する複数個のデータの平均を取り、この平均値をデータの代表値とする。

b. **加算平均処理**とは、周期的な信号に混入する不規則信号（雑音）を低減させるための処理方法である。大脳誘発電位の計測のように、刺激を与えたのち一定時間を経て微弱な電位が出現するような計測に用いられる。刺激を加えたときを起点として、刺激後に出現した信号を記録することを繰り返し行い、複数の信号の平均値を算出する。加算平均処理は、**信号対雑音比（S/N）**の改善を目的とした方法であり、**n 回の加算平均処理**を行うと、**S/N は単独（1 回）**の計測と比較し、**√n 倍改善**する。

c. 商用交流雑音に代表される、生体に混入した同相雑音の基本的な対策には、**差動増幅器**を用いることが有用である。差動増幅器は、2 つの入力端子から入力された信号の差を増幅するため、**同相信号は抑圧**される。このときの同相信号の抑圧比を**同相除去比（common mode rejection ratio：CMRR）**、または**同相弁別比**という。心電計や脳波計などでは、規格で 60 dB 以上（推奨値は 100 dB 以上）の同相除去比が要求されている。

d. **帯域除去フィルタ**は、特定の周波数の信号を除去する回路である。心電計などには、商用交流の周波数である50、60 Hz の信号を除去する帯域除去フィルタが組み込まれている。この 50、60 Hz の信号を除去する帯域除去フィルタをとくに**ハムフィルタ**とよび、生体信号に混入した商用交流雑音の除去に有用である。

e. 電源ラインにおける雑音は、一般に商用交流電源の周波数（50、60 Hz）以外の成分をさす。電源ラインに混入する雑音の対策を講じることで、機器が雑音を放出して他の機器へ誤動作を引き起こすことを防止できる。これにより、電磁両立性（Electromagnetic Compatibility：EMC）障害発生のリスクを軽減できる。なお AC ラインフィルタは、電源ラインに混入する商用交流電源（周波数 50、60 Hz）以外の周波数成分を除去するものであり、商用交流雑音の対策とはならない。

【正解　4】

<文　献>

石原　謙　編：臨床工学講座　生体計測装置学. 医歯薬出版. 2010. P33〜P38

◆過去５年間に出題された関連問題

［３１回−午前−問題２７］　　［３３回−午前−問題２６］　　［３４回−午後−問題２６］
［３４回−午後−問題２７］　　［３５回−午前−問題２７］

誘発脳波計測について**誤っている**のはどれか。（生体計測装置学）

    1. 脳手術時のモニタリングに利用される。

    2. 刺激から潜時をもって誘発電位が現れる。

    3. 刺激に同期して誘発電位の加算平均処理を行う。

    4. 聴性誘発電位計測にはクリック音が用いられる。

    5. 安静時脳波よりも誘発脳波の電位変動は大きい。

◆キーワード

誘発脳波計測　視覚・体性感覚・聴性脳幹反応誘発電位

◆正答率

  23%

◆解　説

　誘発脳波（大脳誘発電位）の計測は、視覚、聴覚、体性感覚などを刺激することで、大脳のそれぞれの感覚野に誘発される微小な電位変化を、主に頭皮上に装着した表面電極で検出するものである。

1. 各種誘発脳波（大脳誘発電位）の計測により、末梢の感覚受容器から脳幹を経由して大脳の感覚野にいたる経路の異常や、脳腫瘍、脳梗塞などに伴う中枢神経系の異常が検出できる。また、脳手術時のモニタリングや脳死判定の補助診断にも用いられる。

2. **潜時**とは、視覚、聴覚、体性感覚などを刺激してから、応答が始まる（あるいは目的の波形が出現する）までの時間である。

3. 誘発脳波（大脳誘発電位）の計測では、刺激を与えたのち一定時間（潜時）を経て微弱な電位が出現する。刺激を加えたときを起点として、刺激後に出現した信号を記録する。これを繰り返し行い、複数の信号の平均値を算出する。この信号処理方法を**加算平均処理**といい、**信号対雑音比（S/N）** の改善を目的として行われる。誘発脳波の電位（大脳誘発電位）が小さいほど、多くの回数の加算平均処理が必要となる。n回の加算平均処理を行うと、S/Nは単独（1回）の計測よりも$\sqrt{n}$倍改善する。

4. 聴性誘発電位の計測では、音刺激（クリック音）を、視覚誘発電位の計測では、光刺激（フラッシュ刺激、パターンリバーサル刺激）を、体性感覚誘発電位の計測では、上肢または下肢に電気刺激を加える。

5. 頭皮上から検出される電位の大きさは、安静時脳波では $20\sim30\,\mu$V 程度、体性感覚誘発電位と視覚誘発電位では数μV、聴性誘発電位では $0.1\sim0.5\,\mu$V 程度である。このように微小な電位である各種誘発電位は、脳波の中に埋もれており、またその電位変動は安静時脳波よりも小さい。

【正解　5】

<文　献>

石原　謙　編：臨床工学講座　生体計測装置学．医歯薬出版．2010．P86～P89

日本生体医工学会ME技術教育委員会　監：MEの基礎知識と安全管理　第7版．南江堂．2020．P149～P152

◆過去5年間に出題された関連問題

    [３２回－午後－問題２７]

図は標準12誘導心電図の誘導法を電気回路で表したものである。

図の誘導はどれか。（生体計測装置学）

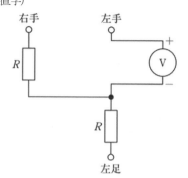

1. Ⅰ誘導
2. Ⅲ誘導
3. aV$_R$誘導
4. aV$_L$誘導
5. V$_3$誘導

◆キーワード

心電計　標準12誘導法

◆正答率

59%

◆解　説

心電図の代表的な誘導法として、**標準12誘導法**がある。標準12誘導は、3つの双極肢誘導（Ⅰ、Ⅱ、Ⅲ誘導）と3つの単極肢誘導（aV$_R$、aV$_L$、aV$_F$誘導）、ならびに6つの単極胸部誘導（V$_1$〜V$_6$）からなる。

各選択肢に示された誘導の誘導部位と極性を下表に示す。

選択肢（誘導）	誘導部位と極性	
	＋（プラス）	－（マイナス）
1. Ⅰ誘導	左手	右手
2. Ⅲ誘導	左足	左手
3. aV$_R$誘導	右手	左手と左足の電極に高い抵抗をつなぎ、これらを1点にまとめた結合点（ゴールドバーガーの結合電極）
4. aV$_L$誘導	左手	右手と左足の電極に高い抵抗をつなぎ、これらを1点にまとめた結合点（ゴールドバーガーの結合電極）
5. V$_3$誘導	V$_2$とV$_4$を結ぶ線上の中点	右手、左手、左足に装着した3つの電極に高い抵抗をつなぎ、これらを1点にまとめた結合点（ウィルソンの結合電極）

【正解　4】

＜文　献＞

石原　謙　編：臨床工学講座　生体計測装置学. 医歯薬出版. 2010. P47〜P53

◆過去5年間に出題された関連問題

［３２回－午前－問題２８］　［３３回－午前－問題２７］

　　1.　混合静脈血酸素飽和度
　　2.　左室収縮期圧
　　3.　中心静脈圧
　　4.　心拍出量
　　5.　肺動脈圧

◆キーワード

熱希釈式肺動脈カテーテル　指示薬希釈法　熱希釈法

◆正答率

　64%

◆解　説

　　スワンガンツ（Swan-Ganz）カテーテルは、先端にバルーンが装備された**肺動脈カテーテル**である。一般には、**熱希釈（サーモダイリューション）カテーテル**と総称されている。

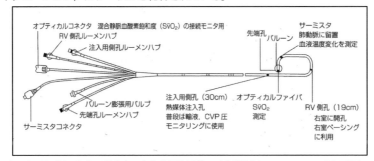

（石原　謙　編：臨床工学講座　生体計測装置学. 医歯薬出版. 2010. P136 より引用）

1.　混合静脈血酸素飽和度（S$\bar{v}$O$_2$）測定用の光ファイバを有するスワンガンツカテーテルでは、先端部を肺動脈まで進めることで、光学的にS$\bar{v}$O$_2$を測定できる。一方、光ファイバを持たないカテーテルでは、カテーテルを介して混合静脈血（肺動脈血）を採取し、これを血液ガス分析装置で測定することでS$\bar{v}$O$_2$を測定できる。

2.　スワンガンツカテーテルは、大腿静脈、尺側皮静脈（上腕静脈）、内頸静脈などの静脈から挿入する。そのため、カテーテルによる圧測定は、静脈血が流れる経路に限定される。左心系である左心室の内圧は、スワンガンツカテーテルでは、原則、測定できない。

4.　カテーテルを肺動脈まで進め（サーミスタは肺動脈に位置）、量が正確にわかっている生理的溶液（生理食塩液またはブドウ糖液）を既知の温度（0℃）で、注入用側孔から一気に注入する。カテーテルに組み込まれたサーミスタでは、血液の温度を検出しており、注入した生理的溶液のため、血液の温度が下がる。このときの血液の温度変化から、心拍出量を測定する方法が熱希釈法である。なお、サーマルフィラメント（サーマルコイル）が付加されたカテーテルでは、パルス状通電による熱変化から心拍出量の連続的な測定（連続的心拍出量、continuous cardiac output：CCO）が行える。

【正解　2】

<文　献>

　石原　謙　編：臨床工学講座　生体計測装置学. 医歯薬出版. 2010. P135～P141

◆過去5年間に出題された関連問題

　［３１回－午前－問題３０］　　［３４回－午前－問題２９］

［３６回－午後－問題２９］　耳用赤外線体温計による体温計測について**誤っている**のはどれか。（生体計測装置学）

　　1. 鼓膜に赤外線を照射する。
　　2. 検出器にサーモパイルが使用されている。
　　3. 1秒程度で計測できる。
　　4. 挿入する角度により測定値がばらつく。
　　5. 鼓膜温は腋窩温よりも高い。

◆キーワード

耳用赤外線体温計　鼓膜体温計

◆正答率

72%

◆解　説

　耳用赤外線体温計は、鼓膜から放射される赤外線を検出して鼓膜温を測定する。測温部一体型の電子体温計と同じ目的で開発されたが、電子体温計などに比べて非常に短時間で測定できるという特徴がある。

1. 耳用赤外線体温計は、鼓膜から放射される赤外線を検出し、鼓膜温を測定している。
2. **赤外線検出器**として、**熱型検出器（サーモパイル）**が用いられている。
3. 測定時間は1～2秒と、電子体温計（予測式での測定：10～20秒、腋窩における実測式での測定：10分以上）と比較して、非常に短時間である。
4. 耳に挿入する角度、深さ、耳垢、毛、外耳道の湾曲具合などによって、鼓膜から放射される赤外線を捉えることができず、測定に影響する場合がある。
5. 得られた鼓膜温は中枢温に近いことから、腋窩温に比べ、高めの値を示す。

【正解　1】

<文　献>

石原　謙　編：臨床工学講座　生体計測装置学. 医歯薬出版. 2010. P191～P192

◆過去5年間に出題された関連問題

　　［３１回－午後－問題２９］　　［３３回－午前－問題３１］

[３６回－午後－問題３０] ランベルト・ベールの法則が成立する吸光度測定で正しいのはどれか。(生体計測装置学)

a. 吸光度は透過率に比例する。

b. 吸光度は光路長に反比例する。

c. 吸光度は−1〜1 の範囲の値で表す。

d. モル吸光係数は物質によって異なる。

e. 透過光の強度は光路長に対して指数関数的に減少する。

1. a、b 2. a、e 3. b、c 4. c、d 5. d、e

◆キーワード

ランベルト・ベールの法則 吸光度 透過率

◆正答率

55%

◆解 説

ある物質の濃度を**分光光度法**で測定する場合、測定対象の物質が高率に吸収する波長の光を用いる。ここで溶液に照射した光の強度を I_0、溶液を透過した後の光の強度を I とすると、光が溶液を透過した割合を示す**透過率**（%T）は、両者の比（T）の百分率となる（式①）。

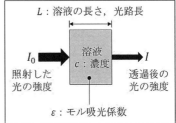

L：溶液の長さ，光路長

I_0 照射した光の強度

溶液 c：濃度

I 透過後の光の強度

ε：モル吸光係数

$$透過率（\%T）= \frac{I}{I_0} \times 100 = T \times 100 \cdots ①$$

また、溶液による光の吸収の割合を**吸光度**といい、吸光度（A）は、I_0 と I の比（T）の逆数の対数となる（式②）。

$$吸光度（A）= \log_{10}\left(\frac{I_0}{I}\right) = \log_{10}\left(\frac{1}{T}\right) = -\log_{10} T \cdots ②$$

なお、溶液の吸光度は、その溶液の長さ（光路長）と濃度に比例するという**ランベルト・ベールの法則**にしたがう。ここで、モル吸光係数を ε、溶液の濃度を c、溶液の長さ（光路長）を L とすると、吸光度（A）は、

$$吸光度（A）= \varepsilon cL \cdots ③$$

となる。以上、式②、③から、溶液を透過した後の光（透過光）の強度（I）を捉えることで、物質の濃度（c）を得ることができる。

a. 式①から、$T = \dfrac{\%T}{100}$ の関係がある。これを式②に代入すると、吸光度（A）$= \log_{10}\left(\dfrac{100}{\%T}\right)$ の関係が得られ、吸光度（A）は透過率（%T）に比例しない。

b. 式③から、吸光度（A）は光路長（L）に比例する。

c. 式③から、溶液の濃度（c）を変化させると、吸光度（A）の有効範囲は 0（ゼロ）〜 1 の値をとる。

【正解 5】

<文 献>

石原 謙 編：臨床工学講座 生体計測装置学. 医歯薬出版. 2010. P156〜P157

◆過去5年間に出題された**関連問題**

該当なし

　　a．ファイバスコープは先端に光源が装着されている。

　　b．狭帯域光を用いて毛細血管を強調表示できる。

　　c．カプセル内視鏡は小腸病変の診断に使われる。

　　d．ファイバスコープは画像が記録できない。

　　e．電子内視鏡は光源装置が不要である。

　　1．a、b　　　2．a、e　　　3．b、c　　　4．c、d　　　5．d、e

◆キーワード

ファイバスコープ　電子内視鏡　カプセル内視鏡　特殊光内視鏡

◆正答率

　86％

◆解　説

　　内視鏡は生体内部を観察する機器であり、検査のみならず治療、処置にも用いられる。内視鏡は、その構造から、挿入部が金属製の硬い管からなる**硬性鏡**と、挿入部が柔らかく、レバーの操作で内視鏡先端部が湾曲し、視野を変えることができる**軟性鏡**に大別される。なお軟性鏡は、画像の伝送方式の違いから、**ファイバスコープ**と**電子内視鏡**に分類される。そのほか、通常の内視鏡では観察できない粘膜下の病変を調べるため、内視鏡先端の超音波プローブから超音波を照射し、超音波断層像を得る**超音波内視鏡**や、口から飲み込み、内視鏡が通過する際の消化管（おもに小腸）の画像を撮影する**カプセル内視鏡**などがある。

　a．ファイバスコープや電子内視鏡の周辺装置として光源装置があり、**ハロゲンランプ**や**キセノンランプ**などの光源を持つ。光源から出射した光は、ファイバスコープや電子内視鏡の**ライトガイドファイバ**で、内視鏡先端部の照明レンズに送られる。

　b．**狭帯域光観察**（narrow band imaging：NBI）は、血液中のヘモグロビンが吸収しやすい狭帯域の光（390～445 nm：青色、530～550 nm：緑色）を照射し、観察する方法である。これにより、表層微小血管と中深層血管を明確に識別することができる。

　c．カプセル内視鏡は、直径約 10 mm、長さ約 30 mm の大きさで、口から飲み込み、内視鏡が通過する際の消化管（おもに小腸）の画像を撮影する。

　d．内視鏡の周辺装置には、各種メディアに画像を保存する記録装置やプリンタなどがあり、ファイバスコープや電子内視鏡でとらえた画像を記録することができる。

　e．ファイバスコープや電子内視鏡で生体内部を観察する際には、照明光が必要である。そのため、周辺装置に光源装置が含まれる。

【正解　3】

<文　献>

　石原　謙　編：臨床工学講座　生体計測装置学．医歯薬出版．2010．P275～P304

◆過去５年間に出題された関連問題

　［３１回－午後－問題３１］　　［３３回－午前－問題３３］　　［３４回－午後－問題３２］

　［３５回－午前－問題３２］

　装置から生体に物理的エネルギーを加えて計測するのはどれか。(生体計測装置学)

  a. 超音波診断装置

  b. X線CT装置

  c. PET装置

  d. SPECT装置

  e. 光トポグラフィ装置

  1. a、b、c　　2. a、b、e　　3. a、d、e　　4. b、c、d　　5. c、d、e

◆キーワード

医用画像計測　超音波診断装置　X線CT　光トポグラフ

◆正答率

  73%

◆解　説

　医用画像計測装置では、生体に超音波、放射線（X線など）、磁気などのエネルギーを加え、体表面から観察できない生体内部の像を得る。以下に、計測を目的として生体に加えるエネルギーの種類と生体計測装置の例を示す。

エネルギーの種類	生体計測装置
電気（低周波電流）	電気刺激装置（誘発筋電図、神経伝導速度の測定）など
電磁界（高周波電流）	MRIなど
機械的エネルギー	非観血式血圧計など
超音波	超音波血流計、超音波診断装置など
光	光電容積脈波計、パルスオキシメータ、光トポグラフィ装置など
放射線	X線撮影装置、X線CT装置など

a. 超音波診断装置は、パルス状の超音波を生体に照射して、超音波の反射強度から組織の形状を画像化する。数MHz～数十MHzの超音波が用いられる。

b. X線CT装置は、生体の周囲からX線を照射し、透過してきたX線の強度をもとにコンピュータによる画像再構成を行い、断層画像を得る。

c. PETはpositron emission tomography（陽電子断層撮影法）の略である。PET装置は、生体に投与した放射性医薬品から放出された陽電子が消滅する際に発生するγ線（消滅放射線）を体外から検出器で検出し、断層画像を得る。

d. SPECTはsingle photon emission computed tomography（単一光子放射断層撮影法）の略である。SPECT装置は、生体に投与したγ線を放出する放射性医薬品の体内分布、ならびに挙動を体外から検出し、断層撮影を行う装置である。

e. 光トポグラフィ装置は、頭皮上から近赤外光（代表的波長：870 nm、780 nm）を照射することで、脳活動に伴い変化する大脳皮質の血中ヘモグロビン濃度を捉え、脳活動をリアルタイムに可視化する装置である。

【正解　2】

<文　献>

  日本生体医工学会 ME技術教育委員会　監：MEの基礎知識と安全管理　第7版. 南江堂. 2020. P128～P129、P156

◆過去5年間に出題された関連問題

  該当なし

1. $1mW/cm^2$
2. $10mW/cm^2$
3. $100mW/cm^2$
4. $1W/cm^2$
5. $10W/cm^2$

◆キーワード

作用（治療効果）　　副作用（危険性）　物理的エネルギー密度　治療効果度　治療余裕度

◆正答率

52%

◆解　説

　治療機器では生体に何らかのエネルギーを作用させて治療効果を得ることを目的とするが、主作用（効果）以外
にも好ましくない副作用が多少なりとも生じる可能性がある。

　治療に用いる物理的エネルギーとしては多種類あるが、一般的に治療に用いる物理的エネルギーの密度が
$100mW/cm^2$以上になると、生体に何らかの不可逆的な障害が生じるとされている。

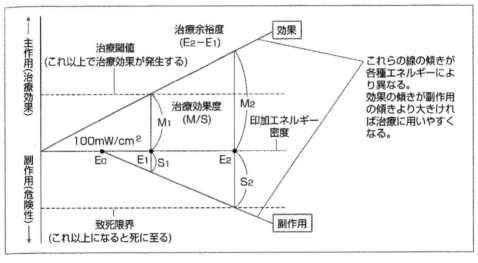

(小野哲章ほか　編：臨床工学技士標準テキスト　第4版. 金原出版. 2022. P454　図1より引用)

3. 皮膚を通して生体内に伝達される物理的エネルギーの密度が $100mW/cm^2$ 以上になると生体に何らかの不可逆
的な障害が生じる。

【正解　3】

＜文　献＞

小野哲章ほか　編：臨床工学技士標準テキスト　第4版. 金原出版. 2022. P454～P455

◆過去5年間に出題された関連問題

　該当なし

[３６回－午後－問題３４]　電気メスの対極板の電極部分が２つに分かれている理由はどれか。(医用治療機器学)

1. 高周波分流をモニタする。
2. 対極板の接触不良をモニタする。
3. 患者回路の連続性をモニタする。
4. 対極板コードの断線をモニタする。
5. 対極板コードコネクタの接続不良をモニタする。

◆キーワード

高周波分流　熱傷　導電性対極板　接触インピーダンス

◆正答率

51%

◆解説

　対極板装着部位での熱傷の原因は、対極板と生体との接触面積の減少から電気的なインピーダンスが上昇することによる発熱である。対策として接触面積を減少させない、さらに接触面積が減少した場合に警報を発生するなどがある。そのため安全モニタとして、対極板接触モニタが電気メスに搭載されている。

　対極板はスプリット形として対極板の電極部分が２つに分かれており、生体に対極板を装着した際の対極板と生体間での接触インピーダンスを基準値として記憶する。この状態から対極板がはがれると25%～40%接触インピーダンスが増加したことを検知して、アラームを発し出力を停止する。

1. 高周波分流は、本体から出力した高周波電流と戻ってきた高周波電流の差を監視している。
2. スプリット形（対極板の電極部分が２つに分かれている）導電性対極板の接触不良をモニタしている。
3. 対極板が生体から完全に剥がれた場合や、アクティブ電極コード、対極板ケーブルが断線していたら出力が停止される。
4. 対極板ケーブルは２本線で、その中に電流を流しており、断線すればアラームが鳴る。
5. 対極板コードコネクタの接続不良があれば出力が停止される。

【正解　2】

<文献>

　小野哲章ほか　編：臨床工学技士標準テキスト　第４版. 金原出版. 2022. P461～P462

◆過去５年間に出題された関連問題

　　[３１回－午前－問題３５]　　[３２回－午前－問題３５]　　[３３回－午後－問題３２]
　　[３４回－午前－問題３４]　　[３５回－午後－問題３４]

[３６回－午後－問題３５] 除細動器内部コンデンサの静電容量が150μFで、設定エネルギーが300Jの場合、除細動に用いる充電電圧［V］はどれか。

ただし、内部損失がないものとする。(医用治療機器学)

1. 141
2. 200
3. 1,414
4. 2,000
5. 14,142

◆キーワード

キャパシタ　充電エネルギー　出力エネルギー

◆正答率

70%

◆解　説

除細動器内部コンデンサの静電容量が150μFで、設定エネルギーが300Jの場合、除細動に用いる充電電圧［V］は、

$$W = \frac{1}{2}CV^2$$

より

$$300 = \frac{1}{2} \times 150 \times 10^{-6} \times V^2$$

$$V^2 = \frac{2 \times 300}{150 \times 10^{-6}}$$

$$V^2 = 4 \times 10^6$$

$$V = 2 \times 10^3 = 2,000[\text{V}] \quad となる。$$

【正解　4】

<文　献>

篠原一彦　編：臨床工学講座　医用治療機器学　第２版. 医歯薬出版. 2018. P42

日本生体医工学会 ME 技術教育委員会　監：ME の基礎知識と安全管理　第７版. 南江堂. 2020.　P246

◆過去５年間に出題された関連問題

該当なし

［36回−午後−問題36］　経皮的冠動脈インターベンション治療（PCI）について正しいのはどれか。（医用治療機器学）

1. PCI中の血管内超音波診断装置（IVUS）の使用は禁忌である。
2. 再狭窄予防のためにステントを留置する。
3. カテーテルはX線CT誘導下に挿入する。
4. バルーン拡張圧は50気圧程度である。
5. 補助循環装置の準備は不要である。

◆キーワード

血管内治療装置　ステント　X線透視下

◆正答率

83%

◆解　説

　経皮的冠動脈インターベンション治療（PCI）の前には、必ず冠動脈造影（CAG）を行う。CAGは冠動脈に挿入された専用のカテーテルの先端から造影剤と生理食塩液を混合した液を注入し、心血管X線診断装置（シネアンギオ装置）で得られる冠動脈の形状を反映したX線像を観察する。それによって血管の閉塞・狭窄の程度を評価し、その狭窄部位に対して治療を行う。

1. PCI中の血管内超音波診断装置（IVUS）の使用は病変部の詳細な状態を知ることができ、禁忌ではない。
2. 一般的なPCI治療はステントを留置し再狭窄を防止する。
3. カテーテルはX線透視下に挿入する。X線CTは使用しない。
4. バルーンは10気圧程度で拡張し、30～60秒保持する。
5. PCIはリスクを伴う治療であるため、循環に対する予防的なバックアップは必要である。

【正解　2】

<文　献>

　小野哲章ほか　編：臨床工学技士標準テキスト　第4版. 金原出版. 2022. P480～P482

◆過去5年間に出題された関連問題

　［31回−午前−問題37］　　［32回−午後−問題33］　　［33回−午後−問題34］
　［34回−午後−問題35］

［３６回－午後－問題３７］　正しい組合せはどれか。（医用治療機器学）

a. ArF エキシマレーザ ——————— 冠動脈形成術

b. Ar レーザ ——————— あざ治療

c. Ruby レーザ ——————— 網膜凝固

d. Nd：YAG レーザ ——————— がん治療

e. CO₂ レーザ ——————— 切　開

1. a、b　　　2. a、e　　　3. b、c　　　4. c、d　　　5. d、e

◆キーワード

ArF エキシマレーザ、XeCl エキシマレーザ

◆正答率

96%

◆解　説

　レーザ光の生体に対する作用においては、各種レーザ光の吸収特性が重要である。レーザ光は、紫外域（200~400nm）、可視域（400~780nm）、赤外域（780~10,000nm）により生体作用が異なる。また、連続波とパルス波でも発振方法は異なる。どの作用が主体となるかは、レーザ光の諸条件（波長、発振形態、出力など）と組織の両方の条件により決定される。

a. ArF エキシマレーザ、XeCl エキシマレーザは紫外光である。ArF エキシマレーザ（193nm）は角膜切除術に、XeCl エキシマレーザ（308nm）は冠動脈形成術（ELCA）に適用となる。

b. Ar レーザ は可視光で、角膜を通過し網膜で吸収されるため、網膜光凝固や糖尿病性網膜症などに適用となる。

c. Ruby レーザは可視光で、黒あざ治療に用いられる。

d. Nd：YAG レーザは近赤外光で、生体への深達度が 1～5mm と大きい。止血・凝固に優れ、内視鏡的がん治療や前立腺肥大症の治療に用いられる。

e. CO₂ レーザは近赤外光で、水の吸光度が高く表層に作用が集中するため、手術装置として切開を中心に使用される。

【正解　5】

<文　献>

　日本生体医工学会ME 技術教育委員会　監：ME の基礎知識と安全管理　第 7 版. 南江堂. 2020. P368～P376

◆過去５年間に出題された関連問題

　［３１回－午前－問題３８］　［３２回－午後－問題３５］　［３３回－午後－問題３５］

　［３４回－午後－問題３６］　［３５回－午後－問題３７］

［３６回－午後－問題３８］　JIS T 0601-1 で規定されている「使用の準備が完了」を示す表示光の色はどれか。
（医用機器安全管理学）

1. 白
2. 橙
3. 黄
4. 青
5. 緑

◆キーワード

機器の表示光　表示色

◆正答率

98%

◆解　説

　ME 機器の状態を知らせるアラームは、医療事故を防ぐうえで非常に重要な役割を果たす。アラームは視覚的なものを主とし、必要に応じて聴覚アラームを追加する。電光掲示板に表示されるドットマトリックス、英数字はアラームでない限り表示光とみなされない。

　以下に、JIS T 0601-1:2017 が規定する「ME 機器の表示光の色及びそれらの意味」を示す。

色	意味
赤	**警告** ―　操作者による即時に対処が必要
黄	**注意** ―　操作者による速やかな対処が必要
緑	使用の準備が完了
その他の色	赤、黄又は緑の意味以外の意味

（篠原一彦ほか　編：臨床工学講座　医用機器安全管理学　第2版. 医歯薬出版. 2021. P55　表 3 - 9 より引用）

　設問における「使用の準備が完了」を意味する表示光は、「緑」である。

　なお、JIS T 0601-1 は 2023 年 2 月 25 日（JIS T 0601-1:2023）に改定されている。解説の表は「ME 機器の表示光及びアラーム表示光の色及びそれらの意味」へと変更され、名称や場合、操作者要求事項などが記載されている。

【正解　5】

＜文　献＞

篠原一彦ほか　編：臨床工学講座　医用機器安全管理学　第2版. 医歯薬出版. 2021. P54〜P56
JIS. T 0601-1：医用電気機器－第1部　基礎安全及び基本性能に関する一般要求事項. P56

◆過去5年間に出題された関連問題

　［３１回－午前－問題４５］　　［３２回－午後－問題３７］　　［３３回－午後－問題４３］

[３６回－午後－問題３９]　JIS T 1022 の規定で一般の人工透析室に設けなければならない電気設備はどれか。
（医用機器安全管理学）

a. 保護接地
b. 等電位接地
c. 非接地配線方式
d. 無停電非常電源
e. 一般非常電源

1. a、b　　　2. a、e　　　3. b、c　　　4. c、d　　　5. d、e

◆キーワード

医用接地方式　非接地配線方式　非常電源

◆正答率

96%

◆解　説

病院電気設備の安全基準(JIS T 1022)では、医療処置内容に応じて、医用室をA〜Dにカテゴリ分類している。

医用室のカテゴリ分類　カテゴリＡ：　心臓内処置、心臓外科手術及び生命維持装置の適用に当たって、
電極などを心臓区域内に挿入又は接触し使用する医用室
カテゴリＢ：　電極などを体内に挿入又は接触し使用するが、
心臓には適用しない体内処理、外科処置などを行う医用室
カテゴリＣ：　電極などを使用するが、**体内に適用することのない**医用室
カテゴリＤ：　患者に**電極など**を使用することのない医用室

医用室の	医用接地方式		非接地配線方式	非常電源 (注1)		医用室の例
	保護接地	等電位接地		**一般／特別** (注2)	無停電 (注3)	
A	○	○	○	○	○	手術室、ICU、CCU、NICU、心臓カテーテル室など
B	○	+	○	○	+	GCU、SCU、RCU、MFICU、HCUなど
C	○	+	+	○	+	救急処置室、リカバリー室、LDR室、分娩室、新生児室、ESWL室、温熱治療室、放射線治療室、理学療法室、**人工透析室**、内視鏡室、病室、診察室、検査室など
D	○	+	+	+	+	病室、診察室、検査室、処置室など

○：設けなければならない　　+：必要に応じて設ける

注1　非常電源は、医用室以外の電気設備にも共用できる。　　注2　医用電気機器などに応じて、一般非常電源及び／または特別非常電源を設ける。
注3　医用電気機などに応じて、無停電非常電源を設ける。

（小野哲章ほか　編：臨床工学技士標準テキスト　第4版. 金原出版. 2022. P562　表15 より引用改変）

人工透析室はカテゴリＣに分類され、保護接地と一般／特別非常電源を設けなければならない。

【正解　2】

<文　献>

小野哲章ほか　編：臨床工学技士標準テキスト　第4版. 金原出版. 2022. P562
日本生体医工学会ME技術教育委員会　監：ME の基礎知識と安全管理　第7版. 南江堂. 2021. P77〜P78

◆過去5年間に出題された関連問題

［３４回－午後－問題４１］

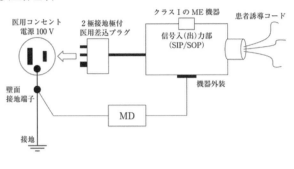

1. 10
2. 50
3. 100
4. 200
5. 500

◆キーワード

漏れ電流　許容値　MD

◆正答率

87%

◆解　説

［３４回－午後－問題４２］とほぼ同じ問題である。

設問の図は**接触電流の測定**である。**接触電流の許容値は、装着部の種類に関係なく、正常状態で100μA、単一故障状態で500μA** と規定されている。以下に、３P－２P変換アダプタを使用した接触電流の簡易測定法を示す。

① 被測定**ME機器**の外装部分と壁面接地端子間に漏れ電流測定器（measuringdevice：MD）を接続する。

② ３P－２P変換アダプタの保護接地線を壁面接地端子に直接接続する。

③ この状態で**MD**の電圧値を読み取り、1kΩで割って漏れ電流とする。

④ 単一故障状態は「保護接地線の開路」を３P－２P変換アダプタの保護接地線と壁面接地端子を接続しないことで実現できる。

注意：漏れ電流とする測定値は、３P－２P変換アダプタを上下逆さにして壁面コンセントに接続し、正極性と逆極性のどちらか大きいほうを用いる。

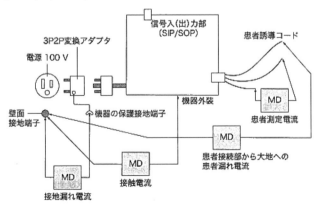

(日本生体医工学会ME技術教育委員会　監：MEの基礎知識と安全管理　第7版. 南江堂. 2020. P85　図5-10　A.より引用)

【正解　3】

<文　献>
日本生体医工学会 ME 技術教育委員会　監：ME の基礎知識と安全管理　第 7 版. 南江堂. 2021. P70、P85～
P86

◆過去 5 年間に出題された関連問題
　［34回−午後−問題42］　［35回−午前−問題42］

［３６回－午後－問題４１］　ME 機器の保守点検で正しいのはどれか。（医用機器安全管理学）

　　1. 外観点検は機器に手を触れずに目視で行う。

　　2. 作動点検は患者に使用する前までの点検のことをいう。

　　3. 安全性点検は機器のオーバーホールを含む。

　　4. 性能点検は機器の定性的試験のことをいう。

　　5. 故障点検は故障原因究明を目的とする。

◆キーワード

保守点検の種類　日常点検　定期点検　故障点検

◆正答率

　27%

◆解　説

　医療法や医薬品医療機器等法には「**保守点検とは、清掃、校正、消耗部品の交換等をいうものであり、解体のう**え点検し、必要に応じて劣化部品の交換等を行う**オーバーホールを含まない**」とある。

　保守点検業務において点検は、以下のように分類される。

　　① 点検項目による分類

　　　　外観点検：目視あるいは手で**触れながら** ME 機器やコードなどの状態確認を行う。

　　　　作動点検：ME 機器の基本的な作動状態の点検を行う。

　　　　機能点検：ME 機器の**性能**（感度、周波数特性など）及び安全性（漏れ電流、アラーム作動など）の
　　　　　　　　　　点検を**定量的**に行う。

　　② 点検時期による分類

　　　　日常点検：(外観点検　**作動点検**)

　　　　　　　　　　始業点検：使用前、機器の安全性や基本機能の確保

　　　　　　　　　　使用中点検：使用中、機器が安全かつ効果的に作動しているかの確認

　　　　　　　　　　終業点検：使用後、安全性の低下や性能等の問題点確認、患者の状態観察、機器の点検

　　　　定期点検：(外観点検　作動点検　機能点検)

　　　　　　　　　　ME 機器の故障や事故を未然に防ぐために周期を定めて行う全般的な点検

　　　　故障点検：使用中に**故障が発見された際に行う原因究明**の点検

1. 外観点検は、目視あるいは手で外観の傷や凸凹、破損部位の有無などを確認する。

2. 作動点検は、使用前の始業点検だけでなく、使用中点検、終業点検、また定期点検においても行われる。

3. 安全性点検は、保守点検業務の定期点検で行う点検である。保守点検にはオーバーホールを含まない。

4. 性能点検は、保守点検業務の定期点検で行う点検である。機器の性能（感度、周波数特性、表示速度、出力、
　電源など）の定量的な点検を行う。

5. 故障点検は、故障やトラブルが発見された際に行う原因究明の点検である。

【正解　5】

<文　献>

　小野哲章ほか　編：臨床工学技士標準テキスト　第 4 版. 金原出版. 2022. P565

　篠原一彦ほか　編：臨床工学講座　医用機器安全管理学　第 2 版. 医歯薬出版. 2015. P2

　日本生体医工学会 ME 技術教育委員会　監：ME の基礎知識と安全管理　第 7 版. 南江堂. 2021. P83

◆**過去 5 年間に出題された関連問題**

　［３２回－午後－問題４１］

いるのはどれか。(医用機器安全管理学)

1. 酸　素 ───────── 黒　色
2. 空　気 ───────── ねずみ色
3. 二酸化炭素 ─────── 緑　色
4. 亜酸化窒素 ─────── 青　色
5. ヘリウム ─────── ねずみ色

◆キーワード

高圧ガス保安法　高圧ガス容器保安規則　ボンベ塗色

◆正答率

88%

◆解　説

　ボンベの色表示は、高圧ガス保安法の関連法規である容器保安規則によって定められている。充塡する高圧ガス
の種類に応じて、ボンベ外面の見やすい箇所でボンベの表面積の２分の１以上について塗色が行われている。可燃
性ガスまたは毒性ガスの場合は、その性質を示す文字（「燃」または「毒」）が明示されている。

　以下に、高圧ガス容器の塗色区分にについて示す。

ガスの種類	塗色の区分
酸素	**黒色**
水素	**赤色**
液化二酸化炭素	**緑色**
液化アンモニア	白色
液化塩素	黄色
アセチレン	褐色
その他のガス	**ねずみ色**

(小野哲章ほか　編：臨床工学技士標準テキスト　第４版. 金原出版. 2022. P573　表23 より引用改変)

　空気、**亜酸化窒素**、ヘリウムはその他のガスに該当するため、**ねずみ色**に塗色が行われている。

【正解　4】

＜文　献＞

小野哲章ほか　編：臨床工学技士標準テキスト　第４版. 金原出版. 2022. P572～P573

◆過去５年間に出題された関連問題

　［３３回−午前−問題４５］

[３６回－午後－問題４３]　ある ME 機器の定常アベイラビリティが 0.9、MTTR が 20 日のとき、MTBF［日］はどれか。（医用機器安全管理学）

1. 100
2. 130
3. 180
4. 220
5. 310

◆キーワード

信頼度の時間的評価　MTBF　MTTR

◆正答率

98%

◆解　説

ある装置が故障したとき、修理を行うが、修理の頻度や修理に要する時間も信頼度を測る尺度となる。
時間経過からみた信頼性の尺度を以下に示す。

① MTBF（Mean Time Between Failures：平均故障間隔）　　故障と故障の間の動作時間の平均値
② MTTR（Mean Time To Repair：平均修理時間）　　　　修理にかかる時間の平均値
③ 定常アベイラビリティ（inherent availability：A）　　　機能が維持されている時間の割合

定常アベイラビリティは、MTBF と MTTR を用いると以下の式で表せる。

$$A = \frac{MTBF}{MTBF + MTTR}$$

設問では、定常アベイラビリティが 0.9、MTTR が 20 日であるので、

$$0.9 = \frac{MTBF}{MTBF + 20}$$

上記より **MTBF＝180**（日）となる。

【正解　3】

<文　献>
小野哲章ほか　編：臨床工学技士標準テキスト　第 4 版. 金原出版. 2022. P578
篠原一彦ほか　編：臨床工学講座　医用機器安全管理学　第 2 版. 医歯薬出版. 2021. P127〜P128

◆過去５年間に出題された関連問題
［３２回－午前－問題４５］　　［３３回－午後－問題４１］　　［３５回－午前－問題４４］

[３６回－午後－問題４４] EMC に関連する国際規格で推奨されている携帯電話と植込み型医療機器との離隔距離 [cm] はどれか。(医用機器安全管理学)

   1.　　3
   2.　15
   3.　22
   4.　50
   5.　100

◆キーワード

EMC　携帯電話の使用指針　植込み型医療機器　隔離距離

◆正答率

87%

◆解　説

　EMC（電磁的両立性）とは、機器がその動作によって他のものに影響を与えず、またその動作が他のものによって妨害されないことを意味する。複数の電子機器が使用される現在の医療現場の環境において、EMC を向上維持し、損なわれないようにしなくてはならない。

　植込み型医療機器（患者に装着されて一般環境で使用される植込み型心臓ペースメーカや ICD）に関する指針は、各種電波利用機器（携帯電話、無線 LAN、RFID 機器、電子商品監視装置など）から発射される電波による医療機器への影響の調査に基づき、総務省より「各種電波利用機器の電波が植込み型機器へ及ぼす影響を防止するための指針」が発表されている。

　2012 年 7 月以降、それまでの第 2 世代携帯電話サービスが終了し、電波の最大出力がより低く抑えられた第 3 世代以降の携帯電話による医療機器への影響について再調査が行われた。その結果、一部の植込み型医療機器について、最長で 3cm 程度の隔離距離で影響を受けることがわかった。そのため、現在では植込み型医療機器の電磁的両立性（EMC）に関する国際規格（ISO14117 など）で担保されている距離 15cm が推奨隔離距離とされている。

【正解　2】

＜文　献＞

　日本生体医工学会 ME 技術教育委員会　監：ME の基礎知識と安全管理　第 7 版. 南江堂. 2021. P98～P99
　小野哲章ほか　編：臨床工学技士標準テキスト　第 4 版. 金原出版. 2022. P584～P585
　篠原一彦ほか　編：臨床工学講座　医用機器安全管理学　第 2 版. 医歯薬出版. 2015. P117～P119

◆過去 5 年間に出題された関連問題

　[３１回－午前－問題４６]　　[３２回－午前－問題４６]　　[３３回－午前－問題４６]
　[３４回－午前－問題４５]　　[３４回－午後－問題４５]　　[３５回－午前－問題４５]

[３６回－午後－問題４５] 医薬品医療機器等法の医療機器の人体に及ぼすリスク分類で、高度管理医療機器はどれか。(医用機器安全管理学)

a. 輸液ポンプ

b. 除細動器

c. 人工呼吸器

d. MR 装置

e. X 線 CT 装置

1. a、b、c 2. a、b、e 3. a、d、e 4. b、c、d 5. c、d、e

◆キーワード

医療機器の危険度による分類　高度管理医療機器

◆正答率

58%

◆解　説

　医薬品医療機器等法 (略称) は「医薬品、医療機器等の品質、有効性及び安全性の確保等に関する法律」として平成 25 年 (2013) 年 11 月に改正され、医薬品、医薬部外品、化粧品、医療機器および再生医療等製品の、品質、有効性および安全性の確保のため、その製品 (輸入)、販売、表示、広告などを規制している法律である。

　医薬品医療機器等法において、病院などで使用される医療機器は、人の体に及ぼすリスクの大きさに応じて、3 つのクラス (高度管理医療機器、管理医療機器、一般医療機器) に定義し分類されている。

　以下に、医療機器のクラス別分類について示す。

分　類	リスク	定　義	機器例
高度管理医療機器	高い	副作用又は機能の障害が生じた場合において、人体の生命及び健康に**重大な影響を与えるおそれがあるもの**	**輸液ポンプ**、人工心肺装置、**人工呼吸器**、**除細動器**、電気手術器、レーザー手術装置、機械式人工心臓弁、など
管理医療機器	低い	副作用又は機能の障害が生じた場合において、人体の生命及び健康に影響を与えるおそれがあるもの	家庭用電気治療器、家庭用マッサージ器、補聴器、X 線診断検査装置、**X 線CT 診断検査装置**、**MR 装置**、など
一般医療機器	きわめて低い	副作用又は機能の障害が生じた場合において、人体の生命及び健康に影響を与えるおそれがほとんどないもの	電動式患者台、X 線用テレビ装置、血圧計、メス・ピンセット、鋼物小物類、ガーゼ、救急絆創膏、など

(小野哲章ほか　編：臨床工学技士標準テキスト　第 4 版. 金原出版. 2022. P603　表 35、図 30 より引用・改変)

d. 管理医療機器

e. 管理医療機器

【正解　1】

<文　献>

小野哲章ほか　編：臨床工学技士標準テキスト　第 4 版. 金原出版. 2022. P601～P603

篠原一彦ほか　編：臨床工学講座　医用機器安全管理学　第 2 版. 医歯薬出版. 2015. P143～P144

◆過去 5 年間に出題された関連問題

　[31回－午前－問題 3]　　[32回－午前－問題 3]

[３６回－午後－問題４６] 　２枚の同じ面積の金属平板Ａ、Ｂを間隔 d だけ離して平行に並べた。金属平板Ａに電荷＋Q を、金属平板Ｂに電荷－Q を与えた。その後、金属平板Ｂだけ動かし、最初の位置から 10d 離した。金属平板Ａと金属平板Ｂ'の電位差は、金属平板Ｂを動かす前の何倍か。（医用電気電子工学）

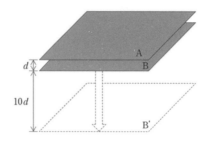

1. 1.0倍
2. 5.0倍
3. 5.5倍
4. 10 倍
5. 11 倍

◆キーワード

平行板コンデンサ　静電容量　電位差

◆正答率

44%

◆解　説

平行に並べた金属平板Ａと金属平板Ｂを動かす前の静電容量 C_1 は以下の式で表すことができる。

$$C_1 = \varepsilon \frac{S}{d} \ [F]$$

ここで、ε は金属平板が置かれた空間の誘電率、S は金属平板Ａ、Ｂの面積、d は金属平板Ａと金属平板Ｂの距離である。問題によると金属平板Ａ、Ｂの間隔を「d」から「$d+10d$」に変更するので、変更後の静電容量 C_2 の式は以下のように表現できる。

$$C_2 = \varepsilon \frac{S}{(d+10d)} \ [F]$$

また電荷量 Q [C]とすると、金属平板Ａと金属平板Ｂの電位差 V_1 は、$V_1 = \frac{Q}{C_1}$ [V] の関係が成り立つ。金属平板Ａと金属平板Ｂ'の電位差 V_2 と、金属平板Ｂを動かす前の電位差 V_1 を比較するため、変化後 V_2 / 変化前 V_1 を算出する。

$$\frac{V_2}{V_1} = \frac{\frac{Q}{C_2}}{\frac{Q}{C_1}} = \frac{C_1}{C_2} = \frac{\varepsilon \frac{S}{d}}{\varepsilon \frac{S}{11d}} = 11[倍]$$

よって、金属平板Ａと金属平板Ｂ'の電位差は、金属平板Ｂを動かす前の 11 倍となる。

【正解　5】

<文　献>

福長一義ほか　編：臨床工学講座　医用電気工学２　第２版. 2015. P77～P80
小野哲章ほか　編：臨床工学技士標準テキスト　第４版. 金原出版. 2022. P166～P167

◆過去５年間に出題された関連問題

[３１回－午後－問題４５]

146

[３６回－午後－問題４７] 正しいのはどれか。（医用電気電子工学）
    a. 同軸ケーブルの特性インピーダンスは、ケーブルの長さに関係しない。
    b. 導線周りの磁束が変化すると、電界が導線に誘導される。
    c. 2.45 GHz の電磁波の波長はおよそ 12 cm である。
    d. 電磁波の速さは真空の誘電率と透磁率の乗算に比例する。
    e. 直流電流に比例した電力の電磁波が発生する。

    1. a、b、c   2. a、b、e   3. a、d、e   4. b、c、d   5. c、d、e

◆キーワード

透磁率と比透磁率　磁束と磁束密度　同軸ケーブル　電磁誘導　電磁波

◆正答率
    25%

◆解　説
a. 同軸ケーブルは、内部導体と外部導体の間にある絶縁体と導電性のシールドで構成されている。高周波領域における通信では、伝送路が持つインダクタンスや静電容量を無視できず、回路全体の特性を決める重要な要素になる。それらの性質を特性インピーダンスといい、同軸ケーブルでは 50 Ω や 75 Ω のものがよく使われる。同軸ケーブルの特性インピーダンスは、内部の導線の直径や 2 つの導体間の間隔などで決定されるため、ケーブルの物理的な長さには依存しない。

b. ファラデーの電磁誘導の法則により、導線の周囲の磁束が変化することで導線に誘導起電力が生じることから、導線には電界が誘導されることになる。

c. 電磁波の周波数 f と波長 λ の関係は、$\lambda = \dfrac{c}{f}$ と表される。ここで、c は光速であり、約 30 万 km/s である。よって、周波数 2.45 GHz の波長 λ は約 12.2 cm となる。

d. 電磁波の伝搬速度（光速）c は、マクスウェルの方程式から電磁波の波動方程式を導くと以下のとおりとなるため、真空の誘電率 ε_0 と真空の透磁率 μ_0 の積の平方根と反比例の関係になる。

$$c = \frac{1}{\sqrt{\mu_0 \varepsilon_0}}$$

e. 電磁波とは、電界と磁界がお互いに影響を与えながら空間を高速で伝わっていく波のことをさす。直流電流が導線に流れると、アンペールの法則により電流の周りに磁界が発生するが、直流電流では電流値が時間変化しないため、導線の周りの磁界も時間変化しない。磁界の大きさが変化しない場合、磁束の変化をさまたげる誘導起電力が生じないため、電界も生じないことから電磁波は発生しない。交流電流の場合は、導線周囲の磁界が変化するため電界が発生することになり、これらが相互に誘導することで電磁波が発生する。

【正解　1】

<文　献>
    福長一義ほか　編：臨床工学講座　医用電気工学 2　第 2 版. 2015. P119、P160〜P167、P171
    小野哲章ほか　編：臨床工学技士標準テキスト　第 4 版. 金原出版. 2022. P172〜P179、P236〜P237

◆過去 5 年間に出題された関連問題
    ［３４回－午後－問題４７］

[３６回－午後－問題４８] 図の回路で、スイッチが①の状態で十分な時間が経過した後に、SW を②に入れた。

　　正しいのはどれか。（医用電気電子工学）

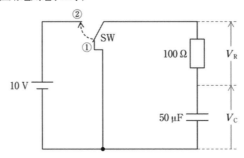

a. 回路の時定数は 5 μs である。

b. SW を②に入れた瞬間の V_C の値は 10 V である。

c. SW を②に入れた瞬間の回路に流れる電流は 100 mA である。

d. SW を②に入れてから 5 ms 後の V_R の値は約 3.7 V である。

e. SW を②に入れてから十分時間が経過した後の回路に流れる電流は 0 mA である。

1. a、b、c　　　2. a、b、e　　　3. a、d、e　　　4. b、c、d　　　5. c、d、e

◆キーワード

RC 直列回路　過渡現象

◆正答率

67%

◆解　説

　RC 直列回路においての過渡現象の問題である。スイッチ SW が①の状態は、閉ループ内に電源がないことから、十分な時間が経過したことでコンデンサ内の電荷はすべて放電されているため、V_C が 0 V になっている。ここから SW を②にすることでコンデンサに電荷が充電され、十分時間が経過したときに V_C は電源電圧と同じ 10 V となり、それ以上回路に電流は流れなくなる。

a.　時定数 τ は $\tau = CR$[s] で求められるため、 $\tau = 50\ \mu$F × 100 Ω = 5 [ms] となる。

b.　上記のとおり、SW を②に入れる直前のコンデンサ C の電圧 V_C は 0 V である。また、コンデンサ C の電圧 V_C は

$V_C = \dfrac{1}{c} \int i(t)\, dt$　　で求められるため、SW を②に入れた瞬間 ($t = 0$) の電圧 V_C は 0 V となる。

c.　回路に流れる電流 $i(t)$ は $i(t) = \dfrac{E}{R} e^{-\frac{1}{CR}t}$ で求められるため、SW を②に入れた瞬間 ($t = 0$) の回路に流れる電流

は、$i(t) = \dfrac{E}{R} e^{-\frac{1}{CR}t} = \dfrac{10[V]}{100[\Omega]} e^0 = 0.1[A] = 100[mA]$　　となる。

d.　本問題では時定数 $\tau = 5$ [ms] となる。SW を②に入れてから 5 ms 後、つまり時定数 τ における抵抗 R の電圧 V_R は、電源電圧 10 V の約 37% を示すので約 3.7V である。

e.　選択肢 c. に示した式の通り、SW を②に入れてから十分時間が経つと、回路に流れる電流は定常状態に達するので 0mA となる。

【正解　5】

＜文　献＞
　小野哲章ほか　編：臨床工学技士標準テキスト　第４版. 金原出版. 2022. P193〜P195
　戸畑裕志ほか　編：臨床工学講座　医用電気工学１　第２版. 2015. P141〜P146

◆過去５年間に出題された関連問題
　［３１回－午前－問題５１］　　［３２回－午後－問題４８］　　［３３回－午後－問題４９］
　［３４回－午後－問題４９］

［３６回－午後－問題４９］　図の回路で抵抗 2.0 Ω での消費電力が 2.0 W のとき、抵抗 4.0 Ω の消費電力［W］はどれか。（医用電気電子工学）

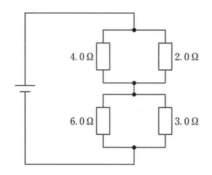

1. 0.5
2. 1.0
3. 1.5
4. 2.0
5. 3.0

◆キーワード

消費電力　並列回路　分流

◆正答率

89%

◆解　説

電圧 V がかかる抵抗 R での消費電力 P は　$P = \dfrac{V^2}{R}$ [W]　であり、抵抗 2.0[Ω] の両端電圧 V_1 は 2.0[V] となる。抵抗 2.0[Ω] と抵抗 4.0[Ω] は並列接続されており、並列回路において各抵抗素子にかかる電圧は等しいことから、抵抗 4.0[Ω] の両端電圧 V_2 も同じく 2.0[V] である。よって、抵抗 4.0[Ω] の消費電力 P は、

$P = \dfrac{2.0^2}{4.0} = 1.0$[W]　となる。

また、上記以外でも電流に着目して問題を解くことができる。抵抗 R に流れる電流 I と消費電力 P の関係は　$P = I^2 R$　[W]　となり、抵抗 2.0[Ω] に流れる電流 I_1 は 1.0[A] となる。抵抗 2.0[Ω] と抵抗 4.0[Ω] は並列接続されているので、各抵抗素子に流れる電流の比は、$I_1 : I_2 = 4.0$[Ω] : 2.0[Ω]　となり抵抗 4.0[Ω] に流れる電流 $I_2 = 0.5$[A]　となる。よって、抵抗 4.0[Ω] の消費電力は、$P = (0.5)^2 \times 4.0 = 1.0$　[W]　となる。

図　回路図

【正解　2】

<文　献>

戸畑裕志ほか　編：臨床工学講座　医用電気工学 1　第 2 版．2015．P22～P31、P67～P68
小野哲章ほか　編：臨床工学技士標準テキスト　第 4 版．金原出版．2022．P192

◆過去 5 年間に出題された関連問題

［３４回－午後－問題４８］　［３５回－午前－問題４８］

[３６回－午後－問題５０]　共振周波数がfであるRLC直列回路がある。

Cを求める式はどれか。(医用電気電子工学)

1. $\dfrac{1}{2\pi fL}$

2. $\dfrac{1}{4\pi fL}$

3. $\dfrac{L}{2\pi f}$

4. $\dfrac{L}{4\pi f^2}$

5. $\dfrac{1}{4\pi^2 f^2 L}$

◆キーワード

RLC 直列回路　共振　インピーダンス

◆正答率

60%

◆解　説

　RLC 直列回路における共振時には、静電容量 C のコンデンサの抵抗成分である容量性リアクタンスX_Cと自己インダクタンス L のコイルの抵抗成分である誘導性リアクタンスX_Lが同じ大きさになるため、共振角周波数ωとすると以下の式で表される。

$$X_C = X_L$$

$$\frac{1}{\omega C} = \omega L \cdots ①$$

ここで $\omega = 2\pi f$ から、①の式により以下のように求められる。

$$\frac{1}{2\pi f C} = 2\pi f L$$

$$C = \frac{1}{4\pi^2 f^2 L}$$

【正解　5】

<文　献>

　戸畑裕志ほか　編：臨床工学講座　医用電気工学1　第2版. 2015. P120～P122

　小野哲章ほか　編：臨床工学技士標準テキスト　第4版. 金原出版. 2022. P190～P191

◆過去5年間に出題された関連問題

　[３２回－午後－問題４９]

　　a. ピエゾ素子は磁束密度を検出する。

　　b. CdS は光を受けると起電力が発生する。

　　c. フォトダイオードは受光量に関係なく一定電流が流れる。

　　d. オペアンプは多数のトランジスタで構成されている。

　　e. ツェナーダイオードは一定の電圧を得るために用いる。

　　1. a、b　　　2. a、e　　　3. b、c　　　4. c、d　　　5. d、e

◆キーワード

光デバイス　受光素子　オペアンプ　ダイオード

◆正答率

61%

◆解　説

各種センサおよび半導体素子の原理と物理量を問う問題である。

a. ピエゾ素子は外部からの圧力によって電圧が生じる材料であり、**力（圧力）と電気信号を変換**するセンサである。圧電素子ともいう。小さな変位を制御あるいは検出できるため、アクチュエータとして微小変位を制御したり、心拍センサやスマートフォンのタッチセンサとして用いられたりする。磁束密度を検出するためには、ホール素子や超伝導量子干渉計（SQUID）を用いる。

b. CdS は硫黄とカドミウムから構成される化合物半導体である。光導電効果を持ち、光の照度により**電気抵抗が変化**するため、これを利用して光センサに用いられる。安価であるため広く用いられている。光を受けたときに起電力が発生する電子部品には、太陽電池などがある。

c. フォトダイオードは受光エネルギーにより、pn 接合部に生成されたキャリアが外部に**電流として流れる素子**であり、入射光の照度にほぼ比例した**光電流**が流れる。この電流をトランジスタやオペアンプで増幅して光の量を測定することができる。

d. オペアンプは信号の増幅、加算・減算や微分・積分などの演算ができることから、演算増幅器とよばれる。オペアンプの内部は差動増幅回路を基本として、多くのトランジスタで構成されている。

e. ツェナーダイオードは降伏現象を活用したダイオードで、ツェナー電圧より大きい逆バイアス電圧を印加すると電流が急激に流れるため、端子電圧を一定の大きさに保つ働きを持つ。

【正解　5】

＜文　献＞

中島章夫ほか　編：臨床工学講座　医用電子工学　第２版. 医歯薬出版. 2015. P19、P93〜P94、P129〜P134

◆過去5年間に出題された関連問題

　　［３１回−午前−問題５３］　　［３１回−午後−問題５１］　　［３２回−午後−問題５１］

　　［３３回−午後−問題５１］　　［３４回−午前−問題５２］　　［３５回−午前−問題５２］

　　［３５回−午後−問題５１］

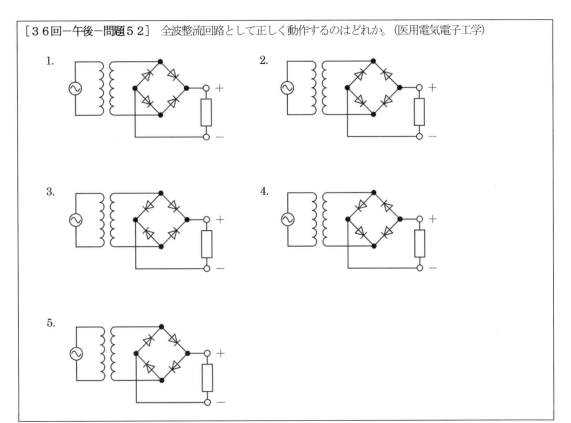

◆キーワード

整流・平滑回路　全波整流回路

◆正答率

86%

◆解　説

　全波整流回路には、**ダイオードブリッジ型全波整流回路**や**中点タップ式トランス型全波整流回路**がある。本問題はダイオードブリッジ型である。半波整流回路では負電圧の入力を利用できないが、全波整流回路では負電圧時にも正電圧の出力を得ることができる。

　整流回路の動作は、入力電圧の正負で分けて考えればよい。入力が正電圧の場合は、(a)のように電流が流れるため、負荷抵抗の上側に正の電圧が出力される。一方、入力が負電圧の場合は、(b)のように電流が流れるため、こちらも負荷抵抗の上側に正の電圧が出力されるため、全波整流回路となる。

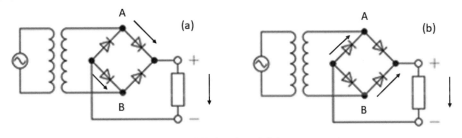

図　全波整流回路の電流方向

　以下では、図のようにブリッジの上側をＡ点、下側をＢ点と呼ぶことにする。

1. 上述と同じ回路であり、全波整流回路として正しく動作する。

2. 入力が正電圧の場合は、A点で分岐した先のダイオードがどちらも逆方向バイアスのため電流が流れない。入力が負電圧の場合は、B点で分岐した先のダイオードがどちらも逆方向バイアスのため電流が流れない。

3. 入力が正電圧の場合は、A点で分岐した先のダイオードがどちらも順方向バイアスのため、負荷抵抗の両端は等電位となる。入力が負電圧の場合は、B点で分岐した先のダイオードがどちらも順方向バイアスのため、同様に負荷抵抗の両端は等電位になる。

4. 入力が正電圧の場合は、A点から負荷抵抗を経由せずにB点に流れるため、電圧が出力されない。入力が負電圧の場合は、B点で分岐した先のダイオードがどちらも逆方向バイアスのため電流が流れない。

5. 入力が正電圧の場合は、A点からB点にかけてダイオードで短絡されているため、負荷抵抗に電流は流れない。入力が負電圧の場合は、B点からA点にかけてダイオードで短絡されているため、負荷抵抗に電流は流れない。

【正解　1】

＜文　献＞
中島章夫ほか　編：臨床工学講座　医用電子工学　第2版．医歯薬出版．2015．P22～P23

◆過去5年間に出題された関連問題
　［33回−午後−問題55］

[３６回－午後－問題５３]　図の回路で V_i が１Ｖのとき、I [mA] はどれか。
　　ただし、Ａは理想演算増幅器とする。(医用電気電子工学)

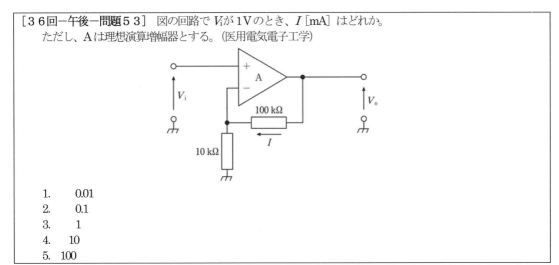

1.　　0.01
2.　　0.1
3.　　1
4.　　10
5.　　100

◆キーワード

理想演算増幅器　非反転増幅回路

◆正答率

78％

◆解説

　理想演算増幅器（オペアンプ）では、電圧増幅度は無限大として仮定すると、①２つの入力端子間に電位差はない。つまり、２つの入力端子はショート（短絡）していることになり、これを**仮想短絡（イマジナリショート、バーチャルショート）**とよぶ。オペアンプの入力インピーダンスは非常に大きく、理想オペアンプでは、②入力端子には電流が流れないと考える。以上の２つの性質からオペアンプ回路を考える。

　上記①の性質により、オペアンプの－端子の電位は V_i に等しく１Ｖであり、10 kΩ の抵抗の両端の電位差は１Ｖとなる。このとき②の性質により、電流 I が 10 kΩ の抵抗にそのまま流れる。

　そこで、オームの法則より、

　　$1\,V = 10\,kΩ \times I$

　よって、

　　$I = 0.1\,mA$

となる。

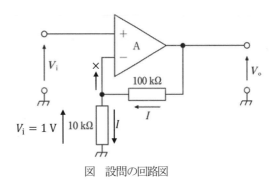

図　設問の回路図

【正解　2】

<文　献>

中島章夫ほか　編：臨床工学講座　医用電子工学　第２版. 医歯薬出版. 2015. P108～P110

◆過去５年間に出題された関連問題

［３３回－午前－問題５４］　［３４回－午前－問題５４］　［３４回－午後－問題５３］
［３５回－午前－問題５３］

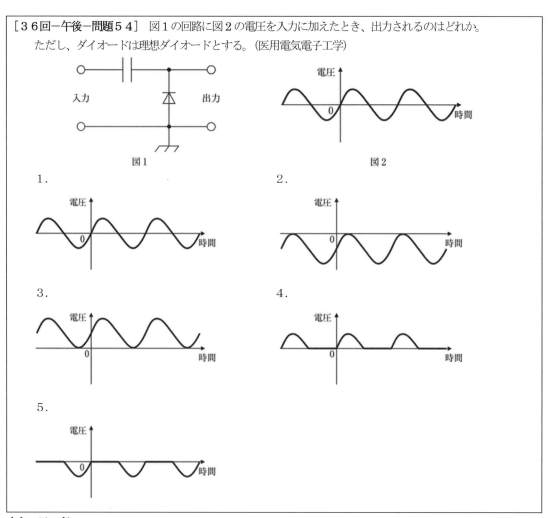

[36回－午後－問題54]　図1の回路に図2の電圧を入力に加えたとき、出力されるのはどれか。
　　　ただし、ダイオードは理想ダイオードとする。(医用電気電子工学)

◆キーワード

波形整形回路　クランプ回路

◆正答率

7%

◆解説

　図1は正クランプ回路であり、微分回路の抵抗をダイオードに置き換えた回路となっている。正クランプ回路は、0 V を基準にして入力波形の形をそのままにプラス側にシフトさせた出力が得られることから、選択肢3の出力波形となる。

　回路動作を考えると、以下の図1の入力波形において負の最大値電圧 ($-E_m$) の場合は、図2のようにダイオードが順方向バイアスのため、コンデンサの両端電圧v_cは$-E_m$と同じになるまで電荷が充電される。

　図3では、コンデンサ電圧の符号と、電位差の矢印の向きを入れ替えて表示した。コンデンサからはダイオードが逆方向バイアスのため電荷が放電されず、v_cはE_m（正の最大値電圧）の大きさのまま一定となる。

　コンデンサに電荷が充電された後は、図4のようにv_iにv_cが加わった電圧が出力される。よって常に出力電圧v_oは、入力電圧v_iの波形の形をそのままに、直流電圧E_mの大きさだけプラス側にシフトさせた出力波形が得られることになる。つまり、$v_i = E_m$のときは、$v_o = v_i + v_c = E_m + E_m = 2E_m$となり、$v_i = -E_m$のときは、$v_o = v_i + v_c = -E_m + E_m = 0$となる。

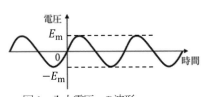

図1　入力電圧v_iの波形

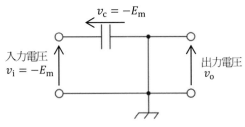

図2　入力電圧$v_i = -E_m$のときの等価回路

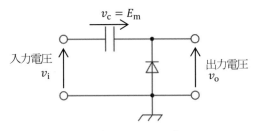

図3　コンデンサからみたダイオード

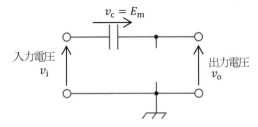

図4　コンデンサ充電後の等価回路

【正解　3】

<文　献>

中島章夫ほか　編：臨床工学講座　医用電子工学　第2版. 医歯薬出版. 2015. P31〜P34

小野哲章ほか　編：臨床工学技士標準テキスト　第4版. 金原出版. 2022. P230〜P231

◆過去5年間に出題された関連問題

該当なし

[３６回－午後－問題５５] AD 変換について正しいのはどれか。（医用電気電子工学）

  a. フラッシュ型 AD 変換器は高速変換に不向きである。

  b. 量子化ビット数を増やすと量子化誤差が小さくなる。

  c. 10kHz の信号を 20kHz より低い周波数で標本化すると、元の信号を復元できない。

  d. 多チャンネル同時 AD 変換には、標本化保持（サンプルホールド）回路を用いる。

  e. LSB に対応した電圧が大きいほど量子化誤差が小さい。

  1. a、b、c   2. a、b、e   3. a、d、e   4. b、c、d   5. c、d、e

◆キーワード

AD 変換　標本化　量子化　サンプリング定理

◆正答率

  69%

◆解　説

　　AD 変換は、標本化・量子化・符号化の順で行われる。標本化周波数は標本化定理（サンプリング定理）によって決まる。量子化ビット数が大きい程量子化誤差が小さくなるため、量子化ビット数は多いほうが望ましいが、量子化ビット数が増加すると AD 変換に必要な時間も増加する。そのため、状況に応じて適切に量子化ビット数を決める必要がある。

a. フラッシュ型 AD 変換器では、量子化ビット数を N とすると N 個のコンパレータが必要となるため、量子化ビット数をあまり大きくできないが、多数のコンパレータが並列で動作するので、AD 変換に要する時間が短く、高速変換が可能である。

b. 量子化ビット数が N であるとき、入力電圧は 2^N に分割されるため、量子化ビット数が大きいほど分解能が高い。すなわち、量子化ビット数が増えるほど、量子化誤差は小さくなる。

c. 元の信号を復元できるように AD 変換するためには、標本化定理により信号に含まれる最大周波数の 2 倍以上の標本化周波数が必要となる。

d. AD 変換には一定の時間が必要であるため、多チャンネルを逐次的に AD 変換すると、最初のチャンネルと最後のチャンネルでは AD 変換の開始時刻が異なってしまう。これを回避するためにスイッチとコンデンサからなるサンプルホールド回路を用いて、多チャンネルのデータを同時にサンプリングする必要がある。

e. LSB とは最下位ビット（least significant bit）のことであり、最下位である 1 ビットに対応した電圧により量子化誤差が決まる。そのため LSB に対応した電圧が小さいほど量子化誤差が小さくなる。

【正解　4】

<文　献>

　和保孝夫：アナログ/デジタル変換入門. コロナ社. 2019. P4、P5、P7、P28、P122

◆過去５年間に出題された関連問題

  ［３１回－午後－問題６１］　　［３２回－午前－問題６３］　　［３２回－午後－問題６０］

  ［３３回－午後－問題６０］　　［３４回－午前－問題６２］

[３６回－午後－問題５６]　輝度分解能が 8bit で、画素数 10,000×10,000 で構成された画像がある。
この画像 10 枚を 1Gbps の伝送路で伝送するために必要な最短時間 [s] はどれか。
ただし、伝送時に圧縮符号化等の処理を行わず、画像構成データ以外のデータは無視する。(医用電気電子工学)

1. 0.1
2. 0.8
3. 1
4. 8
5. 10

◆キーワード

画像表現　ビット　伝送速度

◆正答率

78%

◆解　説

画素数が 10000×10000 であるので、画素は $10^4×10^4=10^8$ 個存在する。輝度分解能が 1 画素当たり 8bit であるから、画像 1 枚当たりに必要なビット数は $8×10^8$bit となる。

この画像を 10 枚伝送するので、合計のビット数は $8×10^9$bit となる。

1Gbps の伝送路では 1 秒当たり $1×10^9$bit の情報を伝送できる。いま、伝送したい情報は $8×10^9$bit であるから、この伝送路では 8 秒の伝送時間が必要となる。

【正解　4】

<文　献>
戸畑裕志ほか　編：臨床工学講座　医用情報処理工学　第 2 版. 医歯薬出版. 2019. P15〜P28

◆過去 5 年間に出題された関連問題

[３２回－午前－問題６１]　　[３３回－午前－問題６３]　　[３５回－午後－問題５７]

［３６回－午後－問題５７］　図の網掛け部分に対応する論理式はどれか。

ただし、図中の網掛け部分は論理値の１を表す。（医用電気電子工学）

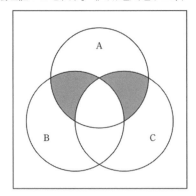

1. $\overline{A} \cdot (B + C)$
2. $A \cdot \overline{(B + C)}$
3. $A + \overline{B \cdot C}$
4. $\overline{A} \cdot (\overline{B} + \overline{C})$
5. $A \cdot (B \cdot \overline{C} + \overline{B} \cdot C)$

◆キーワード

論理演算　ベン図　論理式

◆正答率

82%

◆解　説

図の網掛け部分の左側はC以外の部分であり、かつAとBの共通する部分であるから、以下の論理式で表現できる。

$$\overline{C} \cdot A \cdot B$$

図の網掛け部分の右側はB以外の部分であり、かつAとCの共通する部分であるから、以下の論理式で表現できる。

$$\overline{B} \cdot A \cdot C$$

したがって、図の網掛け部分は全体として以下の論理式で表現できる。

$$\overline{C} \cdot A \cdot B + \overline{B} \cdot A \cdot C$$

式を変形して整理すると以下の論理式が得られる。

$$A \cdot (B \cdot \overline{C} + \overline{B} \cdot C)$$

【正解　5】

<文　献>

中島章夫ほか　編：臨床工学講座　医用電子工学　第２版. 医歯薬出版. 2015. P143〜P157

◆過去５年間に出題された関連問題

［３１回－午前－問題６２］　　［３３回－午前－問題６１］　　［３４回－午後－問題５４］

［３５回－午後－問題５５］

配列 a の初期値が

a[0]	a[1]	a[2]	a[3]	a[4]
49	17	38	55	26

であるとき、図のフローチャートの手順を適用した後の配列 a の値はどれか。(医用電気電子工学)

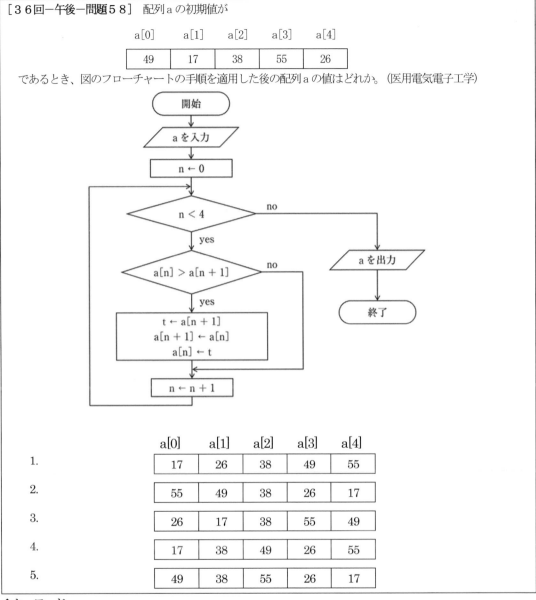

	a[0]	a[1]	a[2]	a[3]	a[4]
1.	17	26	38	49	55
2.	55	49	38	26	17
3.	26	17	38	55	49
4.	17	38	49	26	55
5.	49	38	55	26	17

◆キーワード

フローチャート　アルゴリズム

◆正答率

61%

◆解　説

まず、最初の状態は以下となる。

n	a[0]	a[1]	a[2]	a[3]	a[4]
0	49	17	38	55	26

n＝0 であり、n＜4 が成り立つので、次の段階へ進む。ここで a[0]=49、a[1]=17 であり、a[n]＞a[n+1] が成り立つので、次の段階へ進む。a[n+1]を t に代入し、a[n]を a[n+1]に代入し、t を a[n]に代入する作業は、a[n]と a[n+1]を入れ替える手順を表しているので、状態は以下となる。

n	a[0]	a[1]	a[2]	a[3]	a[4]
0	17	49	38	55	26

　nが1増えるのでn＝1となるが、n＜4が成り立つので、次の段階へ進む。ここでa[1]=49、a[2]=38であり、a[n]＞a[n+1]が成り立つので、次の段階へ進む。a[n]とa[n+1]を入れ替えると、状態は以下となる。

n	a[0]	a[1]	a[2]	a[3]	a[4]
1	17	38	49	55	26

　nが1増えるのでn＝2となるが、n＜4が成り立つので、次の段階へ進む。ここでa[2]=49、a[3]=55であり、a[n]＞a[n+1]が成り立たないので、a[n]とa[n+1]を入れ替えずに、次の状態へ進む。
　nが1増えるのでn＝3となるが、n＜4が成り立つので、次の段階へ進む。ここでa[3]=55、a[4]=26であり、a[n]＞a[n+1]が成り立つので、次の段階へ進む。a[n]とa[n+1]を入れ替えると、状態は以下となる。

n	a[0]	a[1]	a[2]	a[3]	a[4]
3	17	38	49	26	55

　nが1増えるのでn＝4となり、n＜4が成り立たないので、ここで終了となる。

【正解　4】

<文　献>
　戸畑裕志ほか　編：臨床工学講座　医用情報処理工学　第2版. 医歯薬出版. 2019. P103～P112

◆過去5年間に出題された関連問題
　　［31回－午後－問題58］　　［33回－午前－問題59］　　［34回－午後－問題57］
　　［35回－午後－問題58］

病院内にある業務システムを、インターネット上でソフトウェアを利用するクラウドサービス SaaS（Software as a Service）に移行する際の利点はどれか。（医用電気電子工学）

a. 導入時の費用負担だけで済む。
b. 保守・管理業務の負担が少なくなる。
c. 導入後の利用量の増大に対応しやすい。
d. カスタマイズの自由度が増える。
e. ネットワーク障害に強くなる。

　　1. a、b　　　2. a、e　　　3. b、c　　　4. c、d　　　5. d、e

◆キーワード

クラウド　ソフトウェア

◆正答率

69%

◆解　説

a. 導入後もサービスの維持に費用が必要である。

b. サービスを自社で保有し運用することに比べ、クラウドサービスを利用すると保守・管理業務の負担を少なくすることができる。

c. サービスを自社で保有し運用することに比べ、クラウドサービスを利用するとサービス導入後に予想外にネットワーク利用量が増大した場合にも対応が容易となる。

d. サービスを自社で保有し運用しているわけではないので、独自のカスタマイズはむずかしい。

e. サービスを自社で保有し運用しているわけではないので、ネットワーク障害対策に特別に費用をかけ対策を講じることはむずかしい。

【正解　3】

<文　献>

戸畑裕志ほか　編：臨床工学講座　医用情報処理工学　第2版. 医歯薬出版. 2019. P4

◆過去5年間に出題された関連問題

［３５回－午後－問題５９］

［36回－午後－問題60］ 情報セキュリティ対策に使われるファイアウォールの機能はどれか。（医用電気電子工学）

1. 外部ネットワークと内部ネットワーク間で特定の通信だけを許可する。
2. 脆弱性が発見された内部システムのソフトウェアを自動更新する。
3. 内部ネットワークへの接続時にパスワードを要求する。
4. 通信パケットに含まれるウイルスを駆除する。
5. 暗号化された通信だけを許可する。

◆キーワード

ネットワークセキュリティ　ファイアウォール

◆正答率

74%

◆解説

　ファイアウォールとは、狭義には内部のネットワークと外部のネットワークとの間に設置され、ネットワーク内外の通信の内容をチェックし、特定の内容については通信を実時間で遮断するフィルタリングを行う機器である。ファイアウォールが設置される場所は、守るべき内部と、危険が存在する外部との間の領域であるので、非武装地帯（DMZ）とも呼ばれる。

　広義にはパソコンにインストールされたセキュリティソフトウェアのファイアウォール機能や、アプリケーションレベルでの通信内容のチェック機能などもファイアウォールとよばれる。

1. ファイアウォールは、外部ネットワークと内部ネットワーク間で特定の通信だけを許可する機器である。
2. 内部システムのソフトウェアの自動更新には、システムアップデート機能などが用いられる。
3. 接続時のパスワードの要求などには、認証システムが用いられる。
4. ウイルス駆除には、セキュリティ対策ソフトウェアが用いられる。
5. 暗号化された通信だけを許可する場合には、通信プロトコルを変更する必要がある。

【正解　1】

＜文　献＞

　戸畑裕志ほか　編：臨床工学講座　医用情報処理工学　第2版. 医歯薬出版. 2019. P219～P228
　松浦幹太：情報セキュリティ基礎講義. コロナ社. 2019. P89～P90

◆過去5年間に出題された関連問題

　［32回－午後－問題58］　　［33回－午後－問題59］

[３６回－午後－問題６１]　医用画像の保存や通信に使用する規格はどれか。(医用電気電子工学)

 1. DICOM
 2. POP3
 3. MFER
 4. ICD-11
 5. HL7

◆キーワード

医療情報と規格　DICOM　HL7

◆正答率

88%

◆解　説

　医療情報は、文字、数値、画像、波形などのさまざまな情報で構成されるため、標準化された規格や通信プロトコルが実装されている。

1. DICOM（Digital Imaging and COmmunications in Medicine）は、医用画像のフォーマットとそれらを扱う医用画像機器間の通信プロトコルである。
2. POP3（Post Office Protocol 3）は、メールサーバから電子メールをPC等のクライアント環境にダウンロードするためのプロトコルである。
3. MFER（Medical waveform Format Encoding Rules）は、心電図、脳波、呼吸波形などの医用波形を相互利用するための医用波形標準化記述規約である。
4. ICD-11（International Classification of Diseases 11th Revision）は、国際疾病分類の第11回改訂版である。
5. HL7（Health Level Seven）は、医療情報交換のための標準規格である。

【正解　1】

<文　献>

　戸畑裕志ほか　編：臨床工学講座　医用情報処理工学　第2版. 医歯薬出版. 2019. P5～P6

◆過去5年間に出題された関連問題

 [３３回－午前－問題６０]　　[３５回－午前－問題６２]

　　1.　時定数
　　2.　ゲイン
　　3.　ステップ応答
　　4.　インパルス応答
　　5.　ナイキスト周波数

◆キーワード

システムの特性　伝達関数

◆正答率

74%

◆解説

　フィードバック制御においては、比例、積分、微分の3つの基本的な要素の他に、1次遅れ要素、2次遅れ要素、むだ時間要素がある。1次遅れ要素の伝達関数は以下に示すように、分母が s に関する1次式となる。

$$\frac{K}{1 + sT}$$

　ここで、sはラプラス演算子、Kはゲイン定数、Tは時定数である。

　システムにインパルス関数を入力したときの出力信号をインパルス応答といい、インパルス応答のラプラス変換が伝達関数となる。

　また、システムにステップ関数を入力したときの出力信号をステップ応答といい、フィードバック制御系の過渡応答を調べるために用いられる。

【正解　5】

<文　献>

中野道雄、美多勉：制御基礎理論. コロナ社. 2016. P39、P45、P59

◆過去5年間に出題された関連問題

　　［31回－午前－問題57］　　［32回－午前－問題57］　　［33回－午前－問題57］
　　［34回－午前－問題63］　　［34回－午後－問題62］　　［35回－午後－問題62］

パルスオキシメータについて正しいのはどれか。（生体機能代行装置学）

a. 動脈血の酸素分圧を計測している。

b. ２種類の赤色光によって計測している。

c. 発光ダイオードとフォトダイオードが用いられる。

d. マニュキュアは誤差の要因となる。

e. 強い外光は誤差の要因となる。

1. a、b、c　　　2. a、b、e　　　3. a、d、e　　　4. b、c、d　　　5. c、d、e

◆キーワード

パルスオキシメトリ　血液 Hb 酸素飽和度

◆正答率

83%

◆解　説

　パルスオキシメータは手指先等にプローブを装着し、酸素化の指標である動脈血酸素飽和度を簡便に測定できる機器である。パルスオキシメータの測定原理は、分光光度測定法と容積脈波法である。

　測定には赤色光（波長：660 nm 付近）と赤外光（波長：940 nm 付近）の２つの光を使用しており、プローブの発光部から生体組織に照射し、組織を透過してきた光をプローブの受光部で検出する。血中の酸素ヘモグロビン（オキシヘモグロビン）と還元ヘモグロビン（デオキシヘモグロビン）の、赤色光および赤外光に対する吸収特性の違いを利用している（分光光度測定法）。このことから、メトヘモグロビンやマニキュア、プローブに入り込む光（外乱光）は測定に影響を与える。なお、パルスオキシメータでは動脈による拍動成分のみを検出することで拍動がない組織や静脈血による吸光特性を除外している（容積脈波法）。

a. 動脈血の酸素飽和度を経皮的に測定している。

b. パルスオキシメータでは赤色光（波長：660 nm 付近）と赤外光（波長：940 nm 付近）を使用している。

c. 発光部に発光ダイオード、受光部にフォトダイオードが使用されている。

d. マニキュア（とくに青色系、緑色系）や検査のための静脈製剤（インドシアニングリーン、メチレンブルーなど）の投与は測定値に影響を与える（測定値は低下する）。

e. 太陽光や蛍光灯などの外乱光が受光部に直接混入すると、測定値に影響を与える。

【正解　5】

<文　献>

　廣瀬　稔ほか　編：臨床工学講座　生体機能代行装置学　呼吸療法装置　第 2 版. 医歯薬出版. 2022. P180～
　　P186

◆過去５年間に出題された関連問題

　　[３１回－午後－問題２０]　　　[３２回－午前－問題３０]　　　[３２回－午後－問題２２]
　　[３３回－午後－問題２０]　　　[３３回－午前－問題６６]　　　[３４回－午後－問題６４]

［36回−午後−問題64］　一酸化窒素吸入療法の有害事象として**誤っている**のはどれか。（生体機能代行装置学）

1. 左心不全の増悪
2. メトヘモグロビン血症
3. 中止後の肺動脈圧の上昇
4. 二酸化窒素による気道損傷
5. 体血管拡張による血圧低下

◆キーワード

NO（一酸化窒素）治療機器

◆正答率

15%

◆解　説

　一酸化窒素（NO）吸入療法は、血管拡張作用を持つNOガスを経気道的に肺胞に投与し、肺高血圧や肺血流増加による換気血流比（$\dot{V}_A/\dot{Q}$比）、肺内シャントの改善を期待する治療法である。

　吸入されたNOは、肺胞から組織に吸収され肺血管平滑筋に作用して肺血管を拡張させる。肺血管平滑筋の拡張に関与しなかったNOは血中に移行すると、ヘモグロビンと結合しニトロシルヘモグロビンを形成、その後メトヘモグロビンへとすみやかに変換される。このため、体血管に到達するときには血管拡張作用は消失しており、NO吸入療法は**選択的な肺血管拡張療法**ということができる。

　NO吸入療法中はさまざまな有害事象が考えられるため、NO濃度やNO₂濃度、血中メトヘモグロビン、血液ガス、肺動脈圧のモニタリングを行い、NO濃度設定を適宜調節する必要がある。

1. NOにより肺血管が拡張すると、右心から左心への血流が増加するため左心の前負荷が増加する。左心不全がある場合、NO吸入によりさらに増悪させることになる。
2. NOは血中のヘモグロビンと結合してメトヘモグロビンとなる。長時間の使用やNO濃度が20 ppm以上では、メトヘモグロビン血症を起こす可能性がある。
3. 急激なNO吸入の中止は肺高血圧症を悪化させることがある（リバウンド現象）。NO吸入療法からの離脱の際は、NO濃度設定を漸減させながら慎重に終了する。
4. NOは人工呼吸回路や気道内の酸素と反応し、有毒なNO_2（二酸化窒素）となる。NO_2が気道粘膜に接触すると水と反応し硝酸や亜硝酸になり、気道損傷や肺障害をきたす危険がある。
5. NOは血中でヘモグロビンとすみやかに結合し、血管拡張作用は消失するため体血管系には影響を及ぼさない。

【正解　5】

<文　献>

　小野哲章ほか　編：臨床工学技士標準テキスト　第4版. 金原出版. 2022. P356〜P357
　廣瀬　稔ほか　編：臨床工学講座　生体機能代行装置学　呼吸療法装置　第2版. 医歯薬出版. 2022. P228〜P230
　丸山一男：一酸化窒素（NO）吸入療法の手引き. マリンクロット ファーマ. 2019.

◆過去5年間に出題された関連問題

　［34回−午後−問題63］

［３６回－午後－問題６５］　人工呼吸器関連肺炎（VAP）対策として正しいのはどれか。（生体機能代行装置学）

a. 約8時間ごとに口腔ケアを行う。

b. 人工呼吸器回路を毎日交換する。

c. 体動防止のため過鎮静にする。

d. 患者を仰臥位で管理する。

e. 人工呼吸器から離脱できるかどうか、毎日評価する。

　1. a、b　　　2. a、e　　　3. b、c　　　4. c、d　　　5. d、e

◆キーワード

人工呼吸器関連肺炎（VAP）　患者アセスメント　有害事象・合併症

◆正答率

78%

◆解　説

［３１回－午前－問題６６］とほぼ同じ問題である。

人工呼吸器関連肺炎（Ventilator associated pneumonia：VAP）は院内感染の一つで、**気管挿管による人工呼吸開始48時間以降に新たに発生した肺炎**と定義される。

口腔内細菌が気管内チューブ周囲より気道内に垂れ込み、気道末梢に運ばれることが主な原因とされる。また、胃内容物の逆流も原因の一つである。VAPは在院期間や医療費、死亡率の増加が指摘されており、その予防のために人工呼吸関連肺炎予防バンドル（日本集中治療医学会、2010年改訂版）が提唱されている。

人工呼吸関連肺炎予防バンドル　2010年改訂版

1. 手指衛生を確実に実施する

2. 人工呼吸回路を頻回に交換しない

3. 適切な鎮静・鎮痛をはかる。特に過鎮静を避ける

4. 人工呼吸器離脱ができるかどうか、毎日評価する

5. 人工呼吸中の患者を仰臥位で管理しない

a. 口腔内細菌は、口腔洗浄後8時間で元の細菌数に増殖するため、8時間ごとの口腔ケアが推奨されている。

b. 定期的な回路交換は感染の機会を増やすとされており、7日未満での交換は推奨されていない。

c. 過鎮静は人工呼吸器からの離脱時期を遅らせ、VAPの発生頻度を増加させる。

d. 仰臥位では胃内容物の口腔咽頭への逆流により、VAP発症率が増加する。これを防ぐため、禁忌でない限り頭位30°を目安とする。

e. 気管挿管期間の短縮のため、人工呼吸器からの離脱は毎日評価する。

【正解　2】

<文　献>

小野哲章ほか　編：臨床工学技士標準テキスト　第4版. 金原出版. 2022. P380～P381

廣瀬　稔ほか　編：臨床工学講座　生体機能代行装置学　呼吸療法装置　第2版. 医歯薬出版. 2022. P174

◆過去5年間に出題された関連問題

［３１回－午前－問題６６］

[３６回－午後－問題６６]　人工呼吸器離脱が可能な状態として正しいのはどれか。（生体機能代行装置学）

1. 動脈血 pH　　　7.20
2. PaO_2　　　40mmHg（F_IO_2　0.21）
3. $PaCO_2$　　　45mmHg
4. 1回換気量　　　4mL/kg
5. 呼吸回数　　　40/分

◆キーワード

血液ガス分析　ウィーニングと抜管

◆正答率

87%

◆解説

　人工呼吸管理下から自発呼吸へと徐々に離脱する時期をウィーニングというが、その開始時期や終了時期は施設によって異なり、定義は複雑である。本問では、「人工呼吸器離脱が可能な状態」を「気管チューブを抜去可能な状態」として解説するが、ウィーニングにあたり、循環動態の安定、感染の鎮静化、酸塩基平衡の是正、意識レベルの改善など、患者の全身状態がこれに十分耐えられることが前提条件である。また気管チューブの抜去にはこれらに加え、気道閉塞がないこと、自力での痰喀出が可能かどうかを評価する必要がある。

　以下、表中の値は参考値であり、正常範囲との比較や患者状態の観察を通して「人工呼吸が必要な状態か」を判断することが重要である。

表　人工呼吸器　開始・離脱基準（参考値）

		正常範囲	人工呼吸器開始基準	気管チューブ抜管基準
一回換気量		8～12 mL/kg	3 mL/kg以下	5 mL/kg以上
呼吸数		10～20回/分	5回/分以下または35回/分以上	著明な増加・減少がない
肺活量		65～75 mL/kg	10 mL/kg以下	20 mL/kg以上
血液ガス分析	pH	7.35～7.45	＜7.20～7.30	7.35～7.45
	PaO_2（F_IO_2　0.21）	80～100 mmHg	＜50 mmHg	＞50 mmHg
	$PaCO_2$	35～45 mmHg	＞60 mmHg	30～45 mmHg

（＜文　献＞を参考に筆者作成）

1. アシドーシスを呈しており、ウィーニング前に酸塩基平衡の是正が必要である。
2. 低酸素血症を呈しており、気管チューブ抜去基準を満たしていない。
3. 動脈血液ガスの正常範囲内にあり、気管チューブの抜去基準を満たしている。
4. 気管チューブ抜去基準にある1回換気量5 mL/kg以上を満たしていない。
5. 呼吸回数の増加は低酸素状態や感染による発熱等が考えられる。原因を精査する必要があり、気管チューブ抜去可能な状態とはいえない。

【正解　3】

<文　献>

　廣瀬　稔ほか　編：臨床工学講座　生体機能代行装置学　呼吸療法装置　第2版. 医歯薬出版. 2022. P150～P156

　安本和正ほか　編：第22回3学会合同呼吸療法認定士認定講習会テキスト. 3学会合同呼吸療法認定士認定委員会. 2017. P354

◆過去5年間に出題された関連問題

　該当なし

[３６回－午後－問題６７]　高気圧酸素治療の禁忌はどれか。（生体機能代行装置学）

a. 肺気腫
b. 緊張性気胸
c. 気管支喘息発作
d. 一酸化炭素中毒
e. コンパートメント症候群

1. a、b、c　　2. a、b、e　　3. a、d、e　　4. b、c、d　　5. c、d、e

◆キーワード

高気圧治療装置　治療原理および適応と禁忌および指導

◆正答率
77%

◆解　説
　高気圧酸素治療は、大気圧よりも高い気圧環境を作り、装置内に収容した患者に高濃度酸素を吸入させ、各種低酸素症状の改善を図る治療法である。溶解型酸素量増加による効果や圧力による効果、酸素毒性による効果に加え、これらの相乗効果をねらった治療が行われており、減圧症やガス塞栓症、イレウス、一酸化炭素中毒、コンパートメント症候群、ガス壊疽、そのほか多くの疾患に適応がある。

　一方で、圧力や高濃度酸素に起因するさまざまな危険があること、医療従事者による対応がすみやかに行えない（とくに第１種装置）ことから、**気胸や気管支喘息、肺気腫や肺嚢胞を認める場合、胸部外科手術の既往、重篤な不整脈、人工呼吸管理が必要な場合などは、高気圧酸素治療の適応禁忌**とされている。

a. b. c.　気胸や気管支喘息、肺気腫や肺嚢胞を有している患者に対する高気圧酸素治療は、気道・肺胞系の機械的破綻から肺損傷を引き起こす危険があるため、禁忌とされている。
d.　一酸化炭素は酸素のおよそ250倍もヘモグロビンと結合しやすいため、赤血球による酸素運搬を阻害する。血中の酸素分圧を上昇させ、一酸化炭素の洗い出しを図る目的で高気圧酸素治療は適応となる。
e.　コンパートメント症候群は、骨折や打撲、肉離れなどの外傷が原因で筋肉組織の腫脹が生じ、血管や神経を圧迫することで手足のしびれや痛み、血行障害を呈する病態である。高気圧酸素治療により血行改善が期待できる。

【正解　1】

<文　献>
　廣瀬　稔ほか　編：臨床工学講座　生体機能代行装置学　呼吸療法装置　第 2 版. 医歯薬出版. 2022. P103～
　　P113
　小野哲章ほか　編：臨床工学技士標準テキスト　第 4 版. 金原出版. 2022. P393
　日本高気圧環境・潜水医学会：高気圧酸素治療の安全基準. 2019.11.03 改正

◆過去５年間に出題された関連問題
　　[３２回－午前－問題６８]　　[３２回－午後－問題６３]　　[３３回－午前－問題６５]
　　[３３回－午後－問題６６]　　[３４回－午後－問題６６]

[３６回－午後－問題６８]　人工心肺による体外循環時に使用する薬剤と使用目的との組合せで**誤っているの**はどれか。（生体機能代行装置学）

1. マンニトール ―――――― 浸透圧の調整
2. アドレナリン ―――――― 心収縮力の増強
3. ハプログロビン製剤 ――― 出血の予防
4. 乳酸加リンゲル液 ――――― 細胞外液の補正
5. アルブミン製剤 ――――― 膠質浸透圧の調整

◆キーワード

充填液　希釈液　人工心肺に使用する薬剤

◆正答率

73%

◆解　説

　人工心肺回路の充填や体外循環時に使用される薬剤は多くあり、設問にある薬剤以外にも、ヘパリンナトリウム（抗凝固剤）や炭酸水素ナトリウム（アシドーシスの補正）、代用血漿液（膠質浸透圧の保持）、フロセミド（利尿作用）など、目的に応じてさまざまな薬剤が使用される。

1. マンニトールは、浸透圧の調整、利尿促進、脳圧降下（脳浮腫治療）を目的に使用される。
2. アドレナリンは、心収縮力の増強、心拍数の増加、血圧上昇などの作用がある。
3. 「ハプログロビン製剤」は誤記であり「ハプトグロビン製剤」が正しい選択肢であると推察する必要がある。
　　ハプトグロビン製剤は高度溶血時の対処として使用される。ハプトグロビンは溶血時に放出される遊離ヘモグロビンと結合し肝臓にて処理される。
4. リンゲル液は細胞外液に類似した電解質輸液であり、充填液の調節や血液希釈として使用される。主に乳酸加リンゲル液、重炭酸リンゲル液、酢酸リンゲル液が使用される。
5. アルブミンはタンパク製剤であり、膠質浸透圧の調整として使用される。

【正解　3】

　※なお、本問題は選択肢3が誤記であるため、**正解3**以外を選択した場合には採点除外とされ、午後68問を採点対象から除外された受験者については、合計179点満点、108点以上が合格とされた。

＜文　献＞

　上田裕一ほか　編：最新人工心肺　第5版. 名古屋大学出版会. 2017. P257～P266
　見目恭一ほか　編：臨床工学講座　生体機能代行装置学　体外循環装置　第2版. 医歯薬出版. 2019. P144～P146
　小野哲章ほか　編：臨床工学技士標準テキスト　第4版. 金原出版. 2022. P410～P415

◆過去5年間に出題された関連問題

　該当なし

[３６回－午後－問題６９]　ヘパリン起因性血小板減少症（HIT）について**誤っている**のはどれか。（生体機能代行装置学）

a. 血栓症を起こす。

b. アルガトロバンを使用する。

c. 血小板第４因子が関与する。

d. 血小板輸血を行う。

e. ヘパリンコーティング回路を使用する。

　1. a、b　　　2. a、e　　　3. b、c　　　4. c、d　　　5. d、e

◆キーワード

抗凝固　ヘパリン起因性血小板減少症（HIT）

◆正答率

52%

◆解　説

　ヘパリン起因性血小板減少症（HIT：heparin-induced thrombocytopenia）はヘパリンによる重大な副作用であり、血小板減少とともに血栓症や塞栓症の発生につながる疾患で**ヘパリンは禁忌**である。

　HITでは体内にヘパリンが投与されるとヘパリンが**血小板第４因子**と結合し、その複合体が形成され構造変化が起こる。この複合体を新たな抗原とみなし、**自己抗体（HIT抗体）**が産生される。このHIT抗体が、先に形成されたヘパリン・血小板第４因子の複合体と結合し、免疫複合体が形成される。この免疫複合体とHIT抗体が血小板を活性化することにより、トロンビンの過剰産生が促進され、強い凝固亢進と血小板減少が起こり血栓形成を惹起する。血小板は減少するが出血はまれであり、ヘパリン治療中にもかかわらず血栓症が発生する。

　治療は、直ちにすべてのヘパリンの使用を中止し、ヘパリンの代替薬による抗凝固療法に切り替え、抗トロンビン剤（アルガトロバン）を用いて過剰に産生されたトロンビンの活性を抑制することが必要である。

a. ヘパリンにより血小板が活性化され、トロンビンが過剰産生されることにより血栓症を引き起こす。

b. ヘパリンは禁忌のため、他の抗凝固薬として抗トロンビン剤であるアルガトロバンを使用する。

c. ヘパリンが血小板第４因子と複合体を形成してHIT抗体が産生されるため、血小板第４因子が関与する。

d. 血小板輸血によって血小板活性化、さらに血栓塞栓症を促進する可能性があるため、血小板輸血は禁忌である。

e. HITではヘパリンの使用は禁忌である。ヘパリンコーティングされた回路やカテーテル、観血式血圧測定で用いられるトランスデューサーから微量に注入し、ヘパリンフラッシュ、ヘパリンロックなどでもヘパリンは使用してはいけない。

【正解　5】

<文　献>

上田裕一ほか　編：最新人工心肺　第５版. 名古屋大学出版会. 2017. P210～P212

小野哲章ほか　編：臨床工学技士標準テキスト　第４版. 金原出版. 2022. P799

◆過去５年間に出題された関連問題

［３５回－午前－問題７１］

開心術における心筋保護について正しいのはどれか。（生体機能代行装置学）

a. 人工心肺の送血回路から側枝を出して心筋保護液を注入する。

b. 細胞内液型心筋保護液中の Na^+ 濃度は細胞外液型より低い。

c. 逆行性心筋保護では右室の心筋保護液灌流が不十分となりやすい。

d. 血液併用心筋保護液では晶質液性心筋保護液より注入温度を低くする。

e. 心筋保護液の初回注入量の目安は 80mL/kg である。

1. a、b　　2. a、e　　3. b、c　　4. c、d　　5. d、e

◆キーワード

心筋保護液の注入

◆正答率

78%

◆解　説

　［３２回－午後－問題７３］と同じ問題である。

　心臓手術では心拍動の停止と無血視野確保のために、心筋虚血時間の安全限界の延長を目的に種々の心筋保護法が考案されてきた。現在は、高カリウム・低温による心停止を主体とする低温化学的心筋保護法が主に用いられ、各施設においてさまざまな保護物質を添加した心筋保護液が用いられている。

　心筋保護液には、血液を含まない晶質液性心筋保護液（4℃前後に冷却）と血液を含む血液併用心筋保護液（10～13℃程度に冷却）とがあり、心筋保護液の組成によって、低ナトリウム（10 mEq / L 程度）により心停止を得る細胞内液型と、高カリウム（16 mEq / L 程度）により心停止を得る細胞外液型に分類される。

　心筋保護液は初回 20 mL / kg、以降 20～30 分ごとに 10 mL / kg で注入するのが基本であり、注入方法は冠動脈に順行性に注入する順行性冠灌流法（注入圧 80 mmHg 程度）と、右房内の冠静脈洞から逆行性に注入する逆行性冠灌流法（注入圧 30 mmHg 以下）がある。なお、順行性の注入には大動脈起始部からの注入と大動脈を切開して冠動脈へ直接注入する選択的冠灌流法がある。心筋保護液の注入には、専用の心筋保護装置やローラポンプ、冷温水槽装置、心筋保護用回路、熱交換器、フィルター、貯血槽、心筋保護用カニューレなどが必要となる。

a. 送血回路側枝には送血圧がかかっているため、そのままの状態では心筋保護液を送れずに動脈血を送ることになる。血液併用心筋保護法では、送血回路側枝から動脈血を注入するためのローラポンプと晶質液性心筋保護液を注入するためのローラポンプを調節し、混和して注入するのが一般的である。

b. 細胞内液型の Na^+ 濃度は 10 mEq / L 程度であり、細胞外液型の Na^+ 濃度 120 mEq / L に比べて低い。

c. 逆行性心筋保護は冠静脈洞から注入する方法で、右室の灌流が不十分になりやすいといわれている。

d. 晶質液性心筋保護液は 4℃前後まで冷やすのが基本であるが、血液を併用する場合では粘稠度が上がり灌流しにくくなるため 10～13℃程度で注入する。

e. 初回注入量の目安は 20 mL / Kg、以降 20～30 分ごとに初回量の半分（10 mL / Kg）を投与する。

【正解　3】

<文　献>

上田裕一ほか　編：最新人工心肺　第5版. 名古屋大学出版会. 2017. P117～P132

小野哲章ほか　編：臨床工学技士標準テキスト　第4版. 金原出版. 2022. P405、P409～P410

◆過去5年間に出題された関連問題

　［３１回－午後－問題７３］　　［３２回－午後－問題７３］

[３６回－午後－問題７１]　成人の人工心肺を用いた体外循環の操作条件で**適切でない**のはどれか。（生体機能代行装置学）

1. $S\bar{V}O_2$ ——————————— 75%
2. 灌流量 ——————————— 70mL/分/kg
3. 灌流圧（平均大動脈圧）——————— 60mmHg
4. 中心静脈圧 ——————————— 20mmHg
5. ヘマトクリット ——————————— 20%

◆キーワード

至適灌流量　血液希釈の程度

◆正答率

80%

◆解　説

成人の人工心肺を用いた体外循環の操作条件を以下に示す。

適正灌流量：2.3～2.5 L/分/㎡（60～80 mL/分/kg）

平均大動脈圧：60～80 mmHg

中心静脈圧（CVP）：0～5 mmHg 程度

混合静脈血酸素飽和度（$S\bar{V}O_2$）：70 %以上

ヘマトクリット：20 %以上（ヘモグロビン：7.0 g/dL 以上）

活性化凝固時間（ACT）：400～480 秒以上

動脈血酸素分圧（PaO_2）：200～300 mmHg

動脈血二酸化炭素分圧（$PaCO_2$）：35～45 mmHg

送血圧（回路内圧）：300 mmHg 以下

尿量：1 mL/時/kg 以上

など

1. 混合静脈血酸素飽和度（$S\bar{V}O_2$）は 70 % 以上を維持する。適正灌流量の指標となる。
2. 灌流量は 70 mL/分/kg 前後（体重あたり）、2.4 L/分/㎡ 前後（体表面積あたり）が指標である。
3. 平均大動脈圧は 60～80 mmHg に保つように薬剤等で調整する。
4. 中心静脈圧は体内の血液量を反映しており、0～5 mmHg 程度を維持するように脱血量を調節する。20 mmHg では高すぎるため、脱血を促進させるための対処を行う。
5. ヘマトクリットは 20 % 以上となるように調節する。20%未満であれば輸血を考慮する。

【正解　4】

＜文　献＞

上田裕一ほか　編：最新人工心肺　第５版. 名古屋大学出版会. 2017. P69～P75

見目恭一ほか　編：臨床工学講座　生体機能代行装置学　体外循環装置　第２版. 医歯薬出版. 2019. P75～P92

小野哲章ほか　編：臨床工学技士標準テキスト　第４版. 金原出版. 2022. P406、P413～P414

◆過去５年間に出題された関連問題

[３１回－午前－問題７１]　　[３４回－午前－問題７０]　　[３５回－午前－問題７２]

［３６回－午後－問題７２］ V-A ECMO（PCPS）について正しいのはどれか。（生体機能代行装置学）

a. 抗凝固療法にはヘパリンを使用する。

b. 左心室前負荷を増加させる。

c. ウェットラングとはガス交換膜からの血漿リーク発生である。

d. IABP との併用は禁忌である。

e. 高度大動脈弁閉鎖不全を有する患者への使用は禁忌である。

1. a、b　　　2. a、e　　　3. b、c　　　4. c、d　　　5. d、e

◆キーワード

ECMO　VA-ECMO(PCPS)

◆正答率

72%

◆解　説

　国際的な呼称としての ECMO（extracorporeal membrane oxygenation）は、人工肺と血液ポンプ（主に遠心ポンプ）を用いた心肺補助法であり、主に重症呼吸不全や循環不全患者に用いられる。国内では、呼吸補助を目的とした補助循環を **ECMO**、循環補助を目的とした補助循環を **経皮的心肺補助法**（PCPS：percutaneous cardiopulmonary support）とよぶことが多い。

　目的や適応症例によって、血管へのアクセス方法（バイパス方法）が異なる。経下大静脈右房脱血-大腿動脈送血（V-A ECMO）は循環補助が目的であり、心臓と肺を補助することができる。経大腿静脈下大静脈脱血-経内頸静脈右房送血（V-V ECMO）は呼吸補助が目的であり、肺を補助することができる。なお、ECMO と PCPS の回路構成は同じでありベッドサイドでの施行が可能である。

a. 抗凝固療法は、ヘパリンを用いて活性化凝固時間（ACT）を 150〜200 秒程度で管理する。

b. 送血は大腿動脈からの逆行性送血となるため、左心室にとっての負荷（左室後負荷）が増大する。

c. ウェットラングとは、血液相とガス相との温度差によって発生した水蒸気がガス相で結露し、その水滴が多孔質膜の孔を塞ぐことによりガス交換能が低下した状態である。なお、血漿リークとは、膜が親水化することで多孔質膜の孔から血漿が漏出することによりガス交換能が低下した状態である。

d. 重症例では心機能の改善を図るために PCPS と IABP を併用する場合が多い。PCPS による左室後負荷の増大に対しては、IABP の左室後負荷軽減の作用で補う。

e. 高度大動脈弁閉鎖不全では大動脈弁が閉鎖しないため、大腿動脈からの逆行性送血が左室内に流れ込んでしまい、左室に負荷をかけてしまうため禁忌である。

【正解　2】

<文　献>

上田裕一ほか　編：最新人工心肺　第5版. 名古屋大学出版会. 2017. P223〜P232

見目恭一ほか　編：臨床工学講座　生体機能代行装置学　体外循環装置　第2版. 医歯薬出版. 2019. P229〜P238

小野哲章ほか　編：臨床工学技士標準テキスト　第4版. 金原出版. 2022. P419〜P420

◆過去5年間に出題された関連問題

［３１回－午前－問題７２］　　［３３回－午後－問題７２］　　［３４回－午前－問題７３］

［３５回－午後－問題７３］

[３６回－午後－問題７３] 臨床工学技士が行う人工心肺業務として**誤っている**のはどれか。（生体機能代行装置学）

a. 回路からの薬剤注入を行う。
b. 留置カニューレから採血を行う。
c. 回路の充填を行う。
d. 術野でカニューレを回路に接続する。
e. 開始前に患者の静脈から採血を行う。

1. a、b　　2. a、e　　3. b、c　　4. c、d　　5. d、e

◆キーワード

臨床工学技士法　臨床工学技士法施行規則　臨床工学技士基本業務指針2010

◆正答率

89%

◆解 説

臨床工学技士法第2条第2項において、「この法律で「臨床工学技士」とは、厚生労働大臣の免許を受けて、臨床工学技士の名称を用いて、医師の指示の下に、生命維持管理装置の操作（生命維持管理装置の先端部の身体への接続又は身体からの除去であつて政令で定めるものを含む。以下同じ。）及び保守点検を行うことを業とする者をいう。」と定義されている。また、臨床工学技士法第38条において、「臨床工学技士は、医師の具体的な指示を受けなければ、厚生労働省令で定める生命維持管理装置の操作を行つてはならない。」とあり、臨床工学技士法施行規則第32条にて、生命維持管理装置の操作は以下のように定義されており、医師の具体的な指示を受ける必要がある。

（1）身体への血液、気体又は薬剤の注入、（2）身体からの血液又は気体の抜き取り（採血を含む。）、

（3）身体への電気的刺激の負荷

具体的な指示に関しては臨床工学技士基本業務指針2010に記載されており、医師の指示に関する事項では「生命維持管理装置の操作のうち次に該当するものを行おうとするときはこれらの操作に係る装置の運転条件（運転時間、運転速度その他設定又は変更を行うべき条件）、患者及び装置の監視条件（監視時間、監視項目その他設定又は変更を行うべき条件）、薬剤、薬液及び酸素ガス等の投与量、投与方法及び投与時期について、書面等により医師のできる限り詳細な指示を受けなければならない。ただし、現に操作を行っている際に、医師の口頭による臨機応変の具体的な指示に従うときはこの限りではない。」と記載されている。

a. 医師の具体的な指示の下、回路や貯血槽へ薬剤注入を行うことができる。
b. 医師の具体的な指示の下、留置カニューレなど患者に接続された回路からの採血が可能である。
c. 医師の具体的な指示の下、人工心肺回路内に薬剤を注入し充填することができる。
d. 通常、医師が生体にカニューレを挿入した後に人工心肺回路との接続を行う。
e. 体外循環開始前であろうと、患者に直接穿刺して採血は行ってはならない。

【正解 5】

<文 献>

生駒俊和ほか　編：臨床工学講座　関係法規　増補. 医歯薬出版. 2013. P9〜P18
小野哲章ほか　編：臨床工学技士標準テキスト　第4版. 金原出版. 2022. P38〜P39

◆過去5年間に出題された関連問題

該当なし

[３６回－午後－問題７４] 血液浄化に関連して正しい組合せはどれか。（生体機能代行装置学）

a. 限外濾過 ――――― 溶質の濃度差による移動

b. 拡　散 ――――― 圧力差による移動

c. 浸　透 ――――― 溶媒の移動

d. 半透膜 ――――― 細孔によるふるい分け

e. 吸　着 ――――― 吸着材への溶解

　1. a、b　　2. a、e　　3. b、c　　4. c、d　　5. d、e

◆キーワード

拡散　限外濾過　浸透　吸着

◆正答率

82%

◆解　説

　血液浄化療法の原理は、拡散による毒素の除去、電解質のバランス調整をはじめとして、体に溜まった水分の除去として限外濾過（血液透析）・浸透（腹膜透析）である。

a. 限外濾過の駆動力は圧力差である。現在の血液透析では陰圧方式による圧力差を用いている。

b. 拡散は濃度の高い溶液から低い溶液へ溶質が移動する現象である。拡散の駆動力は溶質の濃度差である。

c. 浸透は濃度の低い溶液から高い溶液へ溶媒が移動する現象である。

d. ダイアライザの中空糸は半透膜であり、細孔の大きさによりふるい分けが行われる。

e. 吸着は吸着される被吸着物質と吸着する吸着剤間の親和力によって起こる。β2-MGや免疫複合体などを吸着するものがある。

【正解　4】

<文　献>

竹澤真吾ほか　編：臨床工学講座　生体機能代行装置学　血液浄化療法装置　第2版. 医歯薬出版. 2019. P55
　　～P59

◆過去5年間に出題された関連問題

　該当なし

　a. 血漿浸透圧
　b. 気　泡
　c. 漏　血
　d. 透析液圧
　e. 透析液エンドトキシン濃度

　1. a、b、c　　　2. a、b、e　　　3. a、d、e　　　4. b、c、d　　　5. c、d、e

◆キーワード

透析装置　監視項目を含む

◆正答率

93%

◆解　説

血液透析装置（患者監視装置）の監視項目には、以下のものがある。

血液系	透析液系
気泡	漏血
静脈圧	透析液濃度
血液流量	透析液温度
	透析液圧
	透析液流量
	除水量

a. 血液透析監視項目にはない。

b. 血液系の監視項目。超音波によって監視を行っている。

c. 透析液系の監視項目。光（赤外線）によって監視している。

d. 透析液系の監視項目。ストレインゲージによって監視している。

e. 血液透析監視項目はない。透析液エンドトキシン濃度は最低月１回以上の測定を行う。

【正解　4】

<文　献>

峰島三千男ほか　編：新 ME 早わかり Q&A 1　血液浄化装置. 南江堂. 2016. P104〜P117

◆過去5年間に出題された関連問題

　［３２回－午前－問題７９］　　［３３回－午前－問題７８］　　［３４回－午前－問題７９］

　［３５回－午後－問題７８］

［３６回－午後－問題７６］ 緊急透析用バスキュラーアクセスとして最も利用されるのはどれか。（生体機能代行装置学）

 1. カテーテル法

 2. 自己血管内シャント

 3. 人工血管内シャント

 4. 動脈表在化

 5. 動脈直接穿刺

◆キーワード

緊急用バスキュラーアクセス

◆正答率

 32%

◆解　説

　バスキュラーアクセスは、緊急用に使用する一時的バスキュラーアクセスと、長期的に慢性透析のために使用する維持用バスキュラーアクセスに分けられる。

1. カテーテル法（中心静脈カテーテル）は、緊急時に使用する一時的バスキュラーアクセスとして用いられ、大腿静脈や右内頸静脈が挿入血管として選択される。緊急透析用バスキュラーアクセスとして最も利用される。

2. 自己血管内シャントは、自己の動脈・静脈を吻合することで作成され、長期的に慢性透析にて使用される。

3. 人工血管内シャントは、自己の血管にてバスキュラーアクセスが作成できない場合に用いられる。自己血管と比べると開存期間が短い。

4. 内シャントを作製するのに十分な静脈がない場合や心機能低下例では、動脈を皮下に移動させ穿刺しやすくする動脈表在化が用いられる。長期的な慢性透析のために使用する。

5. 動脈直接穿刺は、上腕動脈、大腿動脈などに直接穿刺を行う緊急用に使用する一時的バスキュラーアクセスである。

【正解　1】

＜文　献＞

　竹澤真吾ほか　編：臨床工学講座　生体機能代行装置学　血液浄化療法装置　第２版. 医歯薬出版. 2019. P129
　　～P135

◆過去５年間に出題された関連問題

　［３２回－午前－問題７７］　　［３３回－午前－問題７６］

[３６回－午後－問題７７] 維持透析患者の食事で摂取制限に特に留意すべき成分はどれか。（生体機能代行装置学）

a. 脂　質
b. リ　ン
c. 塩　分
d. カリウム
e. 炭水化物

1. a、b、c　　2. a、b、e　　3. a、d、e　　4. b、c、d　　5. c、d、e

◆キーワード

食事療法基準 摂取制限

◆正答率

98%

◆解　説

透析患者の食事療法基準を以下に示す。

エネルギー	30～35kcal/kg/日
タンパク質	0.9～1.2g/kg/日 透析導入前の制限は厳しいが、透析導入後の制限は緩やかとなる。
食塩	6g/日以下
水分	できるだけ少なく
カリウム	2000mg/日以下
リン	タンパク質（g）×15mg 以下 体重 60kg の場合は 1080mg 以下となる。

a. 脂質の制限基準はない。
b. 上記解説のとおり。
c. 上記解説のとおり。
d. 上記解説のとおり。
e. 炭水化物の制限基準はない。

【正解　4】

<文　献>

日本腎臓学会：慢性腎臓病に対する食事療法基準 2014 年版．P1～P13

◆過去５年間に出題された関連問題

[３２回－午後－問題７８]　　[３５回－午後－問題７６]

[３６回－午後－問題７８] 慢性維持血液透析の治療指標で無次元数はどれか。(生体機能代行装置学)

1. 除去量
2. クリアスペース
3. Kt/V
4. タンパク異化率
5. 腎相当クリアランス

◆キーワード

治療指標　Kt/V

◆正答率

95%

◆解　説

　血液透析の指標には、ダイアライザの性能指標や適正透析などさまざまな指標がある。

1. 透析量を測定するために、透析液排液中の溶質量を測定し除去量[mg]を求めることができる。
2. クリアスペース[L]とは、透析により毒素なしの体液の量のことである。治療によって除去された溶質量M[g]を、治療前血中濃度 $C_B(0)$ [g/L]で除した $M / C_B(0)$ [L]で求めることができる。
3. Kt/V は透析効率を示す指標である。Kt/V の値が大きいほど、透析効率が高いことを示す。Kt/V は無次元数であり単位はない。
4. タンパク異化率 PCR [g/kg/day]は、透析患者の身体のタンパク質がどれだけ分解されているかを示す指標である。
5. 腎相当クリアランスは腎臓によって排泄される部分の除去速度を示す。一般的には、クレアチニンクリアランス[mL/min]の算出式を用いて推定される。

【正解　3】

<文　献>

　峰島三千男ほか　編：新ME 早わかり Q&A 1　血液浄化装置. 南江堂. 2016. P197〜P213

◆過去５年間に出題された関連問題

　　［３１回－午後－問題７９］　　［３４回－午後－問題７６］　　［３５回－午後－問題７７］

　　a. 血漿吸着法
　　b. 単純血漿交換法
　　c. 血液直接灌流法
　　d. 血球成分除去療法
　　e. 二重濾過血漿分離交換法

　　1. a、b　　　2. a、e　　　3. b、c　　　4. c、d　　　5. d、e

◆キーワード

アフェレシス療法　血漿吸着　血漿交換

◆正答率

35%

◆解　説

　アフェレシス治療には、分離した血漿から病因物質を取り除く方法や、直接血液を吸着カラムにて吸着する方法が挙げられる。

a. 血漿吸着（免疫吸着）は、「血漿分離器」により血液を血球と血漿に分離し、「吸着カラム（吸着筒）」にて血漿中の病因物質を吸着させる方法である。

b. 単純血漿交換療法は、限外濾過の原理を利用し、「血漿分離器」にて血液を血球成分と血漿成分に分離し、病因物質も含めた血漿成分をすべて廃棄し、廃棄された量の血漿を血漿製剤にて置換する方法である。

c. 直接血液灌流は、血漿分離操作は用いず、吸着剤による「吸着器」を利用し、吸着カラム（吸着筒）に血液を直接通過させ、病因物質を吸着させる方法である。

d. 血球成分除去療法の一つであるLCAP（白血球除去）は、血液中の活化した白血球や血小板を選択的に「吸着器」にて取り除き、炎症をすみやかに鎮める治療法である。

e. 二重濾過血漿分離交換法は、異なる孔径の分離器「血漿分離器」「血漿成分分離器」を使用し、限外濾過の原理より血漿分離機にて血液を血球成分と血漿成分へ分離する。その後、血漿成分を血漿成分分画器にて病因物質の含まれるグロブリン領域の血漿とアルブミン領域までの血漿に半選択的に分離し、グロブリン領域の血漿を廃棄する。

【正解　2】

＜文　献＞

竹澤真吾ほか　編：臨床工学講座　生体機能代行装置学　血液浄化療法装置　第2版. 医歯薬出版. 2019. P213
　　〜P237

◆過去５年間に出題された関連問題

　　［３５回−午後−問題７９］

[３６回－午後－問題８０] バネ定数 400N/m のバネにおもりを吊るし単振動させたところ、周期は 0.3s であった。おもりのおよその質量 [kg] はどれか。

ただし、空気抵抗は無視できるものとする。(医用機械工学)

1. 0.1
2. 0.5
3. 1
4. 5
5. 10

◆キーワード

単振動　バネ定数

◆正答率

63%

◆解 説

天井に取り付けたバネとバネに吊るしたおもりを用いると、おもりを単振動させることができる。バネ定数 k [N/m]のバネに質量 m [kg]のおもりを吊るして単振動させたときの周期を T [s]とすると、次の式が成り立つ。

$$T = 2\pi\sqrt{\frac{m}{k}}$$

本問題では k と T が与えられ、m を求める問題であるため、上式を次のように変形する。

$$m = \frac{kT^2}{4\pi^2}$$

この式に問題で与えられた数値および円周率を代入すると m を求めることができる。

$$m = \frac{400 \times 0.3^2}{4 \times 3.14^2} = 0.913 \approx 1kg$$

【正解　3】

<文　献>

嶋津秀昭ほか：臨床工学講座　医用機械工学　第2版. 医歯薬出版. 2020. P33〜P34

◆過去5年間に出題された関連問題

［３１回－午後－問題８１］

［３６回－午後－問題８１］　図のような長さ 10cm、直径 D の円柱の長軸方向に引張荷重 F をかけると 1cm 伸びた。

円柱の材質のポアソン比が 0.3 であるとき、D は何倍になったか。（医用機械工学）

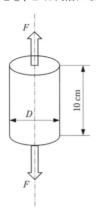

1. 0.94
2. 0.97
3. 1.00
4. 1.03
5. 1.06

◆キーワード

応力と歪み　ポアソン比

◆正答率

74%

◆解　説

　ポアソン比は、材料への荷重に対する変形の特性を表す値の一つであり、縦ひずみ、横ひずみの比で表される。縦ひずみは長さ方向、横ひずみは直径方向のひずみである。材料の変形前の長さを L、直径を D、荷重による長さの変化を ΔL、直径の変化を ΔD、縦ひずみ ε_L、横ひずみ ε_D とすると、ポアソン比 ν は次式で表される。

$$\nu = \left| \frac{\varepsilon_D}{\varepsilon_L} \right| = \left| \frac{\frac{\Delta D}{D}}{\frac{\Delta L}{L}} \right|$$

　上式を変形して ε_D を求める。

$$\varepsilon_D = |\nu \times \varepsilon_L| = \left| \nu \times \frac{\Delta L}{L} \right| = 0.3 \times \frac{1cm}{10cm} = 0.03$$

　よって材料への荷重により、直径は $1 - 0.03 = 0.97$ 倍になる。

【正解　2】

＜文　献＞

　嶋津秀昭ほか：臨床工学講座　医用機械工学　第 2 版．医歯薬出版．2020．P43〜P46

◆過去 5 年間に出題された関連問題

　［３２回－午前－問題８１］　　［３３回－午後－問題８１］　　［３４回－午前－問題８１］

[３６回－午後－問題８２]　水の表面張力について**誤っている**のはどれか。（医用機械工学）

1. 単位は N/m である。
2. 毛管現象の要因である。
3. 分子の凝集力によって生じる。
4. 温度が高くなると小さくなる。
5. 液滴の表面積を大きくするように働く。

◆キーワード

表面張力　毛管現象　液滴

◆正答率

12%

◆解　説

　液体の表面は、表面を構成する分子間の引力により縮まろうとする。表面張力は、液体の表面において、各部分が互いに引き合っている状態について、単位長さあたりに働く引張力で表される。液体が液滴の場合、表面張力により、液滴の表面積は小さく保たれ球形になる。

1. 表面張力は、液体の表面を仮想的に切断した切り口における単位長さあたりの張力であるため、単位は N/m となる。
2. 毛管現象は、液体に細い管を立てたときにみられ、管内の液が上昇または下降する現象である。毛管現象は、表面張力と、管と液体との間の付着力との関係により発生する。
3. 上述のとおり、表面張力は分子間の引力、すなわち凝集力によって生じる現象である。
4. 温度が高くなると、液体を構成する分子の運動が活発になるため、分子間力は小さくなる。これにより、表面張力も小さくなる。
5. 上述のとおり、表面張力は液滴の表面積を小さくするように働く。

【正解　5】

＜文　献＞

嶋津秀昭ほか：臨床工学講座　医用機械工学　第２版. 医歯薬出版. 2020. P101〜P103
小野哲章ほか　編：臨床工学技士標準テキスト　第４版. 金原出版. 2022. P282

◆過去５年間に出題された関連問題

該当なし

[３６回－午後－問題８３]　流れにおけるベルヌーイの定理を表す式について正しいのはどれか。(医用機械工学)

　　a. 完全流体に適用される。
　　b. 重力とは無関係である。
　　c. 温度をパラメータとして含む。
　　d. 連続の式を導くことができる。
　　e. 力学的エネルギー保存則が適用される。

　　1. a、b　　　2. a、e　　　3. b、c　　　4. c、d　　　5. d、e

◆キーワード

ベルヌーイの定理　理想流体　連続の式

◆正答率

52%

◆解　説

　ベルヌーイの定理は、粘性および圧縮性のない理想流体（完全流体）において成立するエネルギー保存則で、以下の式で表される。ここでρ [kg/m^3]は流体の密度、v [m/s]は流速、g [m/s^2]は重力加速度、h [m]は流体の高さ、p [Pa]は圧力である。

$$\frac{1}{2}\rho v^2 + \rho g h + p = const.$$

b. ベルヌーイの定理には位置エネルギーに対応する項が含まれる。

c. ベルヌーイの定理には温度は含まれない。

d. 連続の式とは、管路を流れる流体における質量保存則であり、流路の２つの断面において、単位時間当たりに通過する流体の質量が等しいことを示し、次の式で表される。

$$\rho A_1 v_1 = \rho A_2 v_2$$

　ここでρ_1、ρ_2は管路の２つの断面における流体の密度、A_1、A_2は流路の断面積、v_1、v_2は流速をそれぞれ表す。液体などの非圧縮性流体では密度が一定であるため、連続の式は次のようになる。

$$A_1 v_1 = A_2 v_2$$

　このように、連続の式は流路の形状が関係しているが、ベルヌーイの定理は流路の形状に関係なく成立するため、ベルヌーイの定理から連続の式を導くことはできない。

【正解　2】

<文　献>

嶋津秀昭ほか：臨床工学講座　医用機械工学　第２版. 医歯薬出版. 2020. P82～P84

小野哲章ほか　編：臨床工学技士標準テキスト　第４版. 金原出版. 2022. P282～P284

◆過去５年間に出題された関連問題

[３３回－午前－問題８２]　　[３４回－午後－問題８２]　　[３５回－午前－問題８２]

[３６回−午後−問題８４]　図のように、直線上を観測者と振動数f_0の音源が互いに近づきながら移動している。観測者の速さをv_1、音源の速さをv_2とするとき、観測者の聞く音の振動数はどれか。

　　ただし、音速をCとする。(医用機械工学)

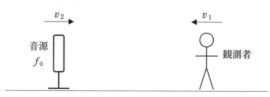

1. $f_0 \dfrac{C+v_1}{C-v_2}$

2. $f_0 \dfrac{C+v_1}{C+v_2}$

3. $f_0 \dfrac{C+v_2}{C-v_1}$

4. $f_0 \dfrac{C+v_2}{C+v_1}$

5. $f_0 \dfrac{C-v_2}{C-v_1}$

◆キーワード

ドプラ効果

◆正答率

　73%

◆解　説

　ドプラ効果は、音源から出る音の振動数に対して、観測者が観測する音の振動数が変化する現象で、音源と観測者とが相対的に近づく、または離れる際に観察される。音源が速さv_2で静止した観測者に近づく場合、観測される振動数f_1は、

$$f_1 = f_0 \frac{C}{C - v_2}$$

となる。一方、観測者がv_1で静止した音源に近づく場合、観測される振動数f_2は、

$$f_2 = f_0 \frac{C + v_1}{C}$$

となる。音源、観測者がともに移動して近づく場合、上記、2つの振動数の変化が同時に起こっている。したがって、観測される振動数、fは次式で表される。

$$f' = f_0 \frac{C}{C - v_2} \times \frac{C + v_1}{C} = f_0 \frac{C + v_1}{C - v_2}$$

【正解　1】

<文　献>

嶋津秀昭ほか：臨床工学講座　医用機械工学　第2版. 医歯薬出版. 2020. P132〜P136

◆過去５年間に出題された関連問題

　[３１回−午後−問題８３]　　[３３回−午前−問題８３]　　[３４回−午後−問題８３]
　[３５回−午後−問題８３]

[36回-午後-問題85] 値が上昇すると血液の粘性率が低下するのはどれか。(医用機械工学)

a. 温　度
b. 電解質濃度
c. タンパク質濃度
d. ヘマトクリット値
e. 血流のせん断速度

1. a、b　　2. a、e　　3. b、c　　4. c、d　　5. d、e

◆キーワード

血液の粘性特性　非ニュートン流体　集軸効果

◆正答率

80%

◆解　説

　血液は約半分が液体成分である血漿で、残りが赤血球などの血球成分である。そのため、血液のせん断速度とせん断応力は比例関係にない。すなわち、非ニュートン流体として考える必要がある。

a. 温度の上昇により、血液を構成する分子の運動が活発になり、分子間の結合力は小さくなる。これにより血液の粘性率は低下する。
b. 電解質濃度が上昇した場合、浸透圧により赤血球内の水が血球の外へ出されることにより赤血球は硬くなり、血球の変形能が低下する。これにより血液の粘性率は上昇する。
c. タンパク質濃度の上昇は流動抵抗の上昇、すなわち粘性率の上昇につながる。
d. ヘマトクリット値は、血液中に占める血球成分の体積割合を表す。ヘマトクリット値の上昇による血球成分の増加は、流動抵抗の上昇、すなわち粘性率の上昇につながる。
e. 血流のせん断速度の上昇は、血管中心部と周辺部での血流速度の差が大きいことを示している。このとき、血管中心部に赤血球が集まる現象（集軸効果）がみられる。これに対して、血管壁付近には血漿の層ができるため、見かけ上の粘性は低下する。

【正解　2】

<文　献>

中島章夫ほか　編：臨床工学講座　生体物性・医用材料工学. 医歯薬出版. 2010. P46〜P55
小野哲章ほか　編：臨床工学技士標準テキスト　第4版. 金原出版. 2022. P128〜P130、P285〜P286

◆過去5年間に出題された関連問題

　[31回-午前-問題84]　　[32回-午前-問題83]　　[33回-午後-問題83]

［３６回－午後－問題８６］　生物への影響を考慮した放射線量を示す単位はどれか。（生体物性材料工学）

1. Bq
2. C/kg
3. Sv
4. Gy
5. eV

◆キーワード

放射線量　放射線感受性　単位

◆正答率

84%

◆解　説

　放射線にはアルファ線、ベータ線、ガンマ線などがあり、その種類により身体への影響が異なる。そこで、放射線の種類や強さを考慮して、人間の身体がどれだけ影響を受けるかを表す指標としてシーベルト（Sv）が用いられる。

1. ベクレル（Bq）は、放射能の強さを表す単位で、放射線物質から１秒間に放射線が何回出るかを表す。
2. 照射線量（C/kg）は、X線あるいはγ線を空気1kgに照射した場合、電離によって発生するイオンの電荷が1Cになる線量である。
3. シーベルトは、人体に対する放射線量の単位である。放射線の人体への影響を管理するために、放射線の種類により個々に受けた影響や組織が受けた影響を考慮するために等価線量と実効線量がある。
　　等価線量（Sv）：人の臓器や組織が個々に受けた影響を放射線の種類によって重み付けをする。
　　実効線量（Sv）：組織が受けた影響を全身分に換算する。臓器ごとの放射線の感受性の違いで重み付けをする。
4. 吸収線量（Gy）は、放射線エネルギーが物質にどれだけ吸収されるかを表す。
5. 電子ボルト（eV）は、電子が１Vの電圧で加速されて得る運動エネルギーである。

放射線に関する諸量

名称	単位記号	単位記号
放射能	Bq	放射線物質の放射能の強さ
線量当量	Sv	部位ごとへの生体への影響
等価線量		臓器ごとの生体への影響
照射線量	C/kg	空気に対する電離電荷量
吸収線量	Gy（1Gy＝1 J/kg）	物質に吸収される線量
エネルギー	eV	放射線等のエネルギーを表す

【正解　3】

＜文　献＞

中島章夫ほか　編：臨床工学講座　生体物性・医用材料工学. 医歯薬出版. 2010. P73～P77
小野哲章ほか　編：臨床工学技士標準テキスト　第４版. 金原出版. 2022. P304

◆過去５年間に出題された関連問題

［３１回－午前－問題８６］　　［３２回－午前－問題８６］　　［３３回－午後－問題８６］

［３６回－午後－問題８７］　生体の光特性について正しいのはどれか。（生体物性材料工学）

a. メラニンは紫外光よりも可視光の吸収が大きい。
b. 脂質はタンパク質に比べ紫外光の吸収が大きい。
c. 水は可視光よりも赤外光の吸収が大きい。
d. 核酸は可視光よりも紫外光の吸収が大きい。
e. ヘモグロビンは赤外光よりも可視光の吸収が大きい。

1. a、b、c　　　2. a、b、e　　　3. a、d、e　　　4. b、c、d　　　5. c、d、e

◆キーワード

生体組織の光学特性　吸収

◆正答率

74%

◆解　説

　生体は光の波長に応じて異なる性質を示す。生体が光の影響を受けるのは皮膚と眼球である。また、血液も特異的な吸光特性を持っており、光による計測、治療ではこの特性を利用している。

　紫外域に強い吸収：核酸（DNA・RNA）、タンパク質、メラニン

　赤外域に強い吸収：水、骨や歯

　可視域に強い吸収：ヘモグロビン

a. メラニンは紫外線をよく吸収し、DNA損傷を防ぐ働きをする。日焼けやしみの原因となる。
b. タンパク質は紫外域に強い吸収があるが、脂質は紫外域～可視光域には特徴的な吸収はなく、赤外域の吸収も少ない。
c. 水は赤外域に強い吸収がある。
d. 核酸は、タンパク質と同じように、紫外線を吸収する性質がある。
e. ヘモグロビンは赤外域よりも可視域に強い吸収がある。

【正解　5】

<文　献>

中島章夫ほか　編：臨床工学講座　生体物性・医用材料工学. 医歯薬出版. 2010. P93～P108
小野哲章ほか　編：臨床工学技士標準テキスト　第4版. 金原出版. 2022. P317～P319

◆過去5年間に出題された関連問題

　［３１回－午前－問題８８］　　［３２回－午前－問題８７］　　［３４回－午前－問題８８］
　［３５回－午後－問題８７］

[３６回−午後−問題８８]　医療機器の生物学的安全性評価で**誤っている**のはどれか。（生体物性材料工学）

1. 感作性試験を行う。
2. 細胞毒性試験を行う。
3. 生体と接触する時間で分類される。
4. 生体と接触する面積で分類される。
5. 生体と接触する部位で分類される。

◆キーワード

生物学的安全性評価　感作性　細胞毒性

◆正答率

87%

◆解　説

　医療機器の安全性は、市販前の安全評価、品質保証、および市販後に一定期間をおいてもう一度評価する使用成績評価などによって総合的に判断される。市販前の安全性は非臨床試験と臨床試験によって評価され、非臨床試験のなかで生物学的安全性を評価するための試験法は、ISO に準じた JIS 規格で標準化されている。

　安全性評価の項目は、医療機器が接触する部位と接触時間に基づいて分類される。生物学的安全性評価試験のうち、細胞毒性、感作性、刺激性/皮内反応試験については、すべての医療機器で実施されなければならない。

1. 感作性試験　：医療機器や材料もしくはそれらの抽出物を動物モデルに暴露・接触した時に生じるアレルギーまたは感作反応を評価する。
2. 細胞毒性試験：医療機器や材料もしくはそれらの抽出物による細胞死、増殖阻害などの有害作用を細胞培養技術で評価する。
3. 接触時間　　：①一時的接触（24 時間）、②短期的・中期的接触（24 時間以上 30 日以内）、③長期的接触（30 日以上）に分けられる。
4. 使用する面積での分類はされていない。
5. 接触部位　　：①表面接触医療機器（皮膚、粘膜および損傷部位）、②体内と体外を連結する医療機器（血液流路間接的、組織・骨または歯質、循環血液）、③体内埋込（組織又は骨と接触、血液と接触）に大きく分けられる。

【正解　4】

＜文　献＞

中島章夫ほか　編：臨床工学講座　生体物性・医用材料工学. 医歯薬出版. 2010. P203～P215
小野哲章ほか　編：臨床工学技士標準テキスト　第 4 版. 金原出版. 2022. P326～P330

◆過去５年間に出題された関連問題

　　［３１回−午後−問題８８］　　［３２回−午後−問題８８］　　［３３回−午後−問題８８］
　　［３４回−午前−問題８９］　　［３５回−午後−問題８８］

［３６回－午後－問題８９］ 血液と医用材料が接触したとき、最初に起こるのはどれか。（生体物性材料工学）

1. タンパク質吸着
2. 線溶系亢進
3. 赤血球凝集
4. 血小板粘着
5. 石灰化

◆キーワード

急性反応　タンパク質吸着

◆正答率

24%

◆解　説

　血液と医用材料が接触すると、まず血漿タンパク質が材料表面に吸着し変性するところから生体反応が始まる。タンパク質が変性すると血液凝固反応が始まり、血漿中のフィブリノーゲンが数段階のカスケード反応を経て、不溶性のフィブリンになり凝固する。

　血小板は材料に吸着したタンパク質を介して材料へ粘着する。さらに、形態変化・凝集が起こる過程で血小板を活性化する因子（セロトニン・カルシウムなど）が放出され、血小板同士が積み重なり、フィブリン形成を伴って凝集し、血栓形成に至る。

1. 医用材料と血液が接触すると、まず血漿タンパク質の材料表面への吸着が起こる。
2. 凝固反応系は、プロテアーゼと基質の連鎖反応で生成されたトロンビンがフィブリノーゲンを分解して、最終的にフィブリン血栓を作る一連の反応であり、できたフィブリン血栓は、線溶系のプラスミンにより分解される。線溶亢進は、フィブリノーゲンが直接的に分解されたり、フィブリン血栓が止血機能を果たすことなく分解されたりすることで生じる出血性病態である。
3. 血液凝固が起こらないように処理した異なる血液を混合すると、赤血球が凝集する場合としない場合がある。赤血球の膜上には凝集原、血漿中には凝集素があり、凝集は抗原抗体反応の結果である。
4. 血小板は材料に吸着したタンパク質を介して材料へ接着する。
5. 石灰化は慢性局所反応であり、生体側にも材料側にも起こる。リン酸カルシウムなどの無機物が沈着し固くなる現象である。

【正解　1】

<文　献>

中島章夫ほか　編：臨床工学講座　生体物性・医用材料工学. 医歯薬出版. 2010. P180〜P182
小野哲章ほか　編：臨床工学技士標準テキスト　第４版. 金原出版. 2022. P333〜P334

◆過去５年間に出題された関連問題

［３２回－午後－問題８９］　　［３３回－午後－問題８９］　　［３４回－午後－問題８９］

[３６回－午後－問題９０] 人工肺のハウジング（外筒）に使われる材料はどれか。（生体物性材料工学）

1. ポリ乳酸
2. セルロース
3. ポリカーボネート
4. ポリウレタン
5. ポリビニルアルコール

◆キーワード

合成高分子　ポリカーボネート

◆正答率

65%

◆解　説

　人工肺は、主にガス交換を行う中空糸膜、ステンレス鋼等の金属製もしくはポリウレタン（PU）製の熱交換器、中空糸を束ねて入れるハウジング（ケース）で構成される。人工肺のハウジングには、ポリカーボネート（PC）が広く使用される。

1. ポリ乳酸（PLA）は、ポリグルコール酸と同様に脂肪族ポリエステルで医療用材料として縫合糸、生体吸収性骨固定剤、ステント等としても使用される。
2. セルロースは植物由来の多糖類で、化学的安定性が高く、湿潤状態でも高い機械的強度を示す。ガーゼ、脱脂綿、包帯のほか、化学処理により水酸基をアセテート基に置換したセルロースアセテートが人工腎臓の中空糸膜として使用されている。
3. ポリカーボネート（PC）は、炭酸とグリコールまたは２価のフェノールとのポリエステルのことを称する。熱可塑性樹脂の一種で、高い透明性や耐衝撃性、加工性、耐薬品性などが特徴である。有機ガラスとも呼ばれ、カメラのレンズやヘッドランプのような光学用品のほか、スマートフォンのケースや防弾素材などに用いられる。医療においては、輸液用コネクタ、三方活栓、補助人工心臓や人工肺、人工腎臓のハウジング材料として多く使用されている。
4. ポリウレタン（PU）は、ウレタン結合を有する高分子で、柔軟性、弾性、耐疲労性、耐摩耗性にすぐれている。膜状に成形して人工心臓のダイヤフラム、硬化型のものは人工腎臓の中空糸固定材として用いられている。
5. ポリビニルアルコール（PVA）は、親水性が高く水以外の溶媒には溶けない水溶性合成樹脂の一つである。医療用としてはコンタクトレンズなどに使用される。

【正解　3】

<文　献>

中島章夫ほか　編：臨床工学講座　生体物性・医用材料工学. 医歯薬出版. 2010. P155～P164
小野哲章ほか　編：臨床工学技士標準テキスト　第４版. 金原出版. 2022. P338～P340

◆過去５年間に出題された関連問題

　該当なし

第 36 回臨床工学技士国家試験

問　題

（午前・午後）

[３６回−午前−問題1]　医療事故の防止について**誤っている**のはどれか。(医学概論)
1. 医療事故調査の目的は責任の追及である。
2. 疲労・ストレスや作業中断はエラーの発生要因である。
3. 感染予防にスタンダードプリコーションが重要である。
4. 医療事故に該当する事例は日本医療安全調査機構に報告する。
5. 事故や障害につながったかもしれない事例をインシデントと呼ぶ。

[３６回−午前−問題2]　図は、厚生労働省令和元年人口動態月報年計による「主な死因別にみた死亡率(人口10万対)の年次推移」である。
　矢印のグラフはどれか。(医学概論)

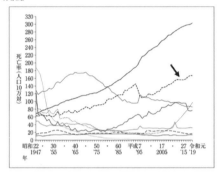

1. 悪性新生物
2. 脳血管疾患
3. 心疾患
4. 老　衰
5. 肺　炎

[３６回−午前−問題3]　ビタミンについて正しいのはどれか。(医学概論)
a. ビタミンAは体内でカロテンを合成する材料になる。
b. 脚気はビタミンB_2の欠乏により生じる。
c. ビタミンB_{12}の吸収には胃から分泌される内因子が必要である。
d. ビタミンCは抗酸化作用をもつ。
e. ビタミンDの生成には赤外線が必要である。

　1. a、b　　2. a、e　　3. b、c　　4. c、d　　5. d、e

[３６回−午前−問題4]　投与後に最高薬物血中濃度に達するのが最も速い投与経路はどれか。(医学概論)
1. 静脈内注射
2. 筋肉内注射
3. 皮下注射
4. 直腸内投与
5. 経口投与

[３６回－午前－問題5] 悪性腫瘍の特徴として**適切でない**のはどれか。(医学概論)

1. 多段階遺伝子異常
2. 細胞異型性
3. 非浸潤性増殖
4. リンパ行性転移
5. 血行性転移

[３６回－午前－問題6] 細胞小器官について正しいのはどれか。(医学概論)

a. リボソームはタンパク質を合成する。
b. 細胞膜は電位勾配を形成する。
c. ゴルジ体は ATP を産生する。
d. リソソームは分泌を行う。
e. 染色体は核内にある。

1. a、b、c　　2. a、b、e　　3. a、d、e　　4. b、c、d　　5. c、d、e

[３６回－午前－問題7] **誤っている**のはどれか。(医学概論)

1. マクロファージは貪食能をもつ。
2. 赤血球の寿命は約120日である。
3. 第7凝固因子は外因系凝固に関与する。
4. 血漿タンパク質で最も多いのはアルブミンである。
5. 全血液に対する血漿の容積比をヘマトクリットという。

[３６回－午前－問題8] 腎臓の集合管に作用するホルモンはどれか。(医学概論)

a. レニン
b. アンジオテンシンⅡ
c. アルドステロン
d. バソプレシン
e. エリスロポエチン

1. a、b　　2. a、e　　3. b、c　　4. c、d　　5. d、e

[３６回－午前－問題9] **誤っている**のはどれか。(医学概論)

1. 蝸牛は内耳にある。
2. 大脳皮質は白質からできている。
3. 中脳、橋および延髄をまとめて脳幹という。
4. 脊髄神経のうち、胸神経は12対からなる。
5. 脳、脊髄では灰白質に神経細胞が密集している。

[３６回−午前−問題１０]　月経周期の調節に関わるホルモンを分泌する器官はどれか。（医学概論）

a. 卵 巣
b. 下垂体前葉
c. 下垂体後葉
d. 子 宮
e. 視床下部

1. a、b、c　　2. a、b、e　　3. a、d、e　　4. b、c、d　　5. c、d、e

[３６回−午前−問題１１]　創傷治癒を遅らせる因子はどれか。（臨床医学総論）

a. 糖尿病
b. 低タンパク血症
c. 妊 娠
d. 高血圧
e. 副腎皮質ステロイド薬の投与

1. a、b、c　　2. a、b、e　　3. a、d、e　　4. b、c、d　　5. c、d、e

[３６回−午前−問題１２]　睡眠時無呼吸症候群の治療法はどれか。（臨床医学総論）

1. CPAP
2. NPPV
3. TPPV
4. 在宅酸素療法
5. 高流量鼻カニューレ酸素療法（ハイフローセラピー）

[３６回−午前−問題１３]　血圧上昇の原因となるのはどれか。（臨床医学総論）

1. BMI（body mass index）減少
2. 尿中ナトリウム排泄低下
3. カテコラミン産生低下
4. アンジオテンシンII産生低下
5. 血管壁/管腔径比低下

[３６回−午前−問題１４]　大動脈弁狭窄症の重症化を示唆する徴候はどれか。（臨床医学総論）

a. 腹 水
b. 失 神
c. 狭心痛
d. 左心不全
e. 下腿浮腫

1. a、b、c　　2. a、b、e　　3. a、d、e　　4. b、c、d　　5. c、d、e

[36回-午前-問題15]　図は甲状腺ホルモンの血中濃度を一定に保つネガティブフィードバック機構を示している。

何らかの病気で甲状腺刺激ホルモンの分泌が低下したときの血中ホルモン濃度の変化で正しいのはどれか。（臨床医学総論）

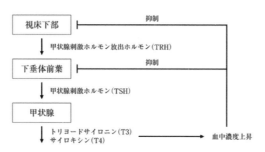

	TRH	T3, T4
1.	減 少	減 少
2.	減 少	不 変
3.	不 変	増 加
4.	増 加	減 少
5.	増 加	増 加

[36回-午前-問題16]　交感神経亢進状態を示す所見はどれか。（臨床医学総論）

1. 縮 瞳
2. 血圧低下
3. 唾液量増加
4. 膀胱括約筋弛緩
5. 腸管蠕動運動抑制

[36回-午前-問題17]　院内肺炎の主な原因病原体はどれか。（臨床医学総論）

a. 緑膿菌
b. 結核菌
c. レジオネラ
d. 肺炎マイコプラズマ
e. メチシリン耐性黄色ブドウ球菌

1. a、b　　2. a、e　　3. b、c　　4. c、d　　5. d、e

[36回-午前-問題18]　我が国における人工透析導入患者の原疾患で最も多いのはどれか。（臨床医学総論）

1. IgA腎症
2. 多発性嚢胞腎
3. 糖尿病性腎症
4. 慢性糸球体腎炎
5. 急速進行性糸球体腎炎

[36回-午前-問題19] 尿路結石の主な**成分でない**のはどれか。(臨床医学総論)
1. リン酸カルシウム
2. 尿　酸
3. シュウ酸カルシウム
4. コレステロール
5. シスチン

[36回-午前-問題20] 劇症肝炎について**誤っている**のはどれか。(臨床医学総論)
1. プロトロンビン時間は正常範囲内である。
2. 治療抵抗例には肝移植が適応になる。
3. 治療として血漿交換がある。
4. 広範な肝細胞の壊死を来す。
5. 肝性脳症を来す。

[36回-午前-問題21] 出血傾向を示すのはどれか。(臨床医学総論)
a. 血友病
b. von Willebrand 病
c. ビタミンK欠乏症
d. 血管性紫斑病
e. ヘパリン起因性血小板減少症 (HIT)

1. a、b、c　　2. a、b、e　　3. a、d、e　　4. b、c、d　　5. c、d、e

[36回-午前-問題22] 麻酔中のカプノメータによるモニタリングで**検出できない**のはどれか。(臨床医学総論)
1. 呼吸回路脱離
2. 食道挿管
3. 不整脈
4. 肺塞栓症
5. 低換気

[36回-午前-問題23] 手術室内の安全管理における患者確認の項目に**含まれない**のはどれか。(臨床医学総論)
1. 患者氏名
2. 疾患名
3. 手術部位
4. 術　式
5. 家族の病歴

[36回-午前-問題24] トリアージタグが示す救急処置で優先順位の高い順に並べたのはどれか。(臨床医学総論)
1. 黒＞赤＞黄＞緑
2. 黒＞赤＞緑＞黄
3. 赤＞黒＞黄＞緑
4. 赤＞黄＞緑＞黒
5. 緑＞黄＞赤＞黒

[36回―午前―問題25]　免疫の仕組みについて正しいのはどれか。（臨床医学総論）

a. 自然免疫の主体はリンパ球である。
b. 好中球は抗原を取り込み、情報を提示する。
c. T細胞は細胞表面上のT細胞レセプタで抗原を認識する。
d. B細胞は免疫グロブリンの産生に関与する。
e. 一次免疫応答ではIgAの産生が主体である。

1. a、b　　2. a、e　　3. b、c　　4. c、d　　5. d、e

[36回―午前―問題26]　誤差率2%の抵抗器の両端電圧を誤差率4%の電圧計で測定した。
測定結果から算出した電流値に含まれる最大の誤差（誤差率［%]）に最も近いのはどれか。（生体計測装置学）

1. 2
2. 3
3. 4
4. 6
5. 8

[36回―午前―問題27]　計測機器と用いられるトランスデューサとの組合せで**誤っている**のはどれか。（生体計測装置学）

1. 超音波診断装置 ―――――― 圧電素子
2. 熱希釈式心拍出量計 ――――― サーミスタ
3. パルスオキシメータ ――――― ホール素子
4. カプノメータ ――――――― 赤外線検出素子
5. 観血式血圧計 ――――――― ストレインゲージ

[36回―午前―問題28]　図は神経伝導速度の電極配置と計測結果を模式的に表したものである。神経伝導速度を求める式はどれか。
ただし、図中の D_1、D_2 は電極間の距離、T_1、T_2 は潜時を表す。（生体計測装置学）

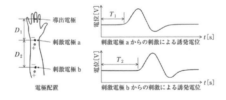

1. $\dfrac{D_1}{T_1}$

2. $\dfrac{D_2+D_1}{T_2-T_1}$

3. $\dfrac{D_2+D_1}{T_2+T_1}$

4. $\dfrac{D_1}{T_2-T_1}$

5. $\dfrac{D_2}{T_2-T_1}$

201

[36回－午前－問題29] パルスオキシメータの測定誤差の**要因とならない**のはどれか。(生体計測装置学)

1. 患者の体動
2. 大気圧の低下
3. 末梢循環不全
4. 異常ヘモグロビン
5. 診断用色素の投与

[36回－午前－問題30] 経皮的血液ガス分析について正しいのはどれか。(生体計測装置学)

1. 皮下の血流増加のために加温する。
2. 計測には脈波信号が必要である。
3. 赤外線の吸収を計測している。
4. 新生児には使用できない。
5. 侵襲的な計測方法である。

[36回－午前－問題31] 超音波画像計測について正しいのはどれか。(生体計測装置学)

a. 生体軟部組織中の音速は約340m/s である。
b. 超音波の周波数が高いほど体内での減衰が小さい。
c. 超音波は音響インピーダンスが異なる界面で反射する。
d. 心室壁の厚さを測定できる。
e. 血管内から血管の断面を観察できる。

1. a、b、c　　2. a、b、e　　3. a、d、e　　4. b、c、d　　5. c、d、e

[36回－午前－問題32] X線CT撮影について**誤っている**のはどれか。(生体計測装置学)

1. 装置から発生する音はMRIよりも大きい。
2. 造影剤を使用して血管を強調する。
3. 手術ナビゲーションに用いられる。
4. 患者が動くと像が不鮮明になる。
5. 放射線防護対策が必要である。

[36回－午前－問題33] 電気メスについて**誤っている**のはどれか。(医用治療機器学)

a. 切開には連続波を用いる。
b. 使用出力は数十kW である。
c. 対極板はアクティブ電極である。
d. 対極板の接触面積は成人ではおよそ150cm^2 である。
e. 300〜500Ωの負荷抵抗で校正する。

1. a、b　　2. a、e　　3. b、c　　4. c、d　　5. d、e

[３６回－午前－問題３４] 植込み型の不整脈治療機器について正しいのはどれか。(医用治療機器学)
　a. 植込み型除細動器（ICD）はペースメーカの機能も有する。
　b. 心臓再同期療法（CRT）用ペースメーカは心不全症例に使う。
　c. リードレスペースメーカは右心室に留置する。
　d. 電源としてアルカリ電池を使用する。
　e. 体外式超音波診断装置の誘導下でリードを留置する。

　　1. a、b、c　　2. a、b、e　　3. a、d、e　　4. b、c、d　　5. c、d、e

[３６回－午前－問題３５] 低圧持続吸引器の吸引圧［cmH₂O］は図の中のどれか。(医用治療機器学)

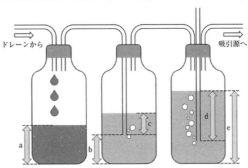

　1. a
　2. b
　3. c
　4. d
　5. e

[３６回－午前－問題３６] 流量制御型（容積制御方式）の輸液ポンプについて正しいのはどれか。(医用治療機器学)
　a. 輸液の成分による誤差は生じない。
　b. 汎用の輸液セットが使用できる。
　c. 滴下センサが必要である。
　d. 滴数制御型（滴下制御方式）に比べて流量のばらつきが大きい。
　e. 圧閉される部分のチューブ内径の変化で誤差が生じる。

　　1. a、b　　2. a、e　　3. b、c　　4. c、d　　5. d、e

[３６回－午前－問題３７] 内視鏡外科手術について正しいのはどれか。(医用治療機器学)
　a. 気腹には亜酸化窒素を使用する。
　b. 気腹により下半身からの静脈還流量は増加する。
　c. 気腹により横隔膜は挙上する。
　d. トロッカは体腔へのアクセスに用いる。
　e. 超音波吸引手術装置の使用は禁忌である。

　　1. a、b　　2. a、e　　3. b、c　　4. c、d　　5. d、e

［３６回−午前−問題３８］　ハイパーサーミアについて正しいのはどれか。（医用治療機器学）
　　a. RF誘電型加温法は深部病変の治療に適している。
　　b. 超音波加温法は肺深部の加温に適している。
　　c. マイクロ波加温法は脂肪層の発熱が大きい。
　　d. 熱耐性予防のため24時間毎に治療する。
　　e. 体外循環は全身加温法で用いる。

　　　1. a、b　　　2. a、e　　　3. b、c　　　4. c、d　　　5. d、e

［３６回−午前−問題３９］　体表面に100kHzの電流が流れたとき、およその最小感知電流［mA］はどれか。（医用機器安全管理学）
　　1.　　0.1
　　2.　　1
　　3.　　10
　　4.　100
　　5.　1000

［３６回−午前−問題４０］　単一故障状態で**ない**のはどれか。（医用機器安全管理学）
　　1. 強化絶縁の短絡
　　2. 絶縁のいずれか一つの短絡
　　3. 電源導線のいずれか1本の断線
　　4. 沿面距離または空間距離のいずれか一つの短絡
　　5. 保護接地線またはME機器内部の保護接地接続の開路

［３６回−午前−問題４１］　JIS T 0601-1で規定されている漏れ電流測定用器具（MD）について正しいのはどれか。（医用機器安全管理学）

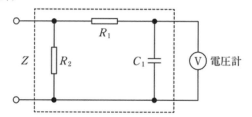

　　a. R_2は1kΩである。
　　b. C_1は0.015μFである。
　　c. R_1とC$_1$で高域通過フィルタを構成している。
　　d. 点線内の合成インピーダンスZは約10kΩとなる。
　　e. 漏れ電流の値は電圧計の指示値をR_2で除した値となる。

　　　1. a、b、c　　　2. a、b、e　　　3. a、d、e　　　4. b、c、d　　　5. c、d、e

[３６回－午前－問題４２]　定格電流が12AのME機器の保護接地線の抵抗測定で、JIS T 0601-1で規定されている測定電流値［A］はどれか。(医用機器安全管理学)
1. 12
2. 15
3. 18
4. 24
5. 25

[３６回－午前－問題４３]　医療ガス設備の配管端末器で標準送気圧力が最も高いのはどれか。(医用機器安全管理学)
1. 酸　素
2. 治療用空気
3. 亜酸化窒素
4. 二酸化炭素
5. 手術機器駆動用窒素

[３６回－午前－問題４４]　フェイルセーフはどれか。(医用機器安全管理学)
a. 麻酔器の酸素供給停止時の亜酸化窒素ガス遮断装置
b. 電気メスの対極板コード断線検知機構
c. 医療ガス配管端末器のピン方式
d. 心電図モニタの不整脈アラーム
e. IABP装置のバッテリ搭載

1. a、b　　2. a、e　　3. b、c　　4. c、d　　5. d、e

[３６回－午前－問題４５]　臨床工学技士の業務として**認められていない**のはどれか。(医用機器安全管理学)
a. 人工呼吸業務における気管挿管
b. 人工呼吸装置使用時の吸引による喀痰の除去
c. 動脈留置カテーテルからの採血
d. 血管への直接穿刺による輸血
e. ECMO用カニューレの挿入

1. a、b、c　　2. a、b、e　　3. a、d、e　　4. b、c、d　　5. c、d、e

[３６回－午前－問題４６] 真空中において、図のようにxy平面上に点電荷A(+3C)、B(−1C)が置かれている。xy平面上で点Pの電位は点Oの電位の何倍か。(医用電気電子工学)

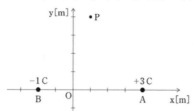

1. −1.6
2. −1.28
3. 0
4. 1.28
5. 1.6

[３６回－午前－問題４７] 図のような1回巻きのコイルの中心に向けて磁石を急速に動かした後、磁石を停止させた。
このとき、コイルに流れる電流について正しいのはどれか。(医用電気電子工学)

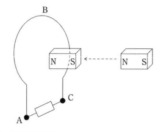

1. 磁石の動きに関わらず、電流は流れない。
2. 磁石が動いている間、電流は A → B → C の方向に流れる。
3. 磁石が動いている間、電流は C → B → A の方向に流れる。
4. 磁石が停止すると、電流は A → B → C の方向に流れる。
5. 磁石が停止すると、電流は C → B → A の方向に流れる。

[３６回－午前－問題４８] 図のようにキャパシタを直流電圧源に接続したとき、ab間の電圧 [V] はどれか。(医用電気電子工学)

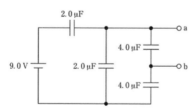

1. 1.0
2. 1.5
3. 2.0
4. 3.0
5. 4.5

[３６回－午前－問題４９] 起電力 E［V］、内部抵抗 r［Ω］の電池２個と可変抵抗 R［Ω］を直列に接続した回路がある。可変抵抗で消費される電力が最大になるように R の値を調整した。

このとき、回路に流れる電流 I［A］を表す式として正しいのはどれか。(医用電気電子工学)

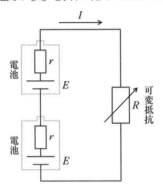

1. $\dfrac{E}{2r}$

2. $\dfrac{3E}{4r}$

3. $\dfrac{9E}{10r}$

4. $\dfrac{E}{r}$

5. $\dfrac{3E}{2r}$

[３６回－午前－問題５０] 図の回路が共振状態にあるとき正しいのはどれか。(医用電気電子工学)

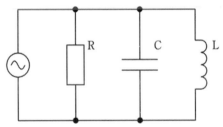

1. R の抵抗値を２倍にすると、回路の全インピーダンスは４倍になる。

2. C の静電容量を２倍にすると、回路の全インピーダンスは $\dfrac{1}{2}$ 倍になる。

3. L のインダクタンスを２倍にすると、回路の全アドミタンスは $\dfrac{1}{4}$ 倍になる。

4. C の静電容量を４倍にすると、共振周波数は $\dfrac{1}{2}$ 倍になる。

5. R の抵抗値を４倍にすると、共振周波数は２倍になる。

[36回-午前-問題51] 図の回路の一次側巻線に流れる電流 I〔A〕（実効値）はどれか。
ただし、変圧器は理想的であり、巻数比は 1：10 とする。（医用電気電子工学）

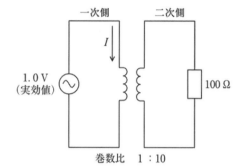

1. 0.1
2. 0.5
3. 1.0
4. 5.0
5. 10

[36回-午前-問題52] 半導体の性質として正しいのはどれか。（医用電気電子工学）

1. n型半導体の自由電子と正孔の数は等しい。
2. p型半導体の多数キャリアは自由電子である。
3. 真性半導体ではどんな温度でも自由電子が存在しない。
4. 真性半導体に自由電子を供給する不純物をアクセプタという。
5. 共有結合から自由電子が移動して空になった部分を正孔という。

[36回-午前-問題53] 図の回路全体の増幅度は26dBである。抵抗値R〔kΩ〕はどれか。
ただし、Aは理想演算増幅器とし、$\log_{10}2 = 0.3$ とする。（医用電気電子工学）

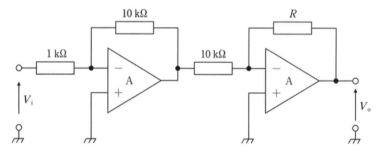

1. 5
2. 16
3. 20
4. 30
5. 100

[36回－午前－問題54] v_i が微分されて v_o に出力される回路はどれか。(医用電気電子工学)

1.

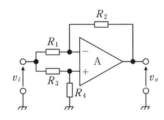

2.

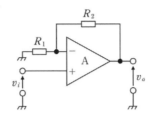

3.

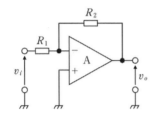

4.

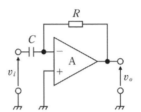

5.

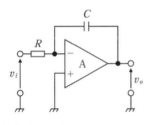

[36回－午前－問題55] 図の論理回路と真理値表が対応するとき、F に入る論理演算はどれか。(医用電気電子工学)

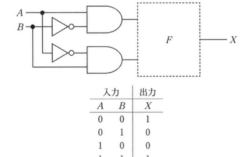

入力		出力
A	B	X
0	0	1
0	1	0
1	0	0
1	1	1

1. AND
2. OR
3. NAND
4. NOR
5. XOR

[３６回−午前−問題５６] 図のようなアンテナはどれか。(医用電気電子工学)

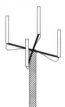

1. ロッド
2. アダプティブアレイ
3. 八　木
4. パラボラ
5. ダイポール

[３６回−午前−問題５７] 16進数B8と9Cの和を16進数で表したのはどれか。(医用電気電子工学)

1. 154
2. 1E4
3. 220
4. 244
5. 340

[３６回−午前−問題５８] USB Type-Cのポート形状はどれか。(医用電気電子工学)

1.

2.

3.

4.

5.

[３６回−午前−問題５９] 正しい組合せはどれか。(医用電気電子工学)

1. オペレーティングシステム ───────── Safari
2. アプリケーションソフトウェア───────── Android
3. プログラミング言語 ─────────── Python
4. データベース管理システム ───────── JavaScript
5. Webブラウザ ──────────────── mySQL

[３６回－午前－問題６０] サーバとその役割との組合せで正しいのはどれか。(医用電気電子工学)

a. SMTP サーバ ——————————— Web アプリケーションの提供
b. DNS サーバ ——————————— ファイルの転送
c. FTP サーバ ——————————— ドメイン名の IP アドレスへの変換
d. Web サーバ ——————————— HTML ファイルの公開
e. DB サーバ ——————————— データベースの一元管理

1. a、b　　2. a、e　　3. b、c　　4. c、d　　5. d、e

[３６回－午前－問題６１] Web サイトに短時間に大量にアクセスし、過負荷を与えることでサービスを停止させるのはどれか。(医用電気電子工学)

1. DoS 攻撃
2. ランサムウェア
3. フィッシング
4. インジェクション攻撃
5. 標的型攻撃

[３６回－午前－問題６２] 病院情報システムについて**誤っている**のはどれか。(医用電気電子工学)

a. システムを利用するためには医師の許可が必要である。
b. 診療情報を印刷して保存することが規定されている。
c. 透析支援システムは部門システムである。
d. クラウド型の電子カルテシステムが認められている。
e. 医師の指示はオーダエントリーシステムに記録される。

1. a、b　　2. a、e　　3. b、c　　4. c、d　　5. d、e

[３６回－午前－問題６３] 図のシステムの伝達関数 (Y/X) はどれか。(医用電気電子工学)

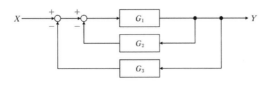

1. $\dfrac{G_1}{1+G_1G_2+G_2G_3}$

2. $\dfrac{G_1}{1+G_1G_2+G_1G_3}$

3. $\dfrac{G_1G_2}{1+G_1G_2+G_2G_3}$

4. $\dfrac{G_1G_2}{1+G_1G_2+G_1G_3}$

5. $\dfrac{G_1G_3}{1+G_1G_2+G_1G_3}$

[３６回－午前－問題６４]　量規定換気でフロー 30L/分、換気回数 15 回/分、吸気呼気比 1：3 のとき、1 回換気量［mL］はどれか。（生体機能代行装置学）

1. 500
2. 600
3. 700
4. 800
5. 900

[３６回－午前－問題６５]　加温加湿器について**誤っている**のはどれか。（生体機能代行装置学）

1. 加温加湿器は患者吸気の湿度によって制御される。
2. 加湿器内の蒸留水は雑菌などの汚染に十分注意する。
3. ヒータワイヤは吸気回路内の結露を防ぐ。
4. ヒータワイヤのない回路は途中のウォータトラップが必要である。
5. 不十分な加湿は肺合併症の原因となる。

[３６回－午前－問題６６]　減圧症とその治療について**誤っている**のはどれか。（生体機能代行装置学）

1. 長時間の深い深度での潜水作業後に発症する。
2. 組織内に溶解した酸素が気泡化することで発症する。
3. 神経症状、呼吸器症状、皮膚症状などを呈する。
4. 高気圧酸素治療により、不活性ガスの体外への排出を促進する。
5. 標準的治療方法は、約 5 時間の高気圧酸素治療である。

[３６回－午前－問題６７]　気管挿管中の患者の胸郭の動きに左右差が見られた。
疑われる原因はどれか。（生体機能代行装置学）

a. 片肺挿管
b. 気　胸
c. 呼吸回路の接続外れ
d. 気管チューブの食道挿管
e. 主気管支の痰づまり

1. a、b、c　　2. a、b、e　　3. a、d、e　　4. b、c、d　　5. c、d、e

[３６回－午前－問題６８]　ハイフローシステムについて正しいのはどれか。（生体機能代行装置学）

a. 加温加湿器は必要ない。
b. F_1O_2 の上限は 60％である。
c. 解剖学的死腔の二酸化炭素の洗い出し効果がある。
d. 装着しながら経口摂取を行うことができる。
e. 慢性閉塞性肺疾患では在宅で使用できる場合がある。

1. a、b、c　　2. a、b、e　　3. a、d、e　　4. b、c、d　　5. c、d、e

[36回－午前－問題69] 人工呼吸管理の災害時への対応として**誤っている**のはどれか。（生体機能代行装置学）

1. 常時から非常電源用コンセントに電源プラグを接続しておく。
2. 用手的換気装置の用意をしておく。
3. 医療ガス安全管理委員会に設備、配管の点検を依頼する。
4. 人工呼吸器の内部バッテリを優先して使用する。
5. 停電後の復電時には、サージ電流対策を講じる。

[36回－午前－問題70] 膜型人工肺について正しいのはどれか。（生体機能代行装置学）

a. 人工肺は血液ポンプの入口側に接続する。
b. ガス流量を増やすと二酸化炭素除去量は減少する。
c. 外部灌流型は内部灌流型より血液の圧損失が高い。
d. 均質膜は貫通孔をもたない。
e. 血漿漏出によるガス交換能低下時は人工肺を交換する。

1. a、b 　 2. a、e 　 3. b、c 　 4. c、d 　 5. d、e

[36回－午前－問題71] 人工心肺を用いた体外循環に伴う生体の変化について正しいのはどれか。（生体機能代行装置学）

a. 補体系が活性化する。
b. 血小板数が減少する。
c. リンパ球数が減少する。
d. 血中抗利尿ホルモンが減少する。
e. 血中ブラジキニンが減少する。

1. a、b、c 　 2. a、b、e 　 3. a、d、e 　 4. b、c、d 　 5. c、d、e

[36回－午前－問題72] 人工心肺を用いた体外循環について**誤っている**のはどれか。（生体機能代行装置学）

1. 体重あたりの適正灌流量は小児では成人に比べて多い。
2. 血液希釈により末梢血管抵抗は低下する。
3. 低体温により血中酸素溶解度は低下する。
4. 低体温によりヘモグロビンの酸素結合力が高くなる。
5. 低体温により血液粘稠度は上昇する。

[36回－午前－問題73] 人工心肺を用いた体外循環について正しいのはどれか。（生体機能代行装置学）

1. ヘパリンは送血管および脱血管の挿入が完了した後に投与する。
2. ACT（活性化凝固時間）は150～250秒に維持する。
3. 目標とする至適灌流量が得られた状態を完全体外循環という。
4. 血液希釈限界はヘモグロビン10g/dLである。
5. 復温灌流中には送脱血温の温度較差を10℃以内とする。

[３６回－午前－問題７４] 開心術における心筋保護について正しいのはどれか。（生体機能代行装置学）

1. 心筋保護液において血液添加は不可欠である。
2. 逆行性心筋保護液注入圧は30mmHg以上とする。
3. 心臓の常温虚血時間の安全限界は5分未満である。
4. 低温によって心筋酸素消費量は低下する。
5. 高度大動脈弁閉鎖不全症例では大動脈基部から心筋保護液を注入する。

[３６回－午前－問題７５] 血液透析によって積極的に除去すべき血中の物質はどれか。（生体機能代行装置学）

a. クレアチニン
b. 尿　素
c. β_2-ミクログロブリン
d. 重炭酸
e. ヘモグロビン

1. a、b、c　　2. a、b、e　　3. a、d、e　　4. b、c、d　　5. c、d、e

[３６回－午前－問題７６] オンラインHDFの特徴として**誤っている**のはどれか。（生体機能代行装置学）

1. 透析装置から送られた透析液の一部を置換補充液として使用する。
2. 浄化器としてヘモダイアフィルタを使用する。
3. 清浄化された透析液の利用が前提である。
4. 前希釈法に比べ後希釈法では大量置換が可能である。
5. 同条件の血液透析に比べ浄化器に流れ込む透析液流量は減少する。

[３６回－午前－問題７７] 親水化剤としてポリビニルピロリドン（PVP）を含有し、非対称構造をもつ透析膜はどれか。（生体機能代行装置学）

a. セルローストリアセテート（CTA）
b. ポリスルフォン（PS）
c. ポリエーテルスルフォン（PES）
d. ポリエステル系ポリマーアロイ（PEPA）
e. ポリメチルメタクリレート（PMMA）

1. a、b、c　　2. a、b、e　　3. a、d、e　　4. b、c、d　　5. c、d、e

[３６回－午前－問題７８] 糖尿病を原疾患とする患者が血液透析を受けている。ドライウェイトは60kgであり、4時間で4Lの除水を行っている。開始時140/90mmHgであった血圧が、透析3時間後に80/50mmHgとなった。このときの対応として正しいのはどれか。（生体機能代行装置学）

1. 頭部挙上
2. 除水速度増加
3. 降圧薬の内服
4. 透析液加温
5. 生理食塩液の投与

[３６回－午前－問題７９]　HDに比べたCAPDの特徴として正しいのはどれか。（生体機能代行装置学）

a. 小分子溶質の除去に優れる。
b. 循環系への影響が少ない。
c. 不均衡症状が起きにくい。
d. 20年以上の長期透析が可能である。
e. 糖負荷量が少ない。

　　1. a、b　　　2. a、e　　　3. b、c　　　4. c、d　　　5. d、e

[３６回－午前－問題８０]　物体を水平面から60°の角度で斜め上方に初速30m/sで射出した。最高点に達したときの速さ［m/s］はどれか。

　　ただし、空気抵抗は無視できるものとする。（医用機械工学）

　　1.　0
　　2.　15
　　3.　15√2
　　4.　15√3
　　5.　30

[３６回－午前－問題８１]　内直径10mmの円管の中を動粘度$4×10^{-6}$m²/sの流体が速度1m/sで流れているときのレイノルズ数はどれか。

　　ただし、動粘度は、粘度/密度である。（医用機械工学）

　　1.　　40
　　2.　250
　　3.　400
　　4. 2500
　　5. 4000

[３６回－午前－問題８２]　循環器系の流体現象について**誤っている**のはどれか。（医用機械工学）

　　1. 血管に石灰化が起こると脈波伝搬速度が増加する。
　　2. 連銭（ルーロー）の形成により血液粘度が増加する。
　　3. 動脈血圧のピーク値は体の部位によって異なる。
　　4. 血管内径が小さくなると血管抵抗が上昇する。
　　5. 大動脈の動圧は静圧より大きい。

[３６回－午前－問題８３]　音の3要素はどれか。（医用機械工学）

a. 高　さ
b. 強　さ
c. 音　色
d. 速　さ
e. 方　向

　　1. a、b、c　　　2. a、b、e　　　3. a、d、e　　　4. b、c、d　　　5. c、d、e

[３６回－午前－問題８４] 図のように、体積0.3m³、圧力100kPa、温度300Kにて気体を封入したシリンダがある。
シリンダ内の圧力を300kPa、温度を600Kとしたとき、気体の体積 [m³] はどれか。(医用機械工学)

0.3 m³, 100 kPa,
300 K

1. 0.05
2. 0.2
3. 2
4. 5
5. 10

[３６回－午前－問題８５] 100Hzにおける生体組織の導電率の大小関係で正しいのはどれか。(生体物性材料工学)

1. 脂 肪＜血 液＜骨格筋
2. 脂 肪＜骨格筋＜血 液
3. 骨格筋＜血 液＜肝 臓
4. 骨格筋＜肝 臓＜脂 肪
5. 肝 臓＜血 液＜脂 肪

[３６回－午前－問題８６] 組織を構成する主な線維について正しい組合せはどれか。(生体物性材料工学)

a. 骨の基質 ——————— アクチン
b. 関節軟骨 ——————— ミオシン
c. 骨格筋 ——————— ケラチン
d. 血管の外膜 ——————— コラーゲン
e. 血管の中膜 ——————— エラスチン

1. a、b　　2. a、e　　3. b、c　　4. c、d　　5. d、e

[３６回－午前－問題８７] 体表から非接触で体温を測定するときに用いるのはどれか。(生体物性材料工学)

1. ステファン・ボルツマンの法則
2. ランベルト・ベールの法則
3. ニュートンの法則
4. フックの法則
5. スネルの法則

[３６回－午前－問題８８] 生体内における物質の移動に関わる現象で正しい組合せはどれか。(生体物性材料工学)

a. 腎臓における水分の再吸収 ——————— 拡 散
b. 腎糸球体での物質移動 ——————— 濾 過
c. 肺胞から血液への酸素の移動 ——————— 拡 散
d. 毛細血管壁から血管外への水分移動 ——————— 対 流
e. 細胞内から細胞外への Na^+ の移動 ——————— 浸 透

1. a、b　　2. a、e　　3. b、c　　4. c、d　　5. d、e

[36回−午前−問題89] 不動態について正しいのはどれか。（生体物性材料工学）

a. チタン合金に形成される。
b. ステンレス鋼に形成される。
c. 酸化被膜である。
d. 形状記憶効果を示す。
e. 熱硬化性をもつ。

1. a、b、c　　2. a、b、e　　3. a、d、e　　4. b、c、d　　5. c、d、e

[36回−午前−問題90] 分子間力に関連するのはどれか。（生体物性材料工学）

a. ファンデルワールス力
b. 共有結合
c. 金属結合
d. イオン結合
e. 水素結合

1. a、b　　2. a、e　　3. b、c　　4. c、d　　5. d、e

217

第36回臨床工学技士国家試験問題　午後

[３６回－午後－問題1]　下記のグラフより、令和2年（2020）の従属人口指数［100 ×（年少人口+ 老年人口）/（生産年齢人口）］に近いのはどれか。（医学概論）

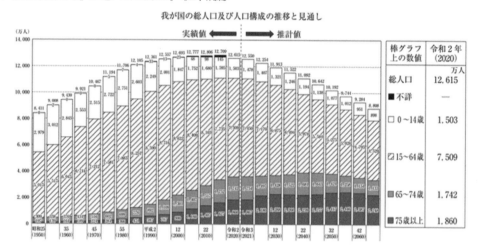

我が国の総人口及び人口構成の推移と見通し

内閣府：少子化社会対策白書（令和4年版）より

1.　10
2.　30
3.　50
4.　70
5.　100

[３６回－午後－問題2]　臨床工学技士法および施行令、施行規則で定めている臨床工学技士の業務内容について**誤っている**のはどれか。（医学概論）

1.　臨床工学技士には担当患者の守秘義務が課せられる。
2.　臨床工学技士は内閣総理大臣から免許を得て業務を行う。
3.　医師の指示があれば患者の身体への電気的刺激負荷を行ってよい。
4.　臨床工学技士は生命維持管理装置の操作及び保守点検を行う。
5.　生命維持管理装置の先端部の身体への接続については具体的に施行令で定められている。

[３６回－午後－問題3]　酵素反応について正しいのはどれか。（医学概論）

1.　酵素は活性化エネルギーを大きくする。
2.　酵素にはステロイドのものがある。
3.　反応は酵素分子の特定部位で生じる。
4.　温度と反応速度は正比例する。
5.　基質濃度と反応速度は正比例する。

[36回-午後-問題4]　医薬品添付文書において赤枠で記載される項目はどれか。（医学概論）

a. 禁忌
b. 警告
c. 副作用
d. 効果又は効能
e. 重要な基本的注意

　1. a、b　　2. a、e　　3. b、c　　4. c、d　　5. d、e

[36回-午後-問題5]　細胞傷害の適応現象として**適切でない**のはどれか。（医学概論）

1. 萎縮
2. 過形成
3. 低形成
4. 肥大
5. 化生

[36回-午後-問題6]　解剖学的死腔が150mLの人が、以下に示すAからEの換気を行った。**誤っている**のはどれか。（医学概論）

　　　[換気A]　1回換気量：500mL、分時換気回数：12回
　　　[換気B]　1回換気量：400mL、分時換気回数：12回
　　　[換気C]　1回換気量：400mL、分時換気回数：20回
　　　[換気D]　1回換気量：300mL、分時換気回数：20回
　　　[換気E]　1回換気量：400mL、分時換気回数：24回

1. 換気Aと換気Dの分時換気量は等しい。
2. 換気Aと換気Bの分時死腔換気量は等しい。
3. 換気Cと換気Dの分時肺胞換気量は等しい。
4. 1回肺胞換気量は換気Aが一番多い。
5. 分時肺胞換気量は換気Eが一番多い。

[36回-午後-問題7]　上腕動脈の血圧について正しいのはどれか。（医学概論）

a. 平均血圧は収縮期血圧と拡張期血圧の加算平均である。
b. 聴診法による血圧測定ではクスマウル音を聴取する。
c. 収縮期血圧と拡張期血圧との差が脈圧である。
d. 細動脈の血管抵抗増加により上昇する。
e. 交感神経興奮により上昇する。

　1. a、b、c　　2. a、b、e　　3. a、d、e　　4. b、c、d　　5. c、d、e

[３６回―午後―問題8]　ネフロンにおいてアミノ酸のほとんどが再吸収される部位はどれか。（医学概論）

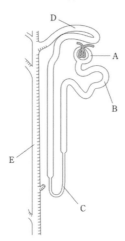

1.　A
2.　B
3.　C
4.　D
5.　E

[３６回―午後―問題9]　消化酵素と消化液との組合せで**誤っている**のはどれか。（医学概論）

a.　ペプシン ―――――――― 胃　液
b.　トリプシン ―――――――― 膵　液
c.　アミラーゼ ―――――――― 胆　汁
d.　スクラーゼ ―――――――― 唾　液
e.　リパーゼ ―――――――― 膵　液

1. a、b　　2. a、e　　3. b、c　　4. c、d　　5. d、e

[３６回―午後―問題10]　１日あたりのエネルギー消費量が 2500kcal であるときの熱産生率［W］として最も値が近いのはどれか。

　　ただし、1cal＝4.2J とする。（医学概論）

1.　120
2.　100
3.　　80
4.　　60
5.　　40

[３６回―午後―問題11]　中心型チアノーゼの原因となるのはどれか。（臨床医学総論）

1.　低血糖
2.　寒冷刺激
3.　Fallot 四徴症
4.　心原性ショック
5.　閉塞性動脈硬化症

[３６回－午後－問題１２] 外科的侵襲に対する反応で**亢進しない**のはどれか。 (臨床医学総論)

1. グリコーゲン合成
2. 抗利尿ホルモン分泌
3. ノルアドレナリン分泌
4. サイトカイン分泌
5. アルドステロン分泌

[３６回－午後－問題１３] 術後無気肺の**徴候でない**のはどれか。 (臨床医学総論)

1. 呼吸困難
2. 低酸素血症
3. 頻脈
4. 頻呼吸
5. 低体温

[３６回－午後－問題１４] CO_2ナルコーシスの治療で正しいのはどれか。 (臨床医学総論)

a. ペーパーバッグを口に当てる。
b. 高濃度酸素から投与を開始する。
c. NPPV を用いる。
d. 人工呼吸管理を行う。
e. アシドーシスはできるだけ早く補正する。

1. a、b 　　2. a、e 　　3. b、c 　　4. c、d 　　5. d、e

[３６回－午後－問題１５] 手術患者の肺血栓塞栓症の予防法はどれか。 (臨床医学総論)

a. 早期離床
b. 酸素療法
c. 抗血小板療法
d. 抗凝固療法
e. 弾性ストッキングの装着

1. a、b、c 　　2. a、b、e 　　3. a、d、e 　　4. b、c、d 　　5. c、d、e

[３６回－午後－問題１６] 二次性高血圧症の原因となる疾患はどれか。 (臨床医学総論)

a. 原発性アルドステロン症
b. Cushing 症候群
c. Ebstein 奇形
d. 甲状腺機能低下症
e. 褐色細胞腫

1. a、b、c 　　2. a、b、e 　　3. a、d、e 　　4. b、c、d 　　5. c、d、e

［３６回－午後－問題１７］　カテーテルアブレーション治療の適応となる不整脈はどれか。（臨床医学総論）

a. WPW 症候群
b. 心室頻拍
c. 発作性心房細動
d. 洞不全症候群
e. Wenckebach 型房室ブロック

1. a、b、c　　2. a、b、e　　3. a、d、e　　4. b、c、d　　5. c、d、e

［３６回－午後－問題１８］　図のように基質Xから酵素Aにより代謝物Yが生成され、さらに代謝物Yから酵素Bにより代謝物Zが生成される。ある患者では酵素Aの活性は正常で、酵素Bの活性が極度に低下していた。この患者の体内における Y、Z の量について正しいのはどれか。

ただし、基質Xは十分に供給され、代謝物Zは正常に排泄されるものとする。（臨床医学総論）

$$\text{基質 X} \xrightarrow{\text{酵素 A}} \text{代謝物 Y} \xrightarrow{\text{酵素 B}} \text{代謝物 Z}$$

	代謝物 Y	代謝物 Z
1.	減 少	減 少
2.	不 変	減 少
3.	不 変	増 加
4.	増 加	減 少
5.	増 加	不 変

［３６回－午後－問題１９］　ニューモシスチス肺炎について正しいのはどれか。（臨床医学総論）

a. 日和見感染症である。
b. 病原体は寄生虫である。
c. 胸部X線では無気肺を認める。
d. マクロライド系抗菌薬が有効である。
e. 血中β-D-グルカン値は診断に有用である。

1. a、b　　2. a、e　　3. b、c　　4. c、d　　5. d、e

［３６回－午後－問題２０］　子宮頸癌と関連するのはどれか。（臨床医学総論）

1. 淋　菌
2. トリコモナス
3. ヒトヘルペスウイルス
4. ヒトパピローマウイルス
5. ヒト免疫不全ウイルス

[３６回－午後－問題２１]　胃潰瘍について正しいのはどれか。（臨床医学総論）

1. ヘリコバクター・ピロリ菌が原因となる。
2. 黒色便は生じない。
3. 組織欠損は粘膜にとどまる。
4. プロトンポンプ阻害薬は禁忌である。
5. 疼痛時はNSAIDs（非ステロイド性抗炎症薬）を投与する。

[３６回－午後－問題２２]　正球性貧血はどれか。（臨床医学総論）

a. サラセミア
b. 腎性貧血
c. 再生不良性貧血
d. 鉄欠乏性貧血
e. ビタミンB_{12}欠乏性貧血

1. a、b　　2. a、e　　3. b、c　　4. c、d　　5. d、e

[３６回－午後－問題２３]　脳死判定基準に含まれるのはどれか。（臨床医学総論）

a. 深昏睡
b. 平坦脳波
c. 左右瞳孔不同
d. 腱反射消失
e. 自発呼吸消失

1. a、b、c　　2. a、b、e　　3. a、d、e　　4. b、c、d　　5. c、d、e

[３６回－午後－問題２４]　閉塞性換気障害の判定基準はどれか。（臨床医学総論）

1. ％肺活量　80％未満
2. ％肺活量　70％未満
3. 1秒率　90％未満
4. 1秒率　80％未満
5. 1秒率　70％未満

[３６回－午後－問題２５]　心電図の計測で商用交流雑音対策に用いられるのはどれか。（生体計測装置学）

a. 移動平均処理
b. 加算平均処理
c. 差動増幅器
d. ハムフィルタ
e. ACラインフィルタ

1. a、b　　2. a、e　　3. b、c　　4. c、d　　5. d、e

［３６回—午後—問題２６］ 誘発脳波計測について**誤っている**のはどれか。（生体計測装置学）

1. 脳手術時のモニタリングに利用される。
2. 刺激から潜時をもって誘発電位が現れる。
3. 刺激に同期して誘発電位の加算平均処理を行う。
4. 聴性誘発電位計測にはクリック音が用いられる。
5. 安静時脳波よりも誘発脳波の電位変動は大きい。

［３６回—午後—問題２７］ 図は標準12誘導心電図の誘導法を電気回路で表したものである。
図の誘導はどれか。（生体計測装置学）

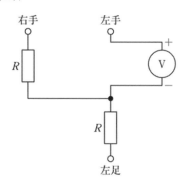

1. Ⅰ誘導
2. Ⅲ誘導
3. aV_R誘導
4. aV_L誘導
5. V_3誘導

［３６回—午後—問題２８］ 熱希釈式肺動脈カテーテルで**計測できない**のはどれか。（生体計測装置学）

1. 混合静脈血酸素飽和度
2. 左室収縮期圧
3. 中心静脈圧
4. 心拍出量
5. 肺動脈圧

［３６回—午後—問題２９］ 耳用赤外線体温計による体温計測について**誤っている**のはどれか。（生体計測装置学）

1. 鼓膜に赤外線を照射する。
2. 検出器にサーモパイルが使用されている。
3. 1秒程度で計測できる。
4. 挿入する角度により測定値がばらつく。
5. 鼓膜温は腋窩温よりも高い。

[３６回－午後－問題３０]　ランベルト・ベールの法則が成立する吸光度測定で正しいのはどれか。（生体計測装置学）

a. 吸光度は透過率に比例する。
b. 吸光度は光路長に反比例する。
c. 吸光度は-1〜1の範囲の値で表す。
d. モル吸光係数は物質によって異なる。
e. 透過光の強度は光路長に対して指数関数的に減少する。

1. a、b　　2. a、e　　3. b、c　　4. c、d　　5. d、e

[３６回－午後－問題３１]　内視鏡画像計測について正しいのはどれか。（生体計測装置学）

a. ファイバスコープは先端に光源が装着されている。
b. 狭帯域光を用いて毛細血管を強調表示できる。
c. カプセル内視鏡は小腸病変の診断に使われる。
d. ファイバスコープは画像が記録できない。
e. 電子内視鏡は光源装置が不要である。

1. a、b　　2. a、e　　3. b、c　　4. c、d　　5. d、e

[３６回－午後－問題３２]　装置から生体に物理的エネルギーを加えて計測するのはどれか。（生体計測装置学）

a. 超音波診断装置
b. X線CT装置
c. PET装置
d. SPECT装置
e. 光トポグラフィ装置

1. a、b、c　　2. a、b、e　　3. a、d、e　　4. b、c、d　　5. c、d、e

[３６回－午後－問題３３]　皮膚を通して生体内に伝達される物理的エネルギーによって、生体に何らかの不可逆的な障害が生じるとされているエネルギー密度の下限はどれか。（医用治療機器学）

1. 　　1mW/cm²
2. 　10mW/cm²
3. 　100mW/cm²
4. 　　1W/cm²
5. 　10W/cm²

[３６回－午後－問題３４]　電気メスの対極板の電極部分が２つに分かれている理由はどれか。（医用治療機器学）

1. 高周波分流をモニタする。
2. 対極板の接触不良をモニタする。
3. 患者回路の連続性をモニタする。
4. 対極板コードの断線をモニタする。
5. 対極板コードコネクタの接続不良をモニタする。

[３６回−午後−問題３５] 除細動器内部コンデンサの静電容量が$150\mu F$で、設定エネルギーが$300J$の場合、除細動に用いる充電電圧［V］はどれか。

ただし、内部損失がないものとする。(医用治療機器学)

1. 141
2. 200
3. 1,414
4. 2,000
5. 14,142

[３６回−午後−問題３６] 経皮的冠動脈インターベンション治療(PCI)について正しいのはどれか。(医用治療機器学)

1. PCI中の血管内超音波診断装置(IVUS)の使用は禁忌である。
2. 再狭窄予防のためにステントを留置する。
3. カテーテルはX線CT誘導下に挿入する。
4. バルーン拡張圧は50気圧程度である。
5. 補助循環装置の準備は不要である。

[３６回−午後−問題３７] 正しい組合せはどれか。(医用治療機器学)

a. ArFエキシマレーザ —————— 冠動脈形成術
b. Arレーザ —————— あざ治療
c. Rubyレーザ —————— 網膜凝固
d. Nd：YAGレーザ —————— がん治療
e. CO_2レーザ —————— 切　開

1. a、b　　　2. a、e　　　3. b、c　　　4. c、d　　　5. d、e

[３６回−午後−問題３８] JIS T 0601-1で規定されている「使用の準備が完了」を示す表示光の色はどれか。(医用機器安全管理学)

1. 白
2. 橙
3. 黄
4. 青
5. 緑

[３６回−午後−問題３９] JIS T 1022の規定で一般の人工透析室に設けなければならない電気設備はどれか。(医用機器安全管理学)

a. 保護接地
b. 等電位接地
c. 非接地配線方式
d. 無停電非常電源
e. 一般非常電源

1. a、b　　　2. a、e　　　3. b、c　　　4. c、d　　　5. d、e

[３６回－午後－問題４０] 図の漏れ電流測定においてJIS T 0601-1 で規定する正常状態の許容値［μA］はどれか。(医用機器安全管理学)

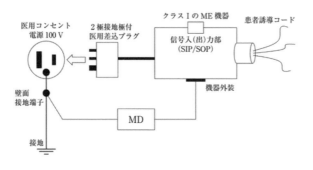

1. 10
2. 50
3. 100
4. 200
5. 500

[３６回－午後－問題４１] ME 機器の保守点検で正しいのはどれか。(医用機器安全管理学)
1. 外観点検は機器に手を触れずに目視で行う。
2. 作動点検は患者に使用する前までの点検のことをいう。
3. 安全性点検は機器のオーバーホールを含む。
4. 性能点検は機器の定性的試験のことをいう。
5. 故障点検は故障原因究明を目的とする。

[３６回－午後－問題４２] 医療ガスと高圧ガス容器保安規則で定められている塗色区分との組合せで**誤っている**のはどれか。(医用機器安全管理学)
1. 酸 素 ———————— 黒 色
2. 空 気 ———————— ねずみ色
3. 二酸化炭素 ———————— 緑 色
4. 亜酸化窒素 ———————— 青 色
5. ヘリウム ———————— ねずみ色

[３６回－午後－問題４３] ある ME 機器の定常アベイラビリティが 0.9、MTTR が 20 日のとき、MTBF［日］はどれか。(医用機器安全管理学)
1. 100
2. 130
3. 180
4. 220
5. 310

[３６回－午後－問題４４]　EMC に関連する国際規格で推奨されている携帯電話と植込み型医療機器との離隔距離 [cm] はどれか。(医用機器安全管理学)

1.　3
2.　15
3.　22
4.　50
5.　100

[３６回－午後－問題４５]　医薬品医療機器等法の医療機器の人体に及ぼすリスク分類で、高度管理医療機器はどれか。(医用機器安全管理学)

a.　輸液ポンプ
b.　除細動器
c.　人工呼吸器
d.　MR 装置
e.　X 線 CT 装置

1. a、b、c　　2. a、b、e　　3. a、d、e　　4. b、c、d　　5. c、d、e

[３６回－午後－問題４６]　2 枚の同じ面積の金属平板 A、B を間隔 d だけ離して平行に並べた。金属平板 A に電荷 $+Q$ を、金属平板 B に電荷 $-Q$ を与えた。その後、金属平板 B だけ動かし、最初の位置から $10d$ 離した。金属平板 A と金属平板 B' の電位差は、金属平板 B を動かす前の何倍か。(医用電気電子工学)

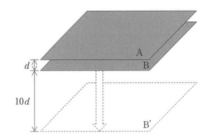

1.　1.0 倍
2.　5.0 倍
3.　5.5 倍
4.　10　倍
5.　11　倍

[３６回－午後－問題４７]　正しいのはどれか。(医用電気電子工学)

a.　同軸ケーブルの特性インピーダンスは、ケーブルの長さに関係しない。
b.　導線周りの磁束が変化すると、電界が導線に誘導される。
c.　2.45 GHz の電磁波の波長はおよそ 12 cm である。
d.　電磁波の速さは真空の誘電率と透磁率の乗算に比例する。
e.　直流電流に比例した電力の電磁波が発生する。

1. a、b、c　　2. a、b、e　　3. a、d、e　　4. b、c、d　　5. c、d、e

[３６回－午後－問題４８]　図の回路で、スイッチが①の状態で十分な時間が経過した後に、SW を②に入れた。
正しいのはどれか。(医用電気電子工学)

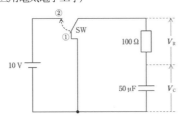

a. 回路の時定数は 5 μs である。

b. SW を②に入れた瞬間の V_C の値は 10 V である。

c. SW を②に入れた瞬間の回路に流れる電流は 100 mA である。

d. SW を②に入れてから 5 ms 後の V_R の値は約 3.7 V である。

e. SW を②に入れてから十分時間が経過した後の回路に流れる電流は 0 mA である。

　1. a、b、c　　2. a、b、e　　3. a、d、e　　4. b、c、d　　5. c、d、e

[３６回－午後－問題４９]　図の回路で抵抗 2.0 Ω での消費電力が 2.0 W のとき、抵抗 4.0 Ω の消費電力[W]はどれか。(医用電気電子工学)

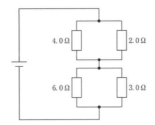

　1. 0.5
　2. 1.0
　3. 1.5
　4. 2.0
　5. 3.0

[３６回－午後－問題５０]　共振周波数が f である RLC 直列回路がある。
C を求める式はどれか。(医用電気電子工学)

1. $\dfrac{1}{2\pi f L}$

2. $\dfrac{1}{4\pi f L}$

3. $\dfrac{L}{2\pi f}$

4. $\dfrac{L}{4\pi f^2}$

5. $\dfrac{1}{4\pi^2 f^2 L}$

[３６回－午後－問題５１] 電子部品について正しいのはどれか。(医用電気電子工学)
  a. ピエゾ素子は磁束密度を検出する。
  b. CdSは光を受けると起電力が発生する。
  c. フォトダイオードは受光量に関係なく一定電流が流れる。
  d. オペアンプは多数のトランジスタで構成されている。
  e. ツェナーダイオードは一定の電圧を得るために用いる。

  1. a、b   2. a、e   3. b、c   4. c、d   5. d、e

[３６回－午後－問題５２] 全波整流回路として正しく動作するのはどれか。(医用電気電子工学)

1.
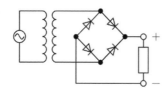

2.
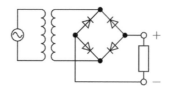

3.
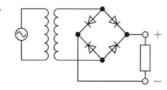

4.
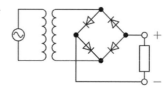

5.
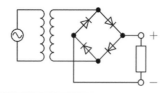

[３６回－午後－問題５３] 図の回路でV_iが１Vのとき、I[mA]はどれか。
  ただし、Aは理想演算増幅器とする。(医用電気電子工学)

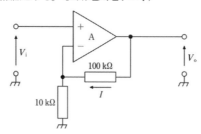

  1.   0.01
  2.   0.1
  3.   1
  4.   10
  5.   100

[３６回－午後－問題５４]　図1の回路に図2の電圧を入力に加えたとき、出力されるのはどれか。

ただし、ダイオードは理想ダイオードとする。(医用電気電子工学)

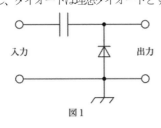

図1　　　　　　　　　　　　図2

1.

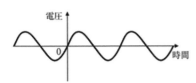

2.

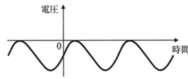

3.

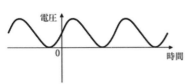

4.

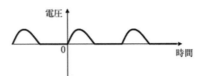

5.

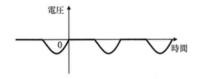

[３６回－午後－問題５５]　AD変換について正しいのはどれか。(医用電気電子工学)

a. フラッシュ型AD変換器は高速変換に不向きである。

b. 量子化ビット数を増やすと量子化誤差が小さくなる。

c. 10kHzの信号を20kHzより低い周波数で標本化すると、元の信号を復元できない。

d. 多チャンネル同時AD変換には、標本化保持（サンプルホールド）回路を用いる。

e. LSBに対応した電圧が大きいほど量子化誤差が小さい。

1. a、b、c　　2. a、b、e　　3. a、d、e　　4. b、c、d　　5. c、d、e

[３６回－午後－問題５６]　輝度分解能が8bitで、画素数10,000×10,000で構成された画像がある。

この画像10枚を1Gbpsの伝送路で伝送するために必要な最短時間 [s] はどれか。

ただし、伝送時に圧縮符号化等の処理を行わず、画像構成データ以外のデータは無視する。(医用電気電子工学)

1. 0.1

2. 0.8

3. 1

4. 8

5. 10

ただし、図中の網掛け部分は論理値の１を表す。(医用電気電子工学)

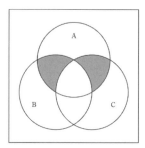

1. $\overline{A} \cdot (B + C)$
2. $A \cdot \overline{(B + C)}$
3. $A + \overline{B \cdot C}$
4. $\overline{A} \cdot (\overline{B} + \overline{C})$
5. $A \cdot (B \cdot \overline{C} + \overline{B} \cdot C)$

[３６回－午後－問題５８] 配列 a の初期値が

a[0]	a[1]	a[2]	a[3]	a[4]
49	17	38	55	26

であるとき、図のフローチャートの手順を適用した後の配列 a の値はどれか。(医用電気電子工学)

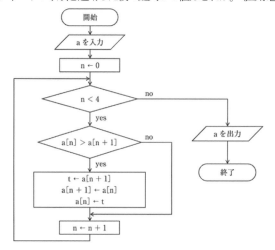

	a[0]	a[1]	a[2]	a[3]	a[4]
1.	17	26	38	49	55
2.	55	49	38	26	17
3.	26	17	38	55	49
4.	17	38	49	26	55
5.	49	38	55	26	17

[３６回－午後－問題５９] 病院内にある業務システムを、インターネット上でソフトウェアを利用するクラウドサービス SaaS（Software as a Service）に移行する際の利点はどれか。（医用電気電子工学）

a. 導入時の費用負担だけで済む。
b. 保守・管理業務の負担が少なくなる。
c. 導入後の利用量の増大に対応しやすい。
d. カスタマイズの自由度が増える。
e. ネットワーク障害に強くなる。

1. a、b　　2. a、e　　3. b、c　　4. c、d　　5. d、e

[３６回－午後－問題６０] 情報セキュリティ対策に使われるファイアウォールの機能はどれか。（医用電気電子工学）

1. 外部ネットワークと内部ネットワーク間で特定の通信だけを許可する。
2. 脆弱性が発見された内部システムのソフトウェアを自動更新する。
3. 内部ネットワークへの接続時にパスワードを要求する。
4. 通信パケットに含まれるウイルスを駆除する。
5. 暗号化された通信だけを許可する。

[３６回－午後－問題６１] 医用画像の保存や通信に使用する規格はどれか。（医用電気電子工学）

1. DICOM
2. POP3
3. MFER
4. ICD-11
5. HL7

[３６回－午後－問題６２] システムの**伝達特性でない**のはどれか。（医用電気電子工学）

1. 時定数
2. ゲイン
3. ステップ応答
4. インパルス応答
5. ナイキスト周波数

[３６回－午後－問題６３] パルスオキシメータについて正しいのはどれか。（生体機能代行装置学）

a. 動脈血の酸素分圧を計測している。
b. 2種類の赤色光によって計測している。
c. 発光ダイオードとフォトダイオードが用いられる。
d. マニュキュアは誤差の要因となる。
e. 強い外光は誤差の要因となる。

1. a、b、c　　2. a、b、e　　3. a、d、e　　4. b、c、d　　5. c、d、e

[３６回－午後－問題６４] 一酸化窒素吸入療法の有害事象として**誤っている**のはどれか。（生体機能代行装置学）

1. 左心不全の増悪
2. メトヘモグロビン血症
3. 中止後の肺動脈圧の上昇
4. 二酸化窒素による気道損傷
5. 体血管拡張による血圧低下

[３６回－午後－問題６５] 人工呼吸器関連肺炎（VAP）対策として正しいのはどれか。（生体機能代行装置学）

a. 約８時間ごとに口腔ケアを行う。
b. 人工呼吸器回路を毎日交換する。
c. 体動防止のため過鎮静にする。
d. 患者を仰臥位で管理する。
e. 人工呼吸器から離脱できるかどうか、毎日評価する。

1. a、b　　2. a、e　　3. b、c　　4. c、d　　5. d、e

[３６回－午後－問題６６] 人工呼吸器離脱が可能な状態として正しいのはどれか。（生体機能代行装置学）

1. 動脈血 pH　　7.20
2. PaO_2　　40mmHg（F_IO_2 0.21）
3. $PaCO_2$　　45mmHg
4. １回換気量　　4mL/kg
5. 呼吸回数　　40/分

[３６回－午後－問題６７] 高気圧酸素治療の禁忌はどれか。（生体機能代行装置学）

a. 肺気腫
b. 緊張性気胸
c. 気管支喘息発作
d. 一酸化炭素中毒
e. コンパートメント症候群

1. a、b、c　　2. a、b、e　　3. a、d、e　　4. b、c、d　　5. c、d、e

[３６回－午後－問題６８] 人工心肺による体外循環時に使用する薬剤と使用目的との組合せで**誤っている**のはどれか。（生体機能代行装置学）

1. マンニトール ─────── 浸透圧の調整
2. アドレナリン ─────── 心収縮力の増強
3. ハプログロビン製剤 ─── 出血の予防
4. 乳酸加リンゲル液 ─── 細胞外液の補正
5. アルブミン製剤 ───── 膠質浸透圧の調整

[36回―午後―問題69] ヘパリン起因性血小板減少症（HIT）について**誤っている**のはどれか。（生体機能代行装置学）

a. 血栓症を起こす。
b. アルガトロバンを使用する。
c. 血小板第4因子が関与する。
d. 血小板輸血を行う。
e. ヘパリンコーティング回路を使用する。

1. a、b　　2. a、e　　3. b、c　　4. c、d　　5. d、e

[36回―午後―問題70] 開心術における心筋保護について正しいのはどれか。（生体機能代行装置学）

a. 人工心肺の送血回路から側枝を出して心筋保護液を注入する。
b. 細胞内液型心筋保護液中のNa^+濃度は細胞外液型より低い。
c. 逆行性心筋保護では右室の心筋保護液灌流が不十分となりやすい。
d. 血液併用心筋保護液では晶質液性心筋保護液より注入温度を低くする。
e. 心筋保護液の初回注入量の目安は80mL/kgである。

1. a、b　　2. a、e　　3. b、c　　4. c、d　　5. d、e

[36回―午後―問題71] 成人の人工心肺を用いた体外循環の操作条件で**適切でない**のはどれか。（生体機能代行装置学）

1. $S\bar{V}O_2$ ―――――――――― 75%
2. 灌流量 ―――――――――― 70mL/分/kg
3. 灌流圧（平均大動脈圧） ――― 60mmHg
4. 中心静脈圧 ――――――――― 20mmHg
5. ヘマトクリット ―――――― 20%

[36回―午後―問題72] V-A ECMO（PCPS）について正しいのはどれか。（生体機能代行装置学）

a. 抗凝固療法にはヘパリンを使用する。
b. 左心室前負荷を増加させる。
c. ウェットラングとはガス交換膜からの血漿リーク発生である。
d. IABPとの併用は禁忌である。
e. 高度大動脈弁閉鎖不全を有する患者への使用は禁忌である。

1. a、b　　2. a、e　　3. b、c　　4. c、d　　5. d、e

[36回―午後―問題73] 臨床工学技士が行う人工心肺業務として**誤っている**のはどれか。（生体機能代行装置学）

a. 回路からの薬剤注入を行う。
b. 留置カニューレから採血を行う。
c. 回路の充填を行う。
d. 術野でカニューレを回路に接続する。
e. 開始前に患者の静脈から採血を行う。

1. a、b　　2. a、e　　3. b、c　　4. c、d　　5. d、e

［３６回－午後－問題７４］ 血液浄化に関連して正しい組合せはどれか。（生体機能代行装置学）
a. 限外濾過 ——— 溶質の濃度差による移動
b. 拡 散 ——— 圧力差による移動
c. 浸 透 ——— 溶媒の移動
d. 半透膜 ——— 細孔によるふるい分け
e. 吸 着 ——— 吸着材への溶解

 1. a、b 　 2. a、e 　 3. b、c 　 4. c、d 　 5. d、e

［３６回－午後－問題７５］ 血液透析施行中、常時監視すべき項目はどれか。（生体機能代行装置学）
a. 血漿浸透圧
b. 気 泡
c. 漏 血
d. 透析液圧
e. 透析液エンドトキシン濃度

 1. a、b、c 　 2. a、b、e 　 3. a、d、e 　 4. b、c、d 　 5. c、d、e

［３６回－午後－問題７６］ 緊急透析用バスキュラーアクセスとして最も利用されるのはどれか。（生体機能代行装置学）
 1. カテーテル法
 2. 自己血管内シャント
 3. 人工血管内シャント
 4. 動脈表在化
 5. 動脈直接穿刺

［３６回－午後－問題７７］ 維持透析患者の食事で摂取制限に特に留意すべき成分はどれか。（生体機能代行装置学）
a. 脂 質
b. リン
c. 塩 分
d. カリウム
e. 炭水化物

 1. a、b、c 　 2. a、b、e 　 3. a、d、e 　 4. b、c、d 　 5. c、d、e

［３６回－午後－問題７８］ 慢性維持血液透析の治療指標で無次元数はどれか。（生体機能代行装置学）
 1. 除去量
 2. クリアスペース
 3. Kt/V
 4. タンパク異化率
 5. 腎相当クリアランス

[36回－午後－問題79] 2つの分離器を同時に使用するアフェレシス治療はどれか。(生体機能代行装置学)

a. 血漿吸着法
b. 単純血漿交換法
c. 血液直接灌流法
d. 血球成分除去療法
e. 二重濾過血漿分離交換法

1. a、b　　2. a、e　　3. b、c　　4. c、d　　5. d、e

[36回－午後－問題80] バネ定数400N/m のバネにおもりを吊るし単振動させたところ、周期は0.3s であった。おもりのおよその質量［kg］はどれか。

ただし、空気抵抗は無視できるものとする。(医用機械工学)

1. 0.1
2. 0.5
3. 1
4. 5
5. 10

[36回－午後－問題81] 図のような長さ10cm、直径 D の円柱の長軸方向に引張荷重 F をかけると1cm 伸びた。円柱の材質のポアソン比が0.3 であるとき、D は何倍になったか。(医用機械工学)

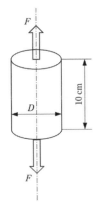

1. 0.94
2. 0.97
3. 1.00
4. 1.03
5. 1.06

[36回－午後－問題82] 水の表面張力について**誤っている**のはどれか。(医用機械工学)

1. 単位は N/m である。
2. 毛管現象の要因である。
3. 分子の凝集力によって生じる。
4. 温度が高くなると小さくなる。
5. 液滴の表面積を大きくするように働く。

［36回－午後－問題83］　流れにおけるベルヌーイの定理を表す式について正しいのはどれか。(医用機械工学)

a. 完全流体に適用される。

b. 重力とは無関係である。

c. 温度をパラメータとして含む。

d. 連続の式を導くことができる。

e. 力学的エネルギー保存則が適用される。

1. a、b　　　2. a、e　　　3. b、c　　　4. c、d　　　5. d、e

［36回－午後－問題84］　図のように、直線上を観測者と振動数f_0の音源が互いに近づきながら移動している。観測者の速さをv_1、音源の速さをv_2とするとき、観測者の聞く音の振動数はどれか。

ただし、音速をCとする。(医用機械工学)

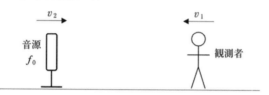

1. $f_0 \dfrac{C+v_1}{C-v_2}$

2. $f_0 \dfrac{C+v_1}{C+v_2}$

3. $f_0 \dfrac{C+v_2}{C-v_1}$

4. $f_0 \dfrac{C+v_2}{C+v_1}$

5. $f_0 \dfrac{C-v_2}{C-v_1}$

［36回－午後－問題85］　値が上昇すると血液の粘性率が低下するのはどれか。(医用機械工学)

a. 温　度

b. 電解質濃度

c. タンパク質濃度

d. ヘマトクリット値

e. 血流のせん断速度

1. a、b　　　2. a、e　　　3. b、c　　　4. c、d　　　5. d、e

［36回－午後－問題86］　生物への影響を考慮した放射線量を示す単位はどれか。(生体物性材料工学)

1. Bq

2. C/kg

3. Sv

4. Gy

5. eV

[３６回－午後－問題８７]　生体の光特性について正しいのはどれか。（生体物性材料工学）

a. メラニンは紫外光よりも可視光の吸収が大きい。
b. 脂質はタンパク質に比べ紫外光の吸収が大きい。
c. 水は可視光よりも赤外光の吸収が大きい。
d. 核酸は可視光よりも紫外光の吸収が大きい。
e. ヘモグロビンは赤外光よりも可視光の吸収が大きい。

1. a、b、c　　2. a、b、e　　3. a、d、e　　4. b、c、d　　5. c、d、e

[３６回－午後－問題８８]　医療機器の生物学的安全性評価で**誤っている**のはどれか。（生体物性材料工学）

1. 感作性試験を行う。
2. 細胞毒性試験を行う。
3. 生体と接触する時間で分類される。
4. 生体と接触する面積で分類される。
5. 生体と接触する部位で分類される。

[３６回－午後－問題８９]　血液と医用材料が接触したとき、最初に起こるのはどれか。（生体物性材料工学）

1. タンパク質吸着
2. 線溶系亢進
3. 赤血球凝集
4. 血小板粘着
5. 石灰化

[３６回－午後－問題９０]　人工肺のハウジング（外筒）に使われる材料はどれか。（生体物性材料工学）

1. ポリ乳酸
2. セルロース
3. ポリカーボネート
4. ポリウレタン
5. ポリビニルアルコール

第36回臨床工学技士国家試験　正答番号

午　前					午　後			
問題番号	正答	問題番号	正答		問題番号	正答	問題番号	正答
問1	1	問46	5		問1	4	問46	5
問2	3	問47	3		問2	2	問47	1
問3	4	問48	2		問3	3	問48	5
問4	1	問49	1		問4	1	問49	2
問5	3	問50	4		問5	3	問50	5
問6	2	問51	3		問6	3	問51	5
問7	5	問52	5		問7	5	問52	1
問8	4	問53	3		問8	2	問53	2
問9	2	問54	4		問9	4	問54	3
問10	2	問55	4		問10	1	問55	4
問11	2	問56	2		問11	3	問56	4
問12	1又は2	問57	1		問12	1	問57	5
問13	2	問58	4		問13	5	問58	4
問14	4	問59	3		問14	4	問59	3
問15	4	問60	5		問15	3	問60	1
問16	5	問61	1		問16	2	問61	1
問17	2	問62	1		問17	1	問62	5
問18	3	問63	2		問18	4	問63	5
問19	4	問64	1		問19	2	問64	5
問20	1	問65	1		問20	4	問65	2
問21	1	問66	2		問21	1	問66	3
問22	3	問67	2		問22	3	問67	1
問23	5	問68	5		問23	2	問68	3
問24	4	問69	4		問24	5	問69	5
問25	4	問70	5		問25	4	問70	3
問26	4	問71	1		問26	5	問71	4
問27	3	問72	3		問27	4	問72	2
問28	5	問73	5		問28	2	問73	5
問29	2	問74	4		問29	1	問74	4
問30	1	問75	1		問30	5	問75	4
問31	5	問76	4		問31	3	問76	1
問32	1	問77	4		問32	2	問77	4
問33	3	問78	5		問33	3	問78	3
問34	1	問79	3		問34	2	問79	2
問35	4	問80	2		問35	4	問80	3
問36	2	問81	4		問36	2	問81	2
問37	4	問82	5		問37	5	問82	5
問38	2	問83	1		問38	5	問83	2
問39	4	問84	2		問39	2	問84	1
問40	1	問85	2		問40	3	問85	2
問41	2	問86	5		問41	5	問86	3
問42	5	問87	1		問42	4	問87	5
問43	5	問88	3		問43	3	問88	4
問44	1	問89	1		問44	2	問89	1
問45	3	問90	2		問45	1	問90	3

第36回臨床工学技士国家試験問題解説集
　　　　　　　　　　　　　　定価（本体価格1,600円＋税）

2023年10月30日　第1版第1刷発行

編　集／一般社団法人　日本臨床工学技士教育施設協議会
発行者／長谷川　潤
発行所／株式会社**へるす出版**
　　　　〒164-0001　東京都中野区中野2-2-3
　　　　電話　03-3384-8035〈販売〉　03-3384-8155〈編集〉
　　　　振替　00180-7-175971
　　　　https://www.herusu-shuppan.co.jp
印刷所／三松堂印刷株式会社

ISBN978-4-86719-078-4